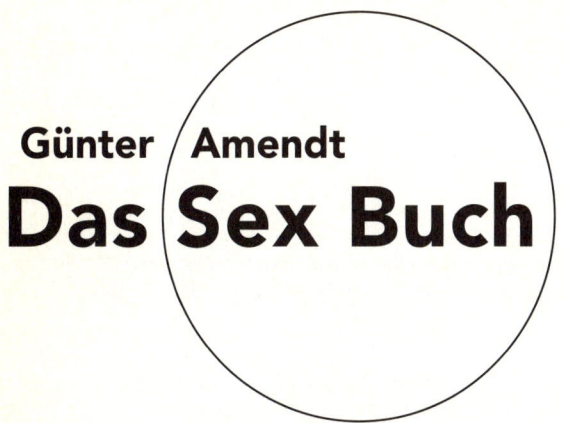

# Günter Amendt
# Das Sex Buch

**Aufklärung für Jugendliche
und junge Erwachsene**

Unter Mitarbeit von
Andreas Loebell,
Thomas Oertzen, Felix Reidenbach
und Michael Schöbel sowie
Thomas Räse (Fotografie)

Rowohlt

Ferner haben mitgearbeitet und diskutiert:
Jelina Achenbach, Vera Achenbach, Eybe Ahlers, Christine Brigl,
Felix Büttner, Meral Cihan, Christoph und Alexia, Ina Duve, Andreas
Eichstädt, Uwe Fricke, Gaby, Wolfgang Gehrke, Ilsabe Harten, Uwe Heidorn,
Martina Heinrich, Sonja Hermann, Ute Hoffmann, Ulrike Hubert, Rudi
Hüller, Walter Kalk, Herr und Frau Knabe, Bernhard Korell, Tina Knaus,
Usch Kranz, Heike Löwenstein, Dieter Mielke, Bernhard Nacouzi,
Markus Orschiedt, Christian Peters, Patricia Reusch, Henning Schacht,
Florian Schmaltz, Frank Schmidt, Maruta Schmidt, Sabine Schumann,
Stefan Schneider, Susanne Seitz, Frank Stiefel, Derya Takkali, Peter Terfloth,
Konstanze Uhlig, Klaus Veith, Thomas Vilmar, Jürgen Voges, Angela Wolf,
Anja Wrede

Zu danken habe ich auch den sexualwissenschaftlichen Kolleginnen und
Kollegen in Berlin, Frankfurt/Main, Hamburg und Leipzig sowie Andy,
Selly und der «Strada»-Crew, Torsten Saffier und den Mitarbeiterinnen und
Mitarbeitern des Medienzentrums am Treptower Park, Pauline und ihren
Mitbewohnerinnen und Mitbewohnern in der Potse 130 a

Gäste: Bernd Brummbär, Tom Fecht, Amelie Glienke (Hogli), Jürgen
Holtfreter, Christoph Krämer, Udo Lindenberg erstmals als Zeichner, Peter
Mathews, Ulla Meinecke, Alfred von Meysenbug, Sigrid Rothe, Sehstern
und Regina Sell

Veröffentlicht im Rowohlt Taschenbuch Verlag GmbH,
Reinbek bei Hamburg, März 1996
Die Originalausgabe erschien 1993 im Verlag
ELEFANTEN PRESS, Berlin
Copyright © 1993 by ELEFANTEN PRESS Verlag, Berlin
Fotonachweis siehe Seite 285
Umschlaggestaltung Barbara Hanke (Foto: Thomas Räse)
Satz Times Ten PostScript, PM 5.0
Gesamtherstellung Clausen & Bosse, Leck
Printed in Germany
1690-ISBN 3 499 19945 9

Dr. G. Amendt
SEX-SÜNDIKAT
Institut für Körperkontakte
nicht alle Klassen

Dr. G. Amendt
SEX-SÜNDIKAT
Institut für Körperkontakte
nicht alle Klassen

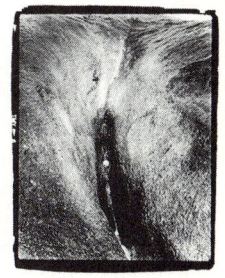

IT'S JUST NATURAL

## Inhaltsverzeichnis

In diesem Buch fehlt das gewohnte Inhaltsverzeichnis. Darauf habe ich bewußt verzichtet, um das Lesen nach der Rauspick-Methode zu erschweren. Alle Themen sind für alle wichtig, nur das *ganze* Buch gibt einen Sinn.

## Wie fühlst du dich?

*Nichts los. Nirgendwo läuft was. Ich fühle mich beschissen.* Man kann sich auch suhlen in Einsamkeit und Langeweile. Geh raus! Tritt dir mit dem Absatz in den Hintern. Unternimm was. Schon mal in die Zeitung geschaut? Irgendwo läuft immer was. Kino? *Nein!* Diskothek? *Nein!* Ausstellung? *Nein!* Irgendein Spiel? *Nein!* Jugendzentrum? *Nein!* Dann hol dir einen runter! Hast du schon?

Geh spazieren. Ins Einkaufszentrum. *Es ist Sonntag!* Dann geh in den Park. *Der ist abgeholzt!* Gibt's keinen See in der Nähe? *Der ist zugefroren!* Wag dich aufs Glatteis. Klemm dir den Fahrradsattel zwischen die Schenkel. Dreh ein paar Runden. Du bist zu müde? Dann leg dich flach! Stülp dir den Kopfhörer über. Kram eine Platte raus, die du seit Jahren nicht mehr gehört hast. Du bist mofarisiert? Warum fährst du nicht raus?

Was ist mit deiner Clique? Gibt's nicht irgendeine Jugendgruppe, die dich interessiert? Haben die nicht heute ihren Treff? Geh einfach mal hin. Du kannst ja danach wieder wegbleiben. Du kannst sogar vorher weggehen. Aber geh erst mal hin. Egal, was du machst: Leg erst mal das Buch weg und tu was!

**Kai-Uwe:** *«Ich weiß nicht genau, wie ich das beschreiben soll. Bei uns in der Familie gab es keine direkten sexuellen Verbote. Ich kann mich nicht erinnern, daß meine Mutter oder mein Vater mir zum Beispiel gesagt hätten, tu die Hand vom Sack oder so was. Halt! Doch! Sie haben schon mal was gesagt, aber nur, wenn andere Erwachsene dabei waren.*

*Eigentlich war es ihnen aber egal, und sie hatten wohl nur Angst, von anderen schief angesehen zu werden, wenn sie mir erlaubten, an meinem Pimmel zu drehen. Das habe ich immer gemacht damals. Den Pimmel um den Finger gedreht.»*

Viele Leute machen vieles, was nur für die Nachbarn bestimmt ist. Mit Absicht unterdrücken nur ganz verbohrte und verklemmte Eltern die sexuellen Spielbedürfnisse ihrer Kinder. Man muß schon als Mutter oder Vater gänzlich die Fähigkeit verloren haben, sich an seine eigene Kindheit zu erinnern, um hoffen zu können, daß man damit etwas erreicht. Solche **Verbote bringen nichts.** Kinder werden dadurch lediglich in eine dunkle Ecke gedrängt und gezwungen, in die Heimlichkeit zu flüchten. Aber es kann schon vorkommen, daß Eltern, die die sexuellen Spiele ihrer Kinder nicht verhindern, bei den Eltern anderer Kinder in Verruf geraten. Aus was für einem Saustall muß ein Kind kommen, das in aller Öffentlichkeit an seiner Möse oder seinem Pimmel spielt oder mit «Schweineworten» nur so um sich wirft.

Wer möchte sich schon sagen lassen, bei ihm oder bei ihr zu Hause sei ein Saustall.

**Kai-Uwe:** *«Mit den Verboten ging es eigentlich erst los, als ich älter wurde. Sie haben mir auch dann nicht gesagt, ich soll nicht onanieren* *oder keine Mädchen küssen. Die Verbote liefen über den Umweg der Ausgangssperre und derlei Sachen. Sie hätten nie gesagt, daß ich die Finger von einem Mädchen lassen solle, sie haben einfach nur gesagt, ich habe um die und die Uhrzeit zu Hause zu sein, oder sie ließen mich erst gar nicht weg. Auf die Art haben sie Einfluß auf mein Sexualleben genommen. Nach Hause konnte ich sowieso kein Mädchen bringen. Dazu war unsere Wohnung zu klein. Aber als Kind konnte ich machen, was ich wollte. Beispielsweise hatte ich eine komische Angewohnheit. Ich konnte einfach nicht schlafen, wenn ich mein Kissen nicht zwischen den Beinen hatte. Nicht irgendein Kissen, ein ganz bestimmtes, das hieß ‹Spatzkissen›. Nun lag ich manchmal schon im Bett, wenn mir einfiel, daß ich mein Kissen nicht hatte. Ich brauchte einfach das Gefühl zwischen den Beinen. Ich hab dann mit meiner Piepsstimme gerufen: ‹Wo ist mein Spatzkissen?› und alle – meine Mutter, mein Vater, mein Bruder – haben sich auf die Suche gemacht. Meist lag es auf dem Sofa zwischen dem ganzen anderen Kissenkram. Wer es fand, kam freundlich an mein Bett. Ich klappte die Bettdecke hoch, schwupp, flog das Kissen zwischen meine Beine. Oben hin, wo der Pimmel ist. Ich die Decke zugeklappt, Licht aus und gute Nacht. So bin ich als kleiner Junge eingeschlafen mit Hilfe meines Spatzkissens, meiner Eltern und meines Bruders.»*

Auch mit der Nacktheit haben viele Familien ihre Probleme. Selbst Leute, die zu Hause nackt rumlaufen, zwingen, kaum sind sie unter Fremden, schon kleine Mädchen in Minibikinis und Jungen in Badehosen. Und auf Besuch bei irgendwelchen Verwandten tun sie ganz erschrocken, wenn die Kleinen nackt in der Gegend rumturnen.

**Kai-Uwe:** *«Damit habe ich noch heute manchmal Probleme. Ich zieh mich überall nackt aus. Da gucken die Leute dann blöd. Man verliert ganz schön seine Unbefangen-*

*heit, wenn man älter wird. Oder: Bei uns in der Familie wurde hemmungslos gefurzt. Meine Mutter sagte schon öfters was. Aber sie sagte es so, daß man merkte, sie meinte es nicht ernst. So eine Art Pflichtübung. Na ja, manchmal vergesse ich eben, daß ich nicht zu Hause bin. Das ist ziemlich peinlich.»*

Die «Bac»-Familie würde einen solchen Anschlag sogleich mit Duftspray bekämpfen. Ob wir die Gerüche unseres Körpers mit Wohlbehagen empfinden oder voller Ekel, hängt sehr vom Erziehungsstil des Elternhauses ab. Ekel wird uns genauso anerzogen wie das sogenannte Schamgefühl. Wo der «General» kommandiert und «Ajax» wirbelt, wo «Axe» duftet und «Lenor» das Gewissen kuschelweich umhüllt, haben die Kinder wenige Chancen, sich mit ihren Gerüchen wohl zu fühlen. Alles ist nur «bäh» und ekelig.

Da kann man einen Knacks fürs Leben wegkriegen. Jedenfalls muß man ganz schön an sich arbeiten, um als erwachsene Frau und erwachsener Mann eine einigermaßen ekelfreie Beziehung zu seinen Körperausscheidungen und denen der anderen zu bekommen.

**Kai-Uwe:** *«Wir haben als Kinder unsere Nase überall reingesteckt. Wenn ich mit Andreas gespielt habe, dann haben wir uns immer am Hintern gerochen. Mal abgesehen davon, daß wir uns auch sonst befummelt haben. Das haben wir auch noch gemacht, als wir schon älter waren. Wettfurzen war eines unserer Lieblingsspiele. Wir haben uns für unsere Fürze Namen ausgedacht. Die lautlosen, die noch nach Stunden rochen, haben wir ‹Leisetreter› genannt, und die richtigen Brummfürze haben wir ‹Wegelagerer› getauft. Als wir mal zusammen zelten waren mit der Jugendgruppe, da waren wir schon zwölf oder dreizehn, haben wir nachts im Zelt die Fürze angesteckt. Das geht, ehrlich!»*

Und ob das geht! Doch Vorsicht! Jetzt wird's gefährlich. Wenn man sich schon nicht warnen läßt, sollte man wenigstens eine dünne, durchlässige Unterhose anziehen. Ist sie zu dick, dann kommt es zu Verpuffungen unter der Hose. Ohne Hose verbrennt man sich den Hintern.

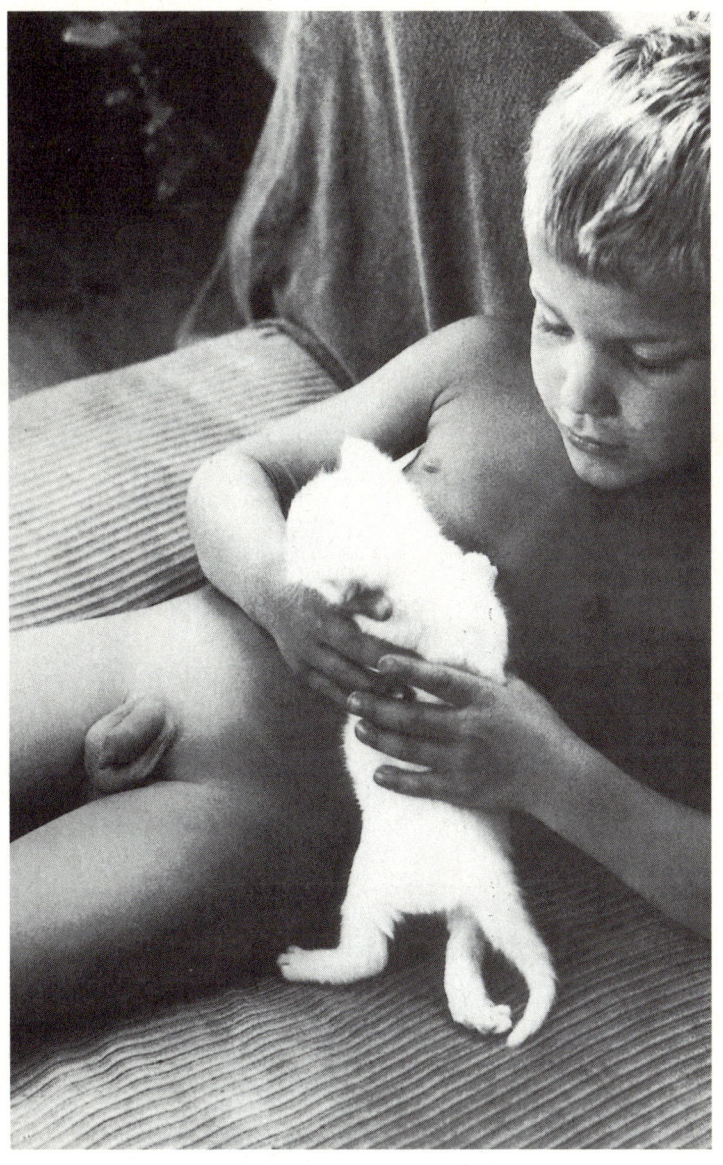

**Ulrike:** «*Über meine Kindheit denke ich viel nach. Man hört oft, die Kindheit sei die einzige Zeit, wo man wirklich glücklich ist. Manchmal glaube ich selbst daran, obwohl ich weiß, daß das Quatsch ist. Allein wenn man sich überlegt, wie viele Kinder kein eigenes Zimmer und nicht einmal ein eigenes Bett haben; wie viele Kinder in Heimen leben; wie viele Kinder gequält, geschlagen und getötet werden; wie viele Kinder in Kriegen zwischen den Fronten aufwachsen.*
*Auf meine Mutter konnte ich mich verlassen als kleines Mädchen. Dabei hat sie sich nicht über mich gestülpt. Ich hatte immer das Gefühl, daß sie mich ohne Angst mit den anderen Kindern spielen ließ. Wir waren viel draußen als Kinder. Unsere Siedlung lag damals noch am Stadtrand. In der Gegend wurde sogar noch Landwirtschaft betrieben. Das meine ich zum Beispiel, wenn ich heute sage, damals war ich wirklich glücklich. Das Gras und das Korn waren höher als ich, und der Wald schien so unendlich tief, daß er mir auch etwas Angst machte. Trotz aller Angst fühlte ich mich aber gleichzeitig wahnsinnig sicher da draußen, weil drinnen meine Mutter war, zu der ich immer zurückkonnte. Das Gefühl von damals kommt in ganz bestimmten Situationen zurück. Wenn wir irgendwo wandern, und plötzlich steht man am Rand eines Hügels vor einem Sonnenuntergang. Dann habe ich manchmal das Gefühl, daß ich mich nicht an diesem Sonnenuntergang vor meinen Augen freue, sondern daß das Glücksgefühl eine Erinnerung an das Glück der Sonnenuntergänge meiner Kindheit ist. Ich habe mich dabei ertappt, wie ich in die Knie gegangen bin, um den Augenblick wieder aus dem Blickwinkel meiner Kindheit zu erleben, wo die Gräser mir noch über den Kopf wuchsen.*»

Die Sicherheit in der Kindheit, sich jederzeit auf jemanden verlassen zu können, gleichbleibende Zuwendung und selbstverständliche Zärtlichkeit prägen die Liebesfähigkeit. Ebenso prägend ist die Geschlechtsrolle, in die man uns mehr oder weniger drängte.

**Ulrike:** «*Wenn ich über meine Kindheit nachdenke, möchte ich vor allem wissen, warum ich heute so bin, wie ich bin. Ich habe nie das Gefühl gehabt, daß meine Eltern einen von uns bevorzugten. Trotzdem sind zwischen meinem Vater und meinem Bruder Sachen gelaufen,*

Guten Abend, gut' Nacht,

Mit Rosen bedacht...

von denen ich mich ausgeschlossen fühlte. Da waren Männerkisten darunter, die ich schon damals lächerlich fand. Die hatten eine Pinkelkumpanei. Wenn die ganze Familie unterwegs war und einer der ‹Männer› mal mußte, stellte er sich hin, fing an zu pissen und sagte: ‹Pissen steckt an, wer nicht pißt, ist kein Mann.› Dann holte der andere sein Ding raus und stellte sich daneben, und Mutter und ich durften zuschauen. Da fällt mir auch noch die Geschichte vom Bäcker ein. Zu dem sind mein Bruder und ich, als wir mal mit den Eltern im Schwarzwald im Urlaub waren, immer hingegangen und haben die Brötchen fürs Frühstück geholt. Der Bäcker sagte dann jedesmal: ‹Fürs Mädli 's Brötli, fürs Bübli 's Rübli.› Dann gab er mir ein Milchbrötchen und meinem Bruder ein Butterhörnchen. Darüber habe ich mich wahnsinnig geärgert, weil ich die Butterhörnchen irrsinnig gerne gegessen habe. Es gab jedesmal Streit, und ich habe mich bei meiner Mutter beschwert, daß Jungen immer die besseren Sachen bekommen.»

Es sollte eigentlich reichen, daß man uns, sind wir erst mal geboren, in das enge Korsett der Weiblichkeit oder der Männlichkeit steckt. Doch viele Väter machen sich bereits vor der Geburt genaue Vorstellungen von «ihrem» Sohn. Das gibt es noch. Hört euch mal unauffällig um bei jungen Männern, die im Begriff sind, Väter zu werden. Manchmal könnte man denken, daß sie heimlich beten: «Lieber Gott im Himmel, schenk mir was Kleines mit 'nem Pimmel.»
So werden bereits vor der Geburt vielen Mädchen die Weichen für eine

... mit Näglein besteckt ...

... schlupf' unter die Deck'...

spätere Benachteiligung gelegt. Das muß nicht so sein, kann aber sein, weil mancher Vater und oft auch die Mutter unbewußt dem Kind vorwirft, daß es nicht das geworden ist, was die Eltern neun Monate lang erwartet haben.

**Kai-Uwe:** «*Mit Wichsen hatte ich von Anfang an null Probleme. Ich habe früh damit angefangen, und es hat mir immer Spaß gemacht. Eigentlich kann ich kaum glauben, daß man mal Typen damit verschrecken konnte, indem man ihnen erzählte, Selbstbefriedigung führe zu Rückenmarkschwindsucht und Verblödung oder ähnlichem Schwachsinn.*
*Mir ist jedenfalls niemand damit gekommen, nicht mal der Lehrer im Religionsunterricht.*
*Ich habe alleine onaniert und mit anderen zusammen. Ich habe mir manchmal täglich einen runtergeholt und tagelang überhaupt nicht gewichst. Ich habe mir Mädchen vorgestellt, und ich habe mir gar nichts vorgestellt. Ich habe im Stehen gewichst und im Liegen, auf dem Bauch liegend und auf dem Rücken, kniend und hockend. Ich habe mir mit zwei Fingern einen runtergeholt und mit der Faust oder beidhändig. Egal wie, es hat mir immer Spaß gemacht.*»

Wir können davon ausgehen, daß alle Jungen früher oder später mit der Selbstbefriedigung beginnen. Der eine Junge onaniert regelmäßig, der andere unregelmäßig. Der eine hat mit einem Mal genug, der an-

dere macht es häufiger in kurzen Abständen. Das hängt stark von Stimmungen und Anreizen ab.

Die «Techniken», wie einer seinen Schwanz anfaßt, sind unterschiedlich. Manche fassen ihn mit äußerster Vorsicht an, wobei sie den kleinen Finger spreizen, als hielten sie eine Teetasse. Andere langen kräftig zu, als hätten sie die Lenkstange ihres Fahrrads in der Hand. Diese «Techniken» sind an und für sich unbedeutend. Wenn man als Mädchen oder Junge den Schwanz eines Jungen anfaßt, ist es allerdings gut zu wissen, wie er es gern hat, denn oft kann er nur zum Orgasmus kommen, wenn sein Schwanz in der gewohnten Weise gerieben wird.

Die Mehrzahl der Mädchen fängt im Vergleich zu den Jungen später an, oft erst, wenn sie junge Erwachsene sind und einige erst als erwachsene Frauen. Es liegt jedoch nicht in der «weiblichen Natur», daß Mädchen mit der Selbstbefriedigung später beginnen als Jungen. Es liegt an der lustfeindlichen Erziehung der Mädchen und der falschen Vorstellung, die auch heute noch manche Mutter an ihre Tochter weitergibt, daß weibliche Sexualität für den Mann dazusein habe.

**Kai-Uwe:** «*Als ich anfing, habe ich mir oft eine Vorlage gezeichnet. Später, als ich die ersten Erfahrungen mit Mädchen hatte, habe ich mir in Erinnerung an sie einen runtergeholt. Es kann aber auch vorkommen, daß ich an ein Mädchen denke, das ich in der U-Bahn gesehen habe oder das mir auf der Straße begegnet ist. Von Illustrierten-*

*bildern habe ich mich natürlich auch aufgeilen lassen. Aber, wie ge-*
*sagt, es kann auch vorkommen, daß ich mir überhaupt nichts vor-*
*stelle.»*

Den Film, der im Kopf abläuft, wenn man sich einen runterholt, nennen die Sexualwissenschaftler Selbstbefriedigungsphantasie. Selbstbefriedigung macht nicht nur Spaß, die Vorstellungen, die dabei phantasiert werden, sind zugleich für die Entwicklung der männlichen und weiblichen Sexualität wichtiges Hilfsmittel, um sich an seine Wünsche heranzutasten, um sich vorzustellen, wie es wäre und wie es ist, wenn man sexuelle Beziehungen mit einer Frau oder einem Mann, einem Jungen oder einem Mädchen haben wird.

Phantasie braucht Nahrung. Unsere Augen suchen sie, unsere Nase erschnuppert sie, unsere Zunge schmeckt sie, und unsere Hände ertasten sie. Und manches Mal benutzen wir direkt oder indirekt Hilfsmittel, um die Phantasie zu beflügeln. Bilder, Fotos, Zeichnungen, Filme und Videos, aber auch Texte sind solche Hilfsmittel. Man muß sie nicht suchen. Sie drängen sich oft auf. Heute mehr als früher.

Da kann selbst die Unterwäsche-Seite eines Kaufhauskatalogs die Phantasie anheizen, wenn es nichts anderes gibt. Selbst wenn man alle Bilder und Abbildungen aus dem Verkehr ziehen würde, es würde nichts helfen. Ein Bleistift oder ein Kuli ist immer zur Hand. Nichts kann einen Jungen oder ein Mädchen daran hindern, sich selbst eine Vorlage zu zeichnen.

Als Kai-Uwe dreizehn war, hat er seinem Freund Martin eine Rätselseite gemalt, in die er alle «Schweinereien», die er kannte, und alle Phantasien, die er im Kopf hatte, reinpackte.

Schulbänke und Klowände sollten eigentlich jeden von der Sinnlosigkeit überzeugen, Jugendlichen verbieten zu wollen, sich ein Bild vom anderen oder eigenen Geschlecht zu machen.

Die wenigsten Jugendlichen benutzen als Vorlage sogenannte Pornos, also Bilder und Texte, die in der Absicht, Profite mit der Sexualität zu machen, eigens zum Aufgeilen hergestellt werden. Das könnte an den Preisen dieser «Vorlagen» liegen und daran, daß Jugendliche nur schwer an Pornos rankommen. Wahrscheinlicher ist, daß Jugendliche Pornos ablehnen, weil sie ihnen zu brutal und eindeutig sind.

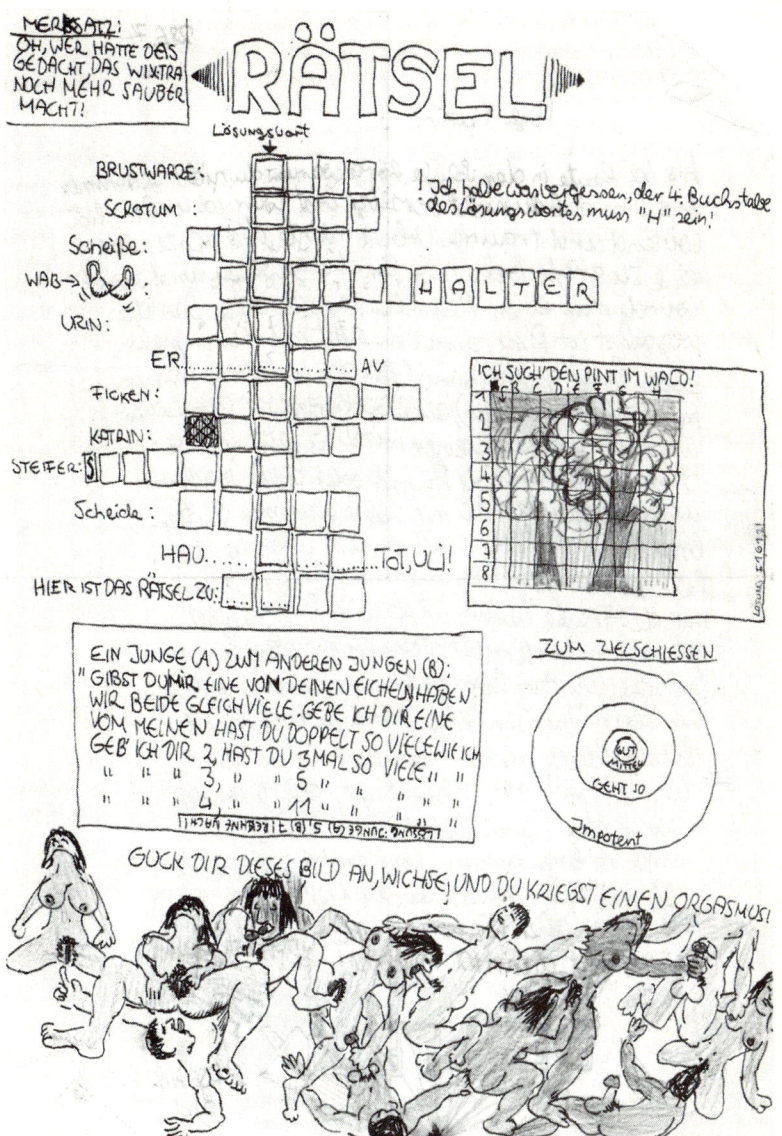

MERKSATZ:
OH, WER HÄTTE DAS GEDACHT DAS WIXTRA NOCH MEHR SAUBER MACHT!

# ◄RÄTSEL►

Lösungswort

BRUSTWARZE:

SCROTUM:

Scheiße:

WAB→

URIN:

ER........................AV

FICKEN:

KATRIN:

STEFFER: $

Scheide:

HAU..............TOT, ULI!

HIER IST DAS RÄTSEL ZU:

! Ich habe was vergessen, der 4. Buchstabe des Lösungswortes muss "H" sein!

H A L T E R

ICH SUCH'DEN PINT IM WALD!

EIN JUNGE (A) ZUM ANDEREN JUNGEN (B):
"GIBST DU MIR EINE VON DEINEN EICHELN HABEN WIR BEIDE GLEICH VIELE. GEBE ICH DIR EINE VOM MEINEN HAST DU DOPPELT SO VIELE WIE ICH
GEB' ICH DIR 2, HAST DU 3 MAL SO VIELE"
"    "    "    3,  "    5    "    "    "
"    "    "    4,  "    11   "    "    "
LÖSUNG: JUNGE (A) 5, (B) 7 (RECHNE NACH!)

ZUM ZIELSCHIESSEN

GUT MIXEN
GEHT SO
Impotent

GUCK DIR DIESES BILD AN, WICHSE, UND DU KRIEGST EINEN ORGASMUS!

**Kai-Uwe:** «*Pornos sind für Alte, deren Phantasie abgeschlafft ist, und für Einsame, die keine menschlichen Kontakte mehr haben. Mir bringen Pornos nichts. Sie lassen für die Phantasie nichts mehr übrig.*»

Mädchen und Frauen greifen weniger als Männer und Jungen zu Vorlagen, wenn sie sich einen greifen. Daß sie durch Text- und Bildvorlagen ebenso erregbar sind wie Männer, haben sexualwissenschaftliche Untersuchungen nachgewiesen.

Nun kann man auch nur im Vorbeigehen an jedem Kiosk feststellen, daß weniger Abbildungen veröffentlicht werden, die geeignet wären,

Frauen sexuell zu erregen. Trotzdem dürfte das nicht der Grund für weibliche Zurückhaltung sein. Hätten genügend Frauen Bock auf Vorlagen, dann wären längst Pornohersteller in diese Marktlücke vorgestoßen.

Sexuelle Vorstellungen von Frauen sind weniger als die von Männern auf Geschlechtsteile und aufs Bumsen fixiert. Was zwischen Mann und Frau läuft, wenn sie sich küssen, umarmen und es miteinander treiben, läßt sich kaum durch Fotos und Zeichnungen darstellen. Es ist eben mehr als ein Schwanz und eine Möse mit ein paar Titten garniert, was sexuelle Lust erregt und Befriedigung verschafft. Um dieses «Mehr» kreist die Phantasie der meisten Frauen.

**Kai-Uwe:** *«Eines ist klar. Irgendwann muß es mit der Wichserei mal aufhören. Ich werde bald achtzehn; genau in knapp zehn Monaten. Da wächst man aus dem Onanieralter raus. Ich möchte nicht zum Wichsbold meines Lehrjahres werden. Langsam komme ich mir blöd vor. Gesund kann das auf Dauer nicht sein. Ich fürchte, es machen sich eines Tages Abnutzungserscheinungen bemerkbar!»*

Daß sich Kai-Uwe nach sexuellen Beziehungen mit einem Mädchen sehnt, ist verständlich. Aber es ist ein Irrtum, zu glauben, daß Selbstbefriedigung an ein Alter gebunden ist und daß sie mit steigendem Alter gesundheitsgefährdend wird.

Wer Geschlechtsverkehr hat, gibt nicht automatisch die Selbstbefriedigung auf. Es besteht zwar ein Zusammenhang zwischen der Häufigkeit sexueller Beziehungen mit einem anderen Menschen und der Selbstbefriedigung. Man wird sich weniger selbst befriedigen, wenn man zugleich sexuell befriedigende Beziehungen mit einem Partner oder einer Partnerin haben kann.

Aber selbst Menschen, die einen sogenannten geregelten Geschlechtsverkehr haben, kommen immer wieder zur Selbstbefriedigung zurück. Denn es gibt viele Gründe in allen Altersstufen, *auch* sich selbst zu befriedigen. Trennung von Freund oder Freundin, Isolation und totale Partnerlosigkeit, Spannungen in einer Beziehung, die man nicht durch Bumsen zudecken sollte, oder auch nur Unlust des Partners oder der Partnerin, während man selbst scharf ist.

Oder ganz schlicht deshalb, weil Selbstbefriedigung mehr ist als Ersatzbefriedigung, weil es eine andere Art der sexuellen Befriedigung ist als der Geschlechtsverkehr mit einem Partner des anderen oder des eigenen Geschlechts. Dieses Bedürfnis kommt immer wieder hoch, bei dem einen mehr, bei der anderen weniger. Es gibt keinen Grund, dann diesem Bedürfnis nicht zu folgen.

Selbstbefriedigung ist eine Sache, Geschlechtsverkehr eine andere, Spazierengehen eine dritte.

**Ulrike:** *«Was Selbstbefriedigung ist, mußte ich selbst entdecken. Von meiner Mutter war nichts zu holen. Ihr hat auch niemand jemals was gesagt. Dann hat mal eine Lehrerin zwei Unterrichtseinheiten zur Sexualität gemacht. Ich war vierzehn damals. Sie sprach von einem weiblichen Genital. Ich habe immer nur* genial *verstanden. Von der Klitoris war auch irgendwie die Rede. Dabei fiel ihr nichts anderes ein, als die Klitoris mit einem Pimmel zu vergleichen. Weil ich durch meinen Bruder wußte, wie Pimmel aussehen, habe ich mich natürlich*

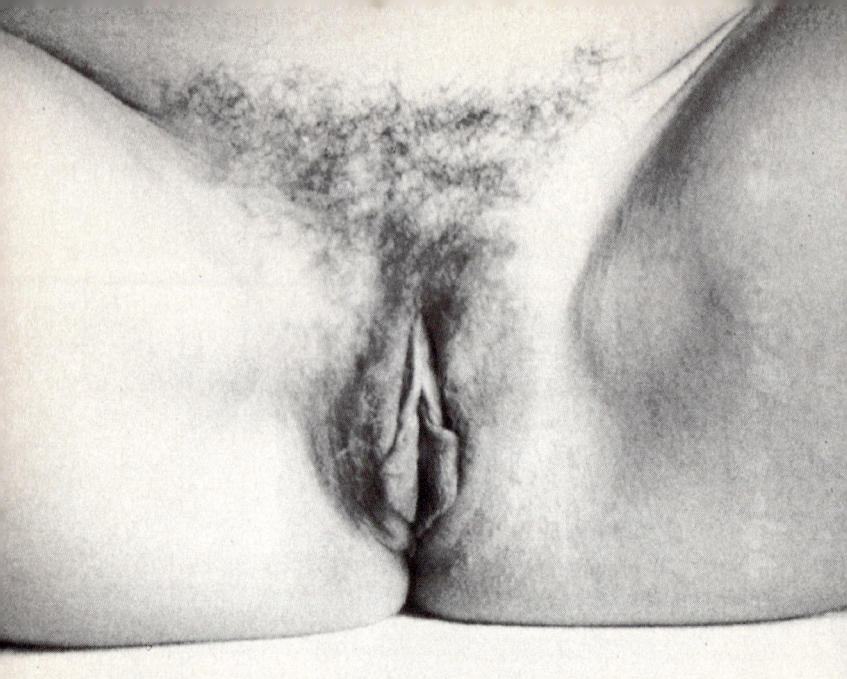

*auf die Suche nach meiner pimmelgroßen Klitoris gemacht. Bis ich sie fand, dauerte es aber seine Zeit, weil ich nach dem verdammten Pimmel suchte, von dem meine Lehrerin gesprochen hatte.*
*Als ich sie schließlich fand, nannte ich sie ‹Doris›.*
*Ich hab also den Spiegel von der Wand genommen, auf den Fußboden gelegt und mich davor gesetzt. Ganz nah. Langsam begann ich mich vorzutasten. Vielleicht sollte ich mir doch mal Locken drehen, dachte ich, als ich meine Schamhaare betrachtete. Ich sah sie überhaupt das erste Mal richtig. Sie sind gekräuselt und dunkler als mein Kopfhaar.*
*Und weiter ging die Reise zum Mittelpunkt der Welt. Ich schob den Vorhang zur Seite; die Hautfalten, die man äußere oder große Schamlippen nennt. Blödes Wort! Wieso soll man sich wegen dieser*

*Lippen schämen? Vorbei an den kleinen ‹Scham›lippen habe ich mich zielstrebig zur Kli‹doris› vorgetastet. Ich habe meinen Kitzler – so wird die Klitoris ja auch genannt – nur mit der Fingerkuppe vorsichtig berührt, und schon streckte und versteifte er sich.*

*Aber nicht nur, wenn ich mit dem Finger langsam über meine Kli‹doris› fuhr. Als ich beispielsweise die flache Hand fest in die Spalte drückte, dabei die Schenkel zusammenpreßte und mit der Handkante langsam auf und ab fuhr, wurde mir ganz warm. Als ich meine Brust anfaßte, war sie fest, und die Nippel waren steif. Was ich dann im einzelnen noch gemacht habe, weiß ich nicht mehr. Das war auch egal.*

*Dieses Gefühl stieg langsam an. Ein unglaubliches Wohlbehagen und ein Kribbeln, das mich an Gefühle erinnerte, die ich manchmal als kleines Mädchen hatte. Und dann wurde es in Wellen immer toller, bis ich meinen ersten Orgasmus hatte. Das kann man einfach nicht beschreiben.*

*Als ich danach meine Finger von der Möse ließ, hab ich mir einen Namen für sie ausgedacht, den ich auch heute noch benutze, und nur meine beste Freundin weiß, was ich meine, wenn ich vom ‹Tor zum himmlischen Frieden› spreche.»*

Bereits vor ihrem ersten bewußt erlebten Orgasmus spüren viele Mädchen einen Erregungszustand, den sie später, nachdem sie sich bewußt selbst befriedigen, als Orgasmus einordnen können.

Wenn ein Mädchen oder eine Frau sexuell erregt ist, dann fließt durch kleine Adern verstärkt Blut in die Klitoris. Ein kleiner Muskelring, der sich um die Klitoris schließt, verhindert das Zurückfließen des Blutes und bewirkt, daß der Kitzler steif wird und steif bleibt. (Kitzler ist das umgangssprachliche Wort für Klitoris. Woher es kommt, ist schwer zu sagen. Eine Übersetzung des lateinischen Worts Klitoris ist es jedenfalls nicht.)

Erst wenn die sexuelle Erregung abklingt und der Körper sich entspannt, schlafft auch die Klitoris ab.

Nicht anders übrigens läuft es auch bei Männern. Der Schwanz wird durch erhöhte Blutzufuhr steif; er schlafft ab, wenn die Geilheit abklingt. Die Versteifung wird also weder bei Mädchen noch bei Jungen durch Muskeln hervorgerufen.

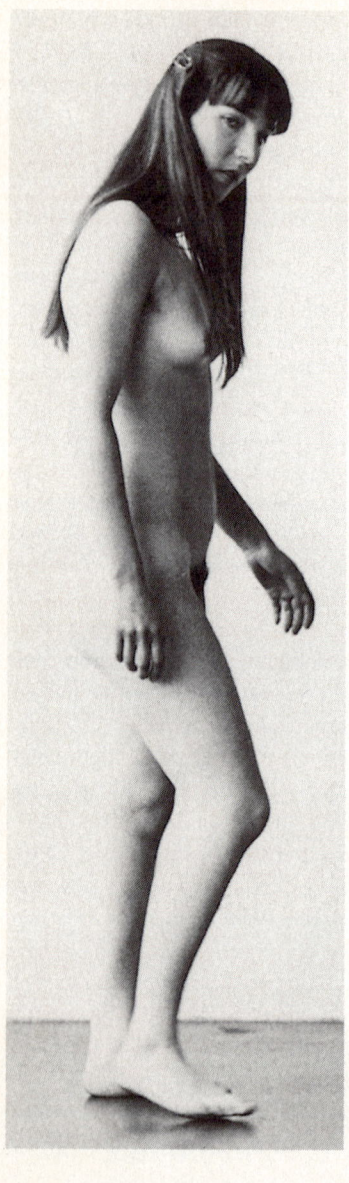

**Ulrike:** «*Meine Möse zu untersuchen hat nicht nur Spaß gemacht. Ich habe mir auch Antwort auf einige Fragen geholt, die mir bis dahin rätselhaft waren. Wo zum Beispiel kommt der Urin raus? Wo das Kind? Geht das alles durch eine Öffnung? Und wo paßt die Mutter zur Schraube? Ich habe entdeckt, daß direkt unter der Kli‹doris› die Öffnung liegt, aus der der Urin kommt. Als ich einen Finger in die Öffnung steckte, die ich ziemlich in der Mitte der Möse ausfindig machte, habe ich festgestellt, daß sie von einem Muskelring eingefaßt ist, der sich bewegen läßt. Die Scheidenöffnung läßt sich so schließen, daß sie einen Finger ebenso umspannen kann wie einen Schwanz.*

*Später habe ich gelesen, daß sie sich so dehnen läßt, daß durch sie hindurch ein Kind geboren werden kann. Ob ich damals noch eine Jungfernhaut besaß, weiß ich nicht. Ich habe nicht danach gesucht.*»

Die meisten Mädchen werden mit einer dünnen Haut am Eingang der Scheide geboren. Jungfernhaut wird diese Haut, die den Eingang der Möse ganz oder nur teilweise verschließt, meistens genannt. Die Zeit liegt nicht so

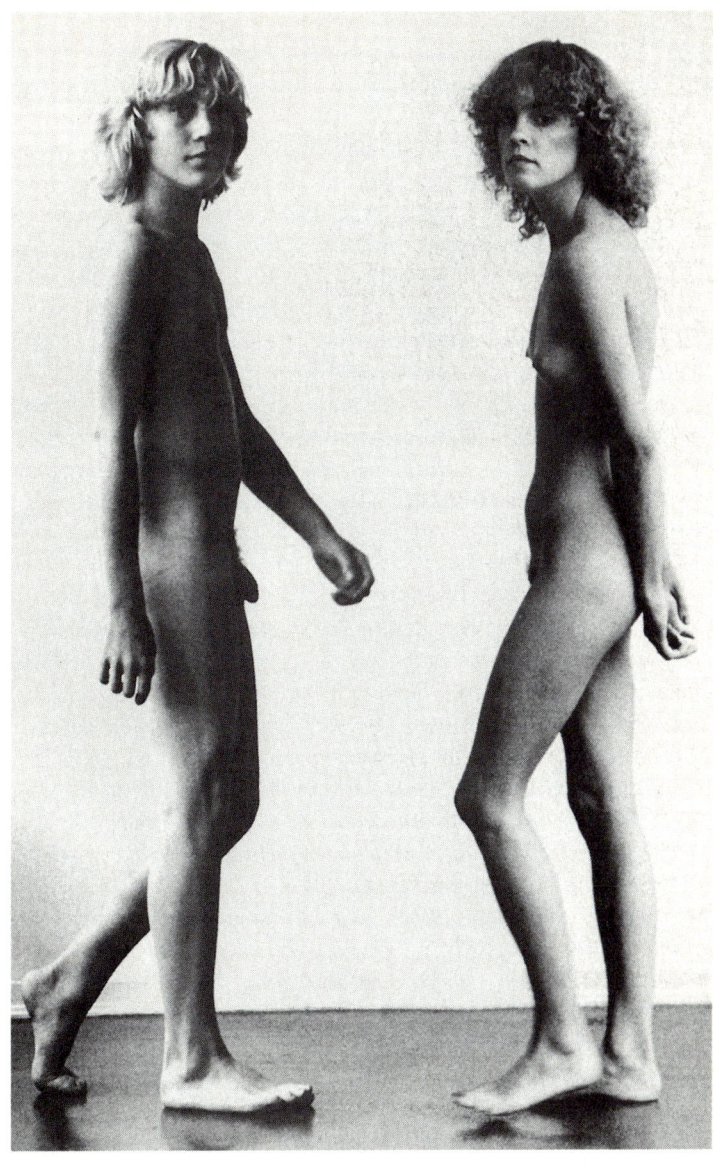

weit zurück, wo eine Frau «ehrlos» war und als heiratsunfähig galt, wenn ihre Jungfernhaut beschädigt oder durchstoßen war. Die unbeschädigte Jungfernhaut galt als Beweis von Unberührtheit und «Unschuld».

Diese Beweisführung übte nicht nur moralischen Terror auf Frauen aus, sie zeugt zugleich von der völligen Unkenntnis des weiblichen Körpers. Vorausgesetzt, daß ein Mädchen überhaupt eine Jungfernhaut hat, dann kann sie diese beim Spielen oder beim Sport loswerden, oder sie kann so klein sein, daß man sie kaum sieht. Egal, wie groß oder klein, ob überhaupt oder nicht, die Haut schließt den Eingang nur so dicht ab, daß immer noch Blut der Monatsblutungen abfließen kann. (Es gibt einige Ausnahmefälle, für die dann der Arzt zuständig ist.) Die Angst vieler Mädchen vor Schmerzen beim ersten «jungfräulichen» Geschlechtsverkehr ist heute meistens unbegründet. Und wenn es doch weh tut: Laß dich nicht verrückt machen. Sprecht darüber, nehmt euch Zeit. Und notfalls kannst du auch den Arzt bitten, das Häutchen unter Narkose zu entfernen.

**Ulrike:** *«Auf die erste Monatsblutung war ich natürlich auch nicht richtig vorbereitet. Meine Mutter hatte zwar irgendwann einmal erwähnt: ‹Bald bekommst du deine Tage›, doch das habe ich damals nicht verstanden. Jeder Tag war mein Tag, wieso sollte ich nun plötzlich auch noch ein paar Tage zusätzlich bekommen. Andererseits habe ich natürlich mitbekommen, daß sich Mädchen aus meiner Klasse vom Sport befreien ließen oder sogar für einige Tage überhaupt nicht in der Schule erschienen. So war ich überrascht, aber nicht ahnungslos, als ich meine erste Periode bekam.*

*Aber sie war mir unangenehm. Eine Freundin, die in der Schule von einer Lehrerin aufgeklärt worden war, versuchte zwar, mich zu beruhigen, aber ich war noch mißtrauisch und fragte mich, ob die Blutungen nicht Zeichen für eine Krankheit seien. Vor allem hatte ich Kopfschmerzen und krampfhafte Schmerzen im Unterleib. Nun bekam auch das geheimnisvolle Paket einen Sinn, das sich meine Mutter einmal im Monat – säuberlich in Zeitungspapier eingewickelt – besorgte. Einmal hatte ich mitbekommen, wie sie die Verkäuferin nach ‹Da-*

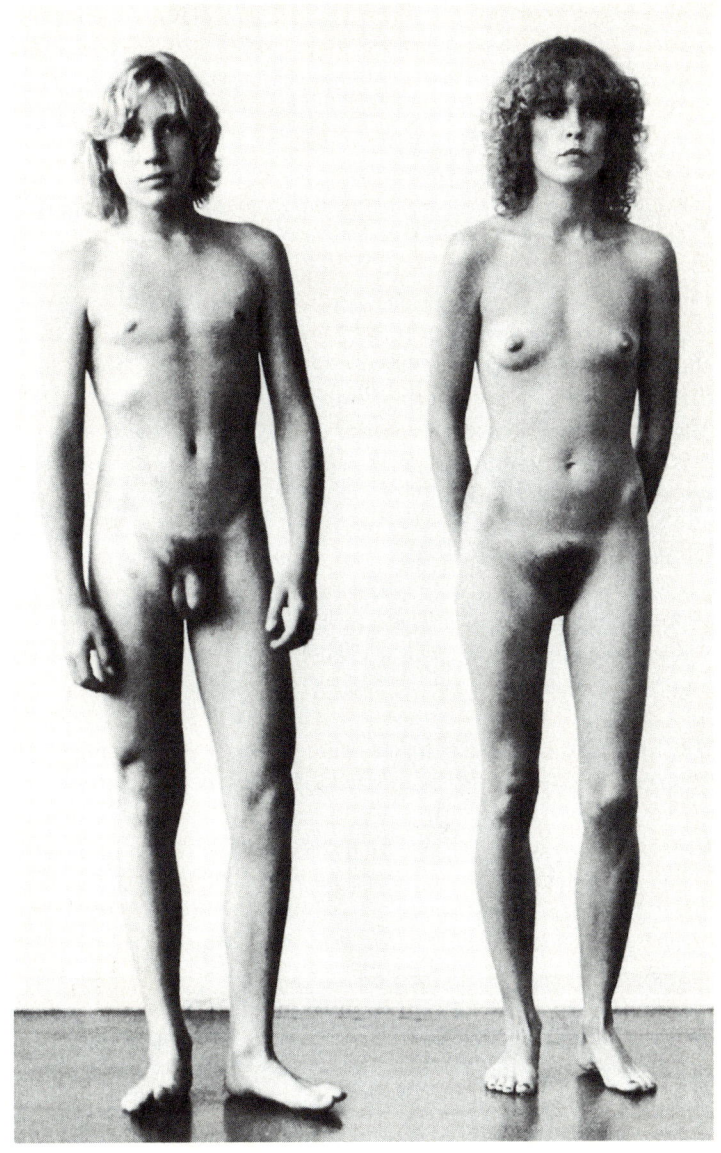

menbinden› fragte. Das brachte mich ganz durcheinander. Denn als mein Vater bei einer Familienfeier sie scherzhaft zum Tanzen auffor- derte und sagte: ‹Gestatten, die Dame›, hat sie ganz säuerlich gesagt: ‹Ich bin eine Frau und keine Dame›. Warum wurde sie plötzlich so vornehm und verlangte ‹Damenbinden›?

*Erst mal habe ich mich von den Vorräten meiner Mutter bedient. Die Binden trugen jedoch so auf, vor allem, wenn ich Jeans trug, daß ich bald auf Tampons umstieg.»*

Binden oder Tampons saugen das Menstruationsblut auf. Während der Tage sollten sie mehrmals gewechselt werden. Vor allem junge Mäd- chen bevorzugen saugfähige Baumwoll-Tampons von der Größe eines kleinen Fingers. Sie lassen sich meist ohne Schwierigkeiten einführen. Manche Mädchen durchstoßen auch das Hymen (Jungfernhaut) mit dem Tampon. Das verursacht leichte Schmerzen; meistens einen schar- fen kurzen Schmerz.

**Ulrike:** *«Als ich bemerkte, daß Binden unbequem und unvorteilhaft sind, und ich mich für Tampons entschied, hatte ich Schwierigkeiten, die Stelle zu finden, an der der Tampon eingeführt wird. Nachdem die erste Monatsblutung vorüber war, habe ich mir mit Hilfe eines Spie- gels angeschaut, wo genau der Tampon einzusetzen ist.»*

Am Ende des Tampons befindet sich ein dünner Faden, mit dessen Hilfe man den Tampon wieder aus der Scheide entfernen kann.

**Ulrike:** *«Ich stell mich immer mit einem Bein auf einen Hocker, um den Tampon einzuschieben. Einmal allerdings hatte ich vergessen, den Tampon rauszuziehen und den zweiten bereits reingeschoben. Da- nach kam ich an den Faden nicht mehr ran. Da bin ich zum Arzt ge- gangen, der hat ihn mir rausgezogen.»*

Wenn eine Frau oder ein Mädchen «die Tage» hat, dann bedeutet das nicht automatisch «Ausnahmezustand». Grundsätzlich kann eine Frau auch dann alles machen, was sie sonst macht. Weder muß sie sich vor kaltem Wasser noch vor heißen Bädern fürchten. Im Gegenteil: Gerade warme Bäder werden von den Frauen oft als besonders angenehm empfunden, die sich unwohl fühlen und krampfartige Schmerzen im Unterleib verspüren. Eine Wärmeflasche oder ein heißes Bad wirken krampflösend.

Treten während der Menstruation (Monatsblutung) regelmäßig starke Schmerzen auf, dann sollte sich jedes Mädchen und jede Frau über die Möglichkeiten der Schmerzlinderung informieren. Nur im Falle starker Beschwerden verspüren Frauen keine Lust, Sport zu treiben und den üblichen Beschäftigungen nachzugehen. Ansonsten sind «die Tage» Frauen-Alltag.

Die Monatsblutung wird auch Menstruation genannt, was das gleiche bedeutet. Man sollte das wissen, weil viele Ärzte immer noch nicht bereit sind, auf ihre lateinischen Fachausdrücke zu verzichten. Der Begriff «Monatsblutung» ist allerdings in vielen Fällen irreführend. Denn nur wenige Frauen haben ihre Periode immer in regelmäßigem Abstand. Besonders bei Klimaveränderungen auf Reisen, bei Krankheiten und starken körperlichen und seelischen Belastungen kommt der Kreislauf der Periode leicht durcheinander. Die ersten Blutungen überhaupt, die den Beginn der Geschlechtsreife signalisieren, treten fast immer unregelmäßig auf. Es ist wichtig für ein Mädchen, sich den Zeitraum zwischen den Perioden zu merken bzw. unter Umständen aufzuschreiben.

Denn die Frauenärztin oder der -arzt will immer wissen, in welchen Abständen die Periode eintritt, damit beurteilt werden kann, ob die Pille verschrieben werden darf. Der Rhythmus schwankt zwischen 25 und 30 Tagen. Jede Periode dauert zwischen zwei und acht Tagen, aber auch kürzere oder längere Zyklen gelten als «normal».

Es kann vorkommen, daß die zweite Periode erst Monate später auftritt. Kein Grund zur Panik.

Erst wenn eine gewisse Regelmäßigkeit gegeben ist, verschreibt die Ärztin oder der Arzt die Pille. Frühestens sollte sie allerdings erst zwei bis drei Jahre nach der ersten Blutung verschrieben werden.

**Du hast Hunger.**

Weißt du, woher das Gefühl Hunger kommt? Weißt du, wie sich der Speichel bildet, der dir im Mund zusammenläuft? Weißt du, warum dein Magen knurrt und sich verkrampft?

Du hast Durst. Warum ist dein Gaumen trocken? Warum schwitzt du? Warum frierst du?

Du hast dir in den Finger geschnitten. Er blutet. Weißt du, wie das Blut zum Stillstand kommt?

Normalerweise hat man viel zuwenig Ahnung von seinem Körper, weiß man viel zuwenig, wie der funktioniert. Wir alle wissen zu wenig über unseren Körper; die meisten von uns wissen nicht einmal, wie man sich richtig ernährt. Es wäre besser, wir wüßten mehr. Wir wären dann wohl sportlicher, ernährten uns gesünder und würden unserem Körper weniger Gifte wie Alkohol und Nikotin zumuten.

Dieses allgemeine Unwissen über naturwissenschaftliche Gesetze ist Ergebnis eines mangelhaften Schulsystems und zugleich eine Quelle von Angst und Unsicherheit.

Um so verblüffender aber sind die weitschweifigen Erklärungen über Körperfunktionen, durch die man sich in herkömmlichen Sexualaufklärungsbüchern wühlen muß. Am Ende ist man nicht klüger, auch wenn einem ein paar Querschnittzeichnungen, die bald wieder verblassen, durch den Kopf geistern.

Ich unternehme deshalb in diesem Buch gar nicht erst den Versuch, einen medizinisch-biologischen Schnellkursus zu veranstalten. Zwar beruhen unsere sexuellen Erfahrungen auf einer biologischen Grundlage, aber wie wir schließlich das Sexuelle *erleben*, ob es uns Lust macht oder Unlust bereitet, ob wir uns frei fühlen oder verängstigt, das liegt jenseits von Blutgruppe und Hormonspiegel, Eiweiß und Pigmenten, Adern und Muskeln. Im weitesten Sinne prägen gesellschaftliche Einflüsse unser Sexualverhalten. Welche Zuwendung haben wir als Kinder erhalten von Vater, Mutter, Geschwistern und von Erwachsenen, mit denen wir aufwuchsen?

Wie oft haben sich Menschen über das Kinderbett gebeugt und uns angelächelt? Bekamen wir Hilfe, wenn wir sie brauchten? Hat man uns allein gelassen, wenn wir uns selbst helfen konnten? Hatten wir Anerkennung unter den Spielgefährten? Hat man unsere kindlichen Ge-

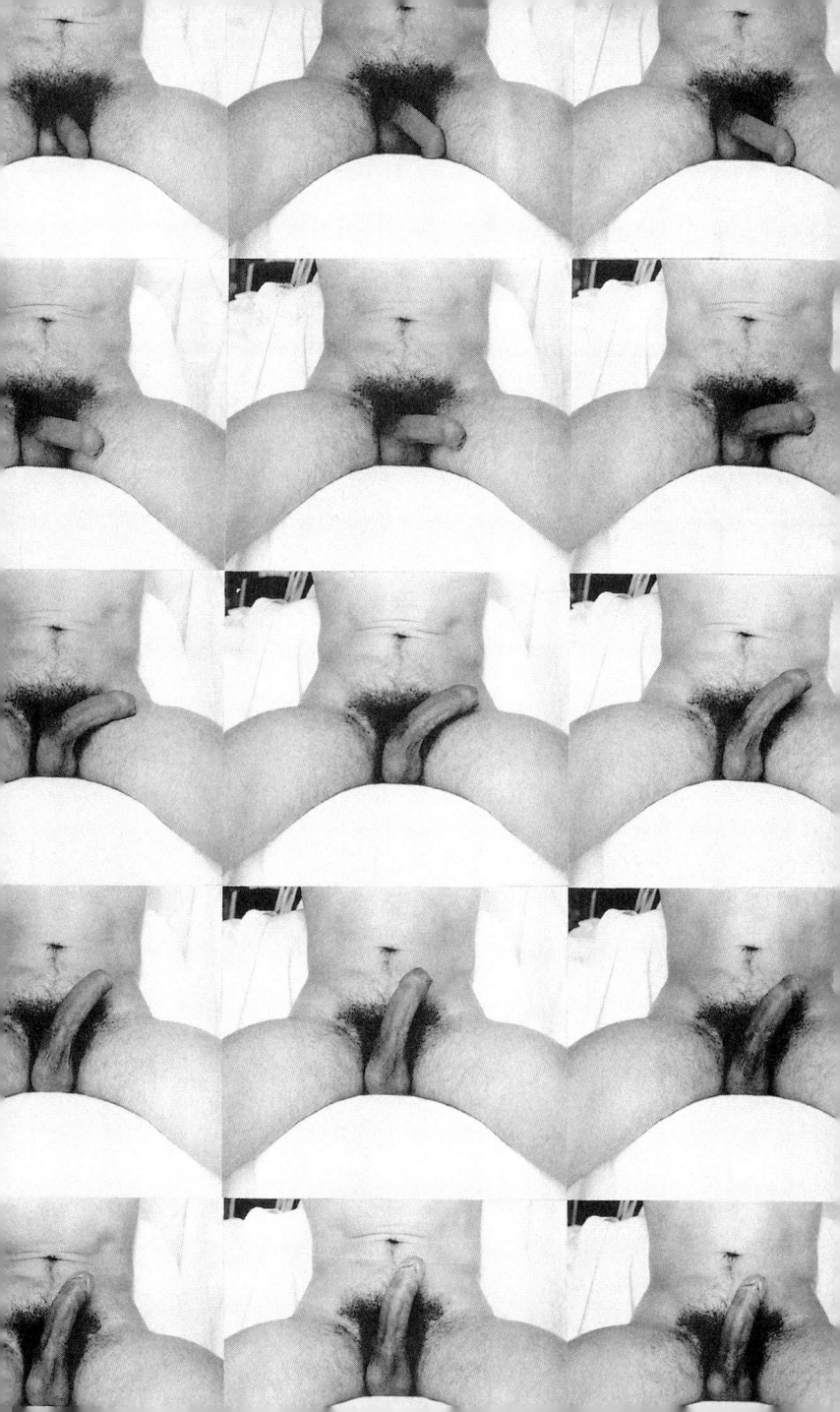

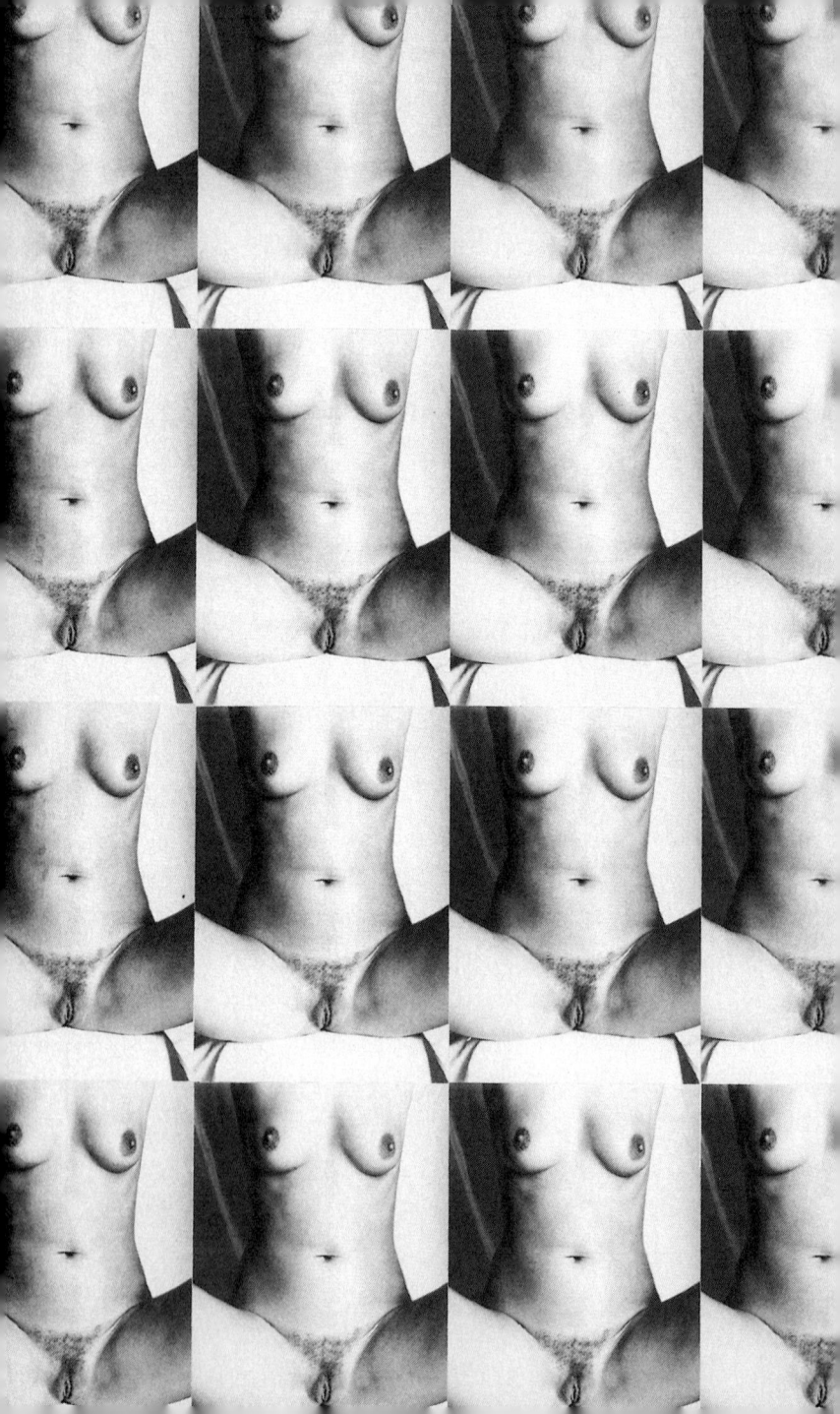

fühle anerkannt, oder hat man sie unterdrückt? Haben wir gelernt, unsere Nase in den Wind zu stecken, Gerüchen nachzugehen? Haben unsere Hände neben dem Zupacken auch das Tasten und Streicheln gelernt? Haben wir unseren Körper mit Haut und Haaren erlebt oder als ein fremdes Ding empfunden? Solche Erfahrungen prägen unser späteres Verhalten. Sie sind ein Vorschuß auf das Glück im Erwachsenenalter, aber keine Garantie.

Wer beispielsweise in Heimen groß wird oder von Eltern erzogen wird, die sich für die Gefühle ihrer Kinder nicht interessieren, besitzt diese Privilegien nicht. Der- oder diejenige ist gezwungen, viel mehr Energien aufzubringen, um zu seinem Glück als erwachsener Mann und erwachsene Frau zu kommen.

Aber nicht minder prägend sind die Einflüsse und Erfahrungen, denen wir später ausgesetzt sind, besonders dann, wenn wir im Alter, das man als Pubertät bezeichnet, Erfahrungen mit *anderen* machen. Sind wir dann bereit und fähig, unsere Empfindlichkeit auf *andere* zu übertragen, schaffen wir es, mit der Empfindlichkeit *anderer* fertig zu werden? Je jünger wir sind, desto mehr neigen wir dazu, unsere Erlebniswelt als etwas Außergewöhnliches oder gar Einmaliges zu betrachten. Bis wir irgendwann die Erfahrung machen, daß wir auch die Welt unserer Gefühlserfahrungen mit anderen teilen. Es gibt keinen Grund, sich auf seine Gefühle etwas einzubilden, für sich die hohen in Anspruch zu nehmen und den anderen die niederen Gefühle zu unterstellen. Unsere Lebensgeschichte mit all ihren gefühlsmäßigen Erfahrungen ist abhängig von dem sozialen und politischen Gefüge, in dem wir uns entwickeln. Wir bewegen uns in der Gefühlswelt der Menschen, mit denen wir leben, der Klasse, der wir angehören. Unsere «biologische Ausstattung» ist überformt von den sozialen, wirtschaftlichen und politischen Bedingungen, unter denen wir erwachsen werden und erwachsen sind. Wer hier biologische Aufklärung, medizinische Erklärungen und chemische Formeln sucht, befindet sich in der falschen Abteilung.

*«Hier sei nur festgestellt, daß das zwischenzellanregende Hormon (interstitielle Cellen stimulierendes Hormon = ICSH) die Keimdrüsen zur Bildung ihrer Hormone veranlaßt. Auch dieses Hypophysenhormon ist bei Männern und Frauen gleich, also geschlechtsunabhängig. Man gebraucht*

*nur wegen der unterschiedlichen Arbeitsweise der Geschlechtsorgane für Männer die erwähnte Kurzbezeichnung ICSH, für Frauen LH (Begründung siehe Kapitel 5). Also zwei Namen für das gleiche Hormon: ICSH = LH.»*

Mehr davon? Mir langt's!

Kai-Uwe zeigte schon als Knabe ein ausgesprochen pimmeliges Gehabe. Früh übte er sich in der Kunst des Weitpinkelns. Seine in den Schnee gepißten Schriftzüge verrieten Meisterhand. Und auch später als Wettwichser konnte er aufsehenerregende Anfangserfolge vorweisen. Kann man überhaupt, will er nun wissen, vögeln, ohne zu pissen? Diese Frage beschäftigt viele Jungen. Man muß gar nicht besonders scharf hinsehen, um festzustellen, daß Samen und Urin aus einer Röhre fließen. Die Wege von Samen- und Harnröhre trennen sich erst im Innern des Unterleibs. Ein Strang führt zu den sogenannten inneren Geschlechtsorganen, der andere zur Blase. Ist ein Mann geil, dann wird sein Schwanz steif. Blut fließt verstärkt in den Schwellkörper des Gliedes, an dessen unterem Ende sich ein Muskelring zusammenzieht und den Rückfluß des Blutes verhindert. Gleichzeitig sorgt ein Verschlußmechanismus für das Abklemmen der Harnröhre, so daß für die Dauer der sexuellen Erregung der Urin zurückgehalten wird und nicht etwa gemeinsam mit den Samenstößen austritt.

Jeder Junge wird an sich schon beobachtet haben, wie schwierig es ist, mit steifem Schwanz zu pinkeln. Es soll Jungen geben, die den Wecker eine Viertelstunde vorstellen müssen, weil sie so lange brauchen, um ihre Morgenlatte zu bändigen. Für Mädchen ist es wichtig, zu wissen, daß der steife Schwanz, mit dem die meisten Jungen morgens aufwachen, kein Wink mit dem Zaunpfahl ist. Und Jungen sollten wissen, daß die Morgenlatte zu nichts verpflichtet! Das ist ein ganz mechanischer Vorgang. Die gefüllte Blase drückt auf die Geschlechtsorgane, die dadurch angeregt werden und den Schwanz versteifen.

Mit Beginn der Pubertät beginnen sich im Hoden (auch Eier genannt) fortwährend Keimzellen zu bilden, die schließlich ausgestoßen werden. Dies ist das Zeichen für die Geschlechtsreife des Jungen. Mit anderen Worten, er ist zeugungsfähig. Fast alle Jungen haben diese nächtlichen

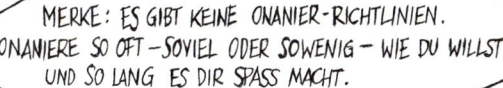

MERKE: ES GIBT KEINE ONANIER-RICHTLINIEN. ONANIERE SO OFT — SOVIEL ODER SOWENIG — WIE DU WILLST UND SO LANG ES DIR SPASS MACHT.

Selbstentleerungen, die oft mit geilen Träumen verbunden sind.

Ist ein Junge auf dieses Ereignis nicht vorbereitet, dann empfindet er oft Ekel vor der klebrigen, mittlerweile kalten Flüssigkeit, die er morgens in der Bettwäsche oder in der Schlafanzughose entdeckt. Es geht ihm ähnlich wie Mädchen, die allerdings mit der ersten Blutung, wenn sie darauf nicht vorbereitet worden sind, mehr Angst als Ekel verbinden. Der Ekel des Jungen vor seinem Samen kann allerdings leicht in Angst umschlagen, wenn ihn irgendwer einmal mit der Behauptung närrisch gemacht hat, man müsse mit diesem kostbaren «Lebenssaft» sparsam umgehen und sorgfältig haushalten.

Der Samen«haushalt» ist unerschöpflich. Ständig wird Samen neu produziert. Die Selbstentleerungen erfüllen die Aufgabe eines Überdruckventils. Es öffnet sich automatisch, wenn die Keimzellenproduktion das Fassungsvermögen von Hoden und Nebenhoden übersteigt. Wie oft solche Entleerungen auftreten, hängt davon ab, inwieweit man die Samenregulierung selbst in die Hand nimmt. Auch die Selbstbefriedigung kennt weder Maß noch Übermaß. Man kann sich also nicht leerwichsen. Wer sich mehrmals hintereinander einen runterholt, wird beobachten, daß die Menge des Samens von Mal zu Mal abnimmt, daß schließlich kaum noch etwas kommt. Meistens hat man bis dahin auch schon die Lust verloren. Aber schon innerhalb einer verhältnismäßig kurzen Zeit hat sich der Samen erneuert, und man ist fähig – vorausgesetzt man hat Lust dazu –, den Handbetrieb erneut in Gang zu setzen. Selbstbefriedigung – das gilt für Jungen und für Mädchen – führt zu keinen körperlichen Schäden und

Onamanchmal Onaoft

DAS GILT AUCH FÜR MÄDCHEN!

Mißbildungen oder was man euch sonst noch eingeredet haben mag.

Weiter sagt Kai-Uwe, daß ihn interessiere, ob einer an Ansehen verliere, dessen Pimmel in Länge und Breite die Durchschnittswerte unterschreite. Sein Wahlspruch sei, bekennt er frank und frei: «Wer den Pimmel nicht ehrt, ist der Möse nicht wert.»

Probleme hat der. Aber nicht er alleine. Der Längenvergleich ist für viele Jungen ein Problem. In der Abteilung technische Daten werde ich auf dieses Problem noch einmal zurückkommen.

 **Kommen wir nun zu einer Frage von tiefgreifender Bedeutung und äußerster Wichtigkeit.**
Es geht um die Frage, ob der weibliche Orgasmus beim Geschlechtsverkehr über die Scheide (Vagina) oder den Kitzler (Klitoris) ausgelöst wird.

**Ulrike:** *«Mich hat das, ehrlich gesagt, nie interessiert. Sagen wir mal so: Ich weiß mit Sicherheit, daß es mir kommt, wenn ich meine Kli‹doris› streichle. Aber ich komme auch, wenn ich an den kleinen Schamlippen rumfummele. Wenn ein Freund so mir nichts, dir nichts sein Ding reinsteckt und die ‹Rein-raus-rein-raus›-Übung macht, dann hab ich natürlich nichts davon. Ich möchte die Frau sehen, der das was bringt.»*

In der Tat scheint es so zu sein, daß sich besonders Männer für die Frage interessieren, ob es einen Scheidenorgasmus (vaginaler Orgasmus) gibt. Meistens fragen sie erst gar nicht: «Gibt es einen Scheiden-

orgasmus?», sondern sie unterstellen gleich: «Es gibt doch einen Scheidenorgasmus, nicht wahr?» Und dann hoffen sie auf Bestätigung, weil
es zweifellos der Vorstellung vieler Männer entgegenkommt, ohne
großen Aufwand und Umstand Geschlechtsverkehr zu haben.

**Ulrike:** *«Ich habe den Verdacht, daß viele Frauen nur die Frage der
Männer nach dem Scheidenorgasmus übernehmen, obwohl doch jede
Frau sie selbst beantworten könnte. Viele Männer scheinen aber so
vorwurfsvoll zu glotzen, wenn sie mit ihrer Art, es zu machen, keinen
Erfolg haben. Und prompt lösen sie Schuldgefühle bei Frauen aus
und Zweifel, ob sie richtig ‹funktionieren›. Wieso fragt eigentlich keiner danach, wo der Mann seinen Orgasmus hat? Ich habe jedenfalls
noch keinen Mann vom ‹Eichelorgasmus›, dem ‹Schaftorgasmus›
oder einem ‹Sackorgasmus› reden gehört. Da stimmt doch was
nicht!»*

Beim Geschlechtsverkehr kommt das Glied nicht direkt mit dem Kitzler in Berührung. Denn die Klitoris zieht sich im stärksten Erregungszustand kurz vor dem Höhepunkt hinter eine kleine Vorhaut zurück
(also genau umgekehrt wie beim Mann, dessen Glied in dieser Erregungsphase sich strafft und die Eichel unter der Vorhaut vortreten
läßt). Wenn die Frau das versteifte Glied aufnimmt, schließt sich ein
Ring von Blutgefäßen, der bei sexueller Erregung anschwillt, um den
Schwanz. (Man nennt diesen Ring auch orgastische Manschette.)
Gleichzeitig umspannen auch die kleinen Geschlechtslippen den
Schwanz. Dort, wo sie zusammenlaufen, bilden sie ein kleines Bänd-
chen, das zur Unterseite des Kitzlers führt. Wenn sich nun Mann und
Frau zusammen gegeneinander bewegen, so daß der Schwanz in der
Möse hin- und hergleitet, wird über die kleinen Lippen die Erregung
auch auf die Klitoris übertragen.
Ich beschreibe das so ausführlich, weil sich so klar zeigen läßt, daß die
Diskussion über Scheiden- oder Kitzlerorgasmus für die Katz ist oder
genauer: für den Kater. Wenn trotzdem Frauen – vielleicht mit einem
triumphierenden Seitenblick auf andere Frauen – behaupten, *sie* hätten
einen vaginalen Orgasmus (Scheidenorgasmus), dann befinden sie sich
in einem begreiflichen Irrtum.

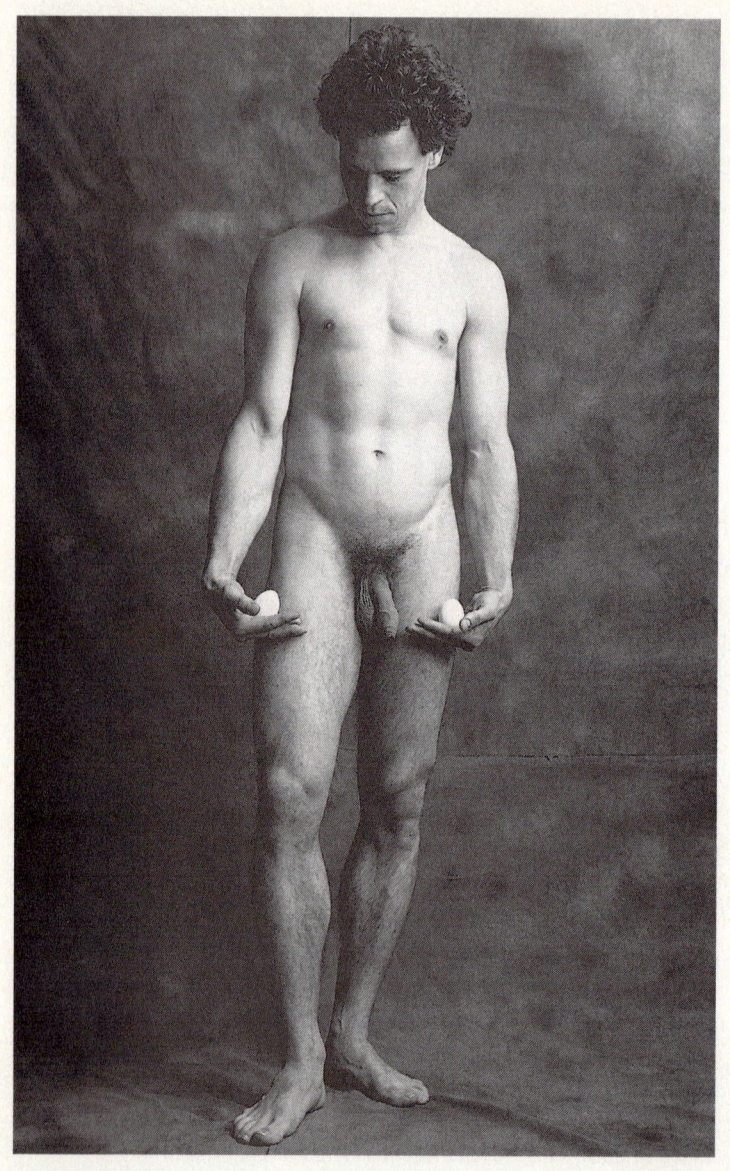

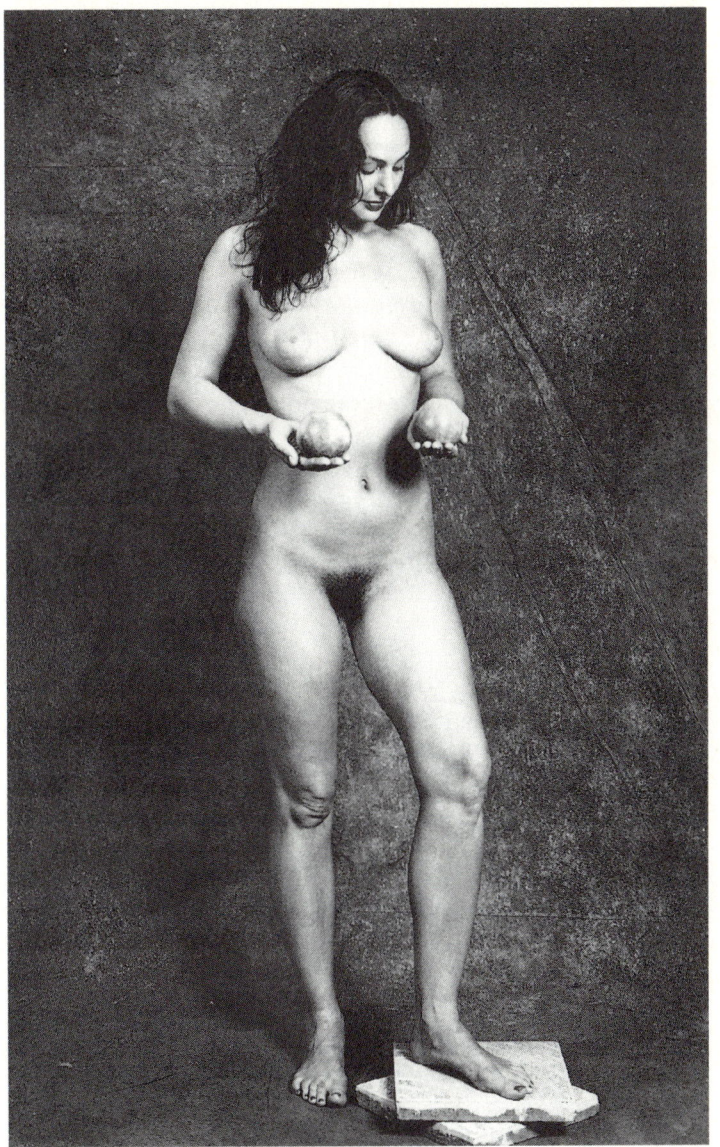

**Ulrike:** «*Anfangs habe ich bei der Selbstbefriedigung immer bei meiner Klitoris angefangen. Später habe ich dann auch die anderen Stellen entdeckt. Mir ist es egal, wo ich gerade meine Finger habe, wenn es mir kommt. Als ich dann auch Erfahrungen mit Männern hatte – allerdings nicht gleich bei den ersten Malen –, ging es mir ähnlich. Am liebsten war mir, das ist heute auch noch so, wenn sich in Ruhe was entwickelt, wenn mein Freund zum Beispiel mit dem Finger oder der Zunge an meinem Kitzler spielt, ihn streichelt oder leckt. An einem bestimmten Punkt bin ich dann so scharf, daß sich die Erregung fortsetzt und steigert, wenn er sein Glied reinsteckt. Kommt dann der Orgasmus, kann ich wirklich nicht feststellen, wo die Lust sitzt. Ja, sie geht manchmal weit über den Bereich der Geschlechtsteile hinaus: Da gibt's dann keine erogenen ‹Zonen› mehr und erst recht kein Zonen-Randgebiet.*»

Von solchen Erfahrungen berichten auch Jungen und Männer, sehr viel seltener allerdings als Frauen und Mädchen. Auch Männer erleben Geschlechtsverkehr und den sexuellen Höhepunkt unterschiedlich intensiv. Im ganzen Körper kribbelt und krabbelt dann die Lust – nicht nur im Schwanz.

Woher kommt das eigentlich? In Gesprächen mit Eltern von Kleinkindern taucht in jüngster Zeit immer häufiger die Frage auf, ob man das männliche Baby nicht besser beschneiden lassen solle. Unter den Moden, die kommen und gehen, ist die Beschneidungsmode wohl eine der beklopptesten.
Es gibt religiöse Traditionen, in denen die Beschneidung des männlichen Babys (z. B. in der jüdischen Religion) und des geschlechtsreifen Knaben (z. B. in der islamischen Religion) üblich ist. Auch in diesen Fällen weiß man nicht, was einmal die Ursache für diese Beschneidungen war. Reinlichkeitsgründe werden angegeben. Sie scheinen einzuleuchten. Doch jeder sagt: «Wasch dir die Ohren», wenn sie dreckig sind. Keiner sagt: «Geh zum Hals-Nasen-Ohren-Arzt und laß dir das Ohrläppchen entfernen!»
Auch in den USA ist die Beschneidung des männlichen weißen Knaben

üblich. Auf religiöse Bräuche der vorwiegend christlichen Einwohner der USA läßt sich das nicht zurückführen. Eher fällt der Verdacht auf eine jüngere Tradition. Im sexualfeindlichen achtzehnten und neunzehnten Jahrhundert drohten Erzieher und Eltern durchzudrehen beim Gedanken, ihre Sprößlinge befriedigten sich selbst. Ärzte empfahlen deshalb die Beschneidung als Allheilmittel gegen die «Gefahren der Selbstbefriedigung».

Unbewußte Sexualangst dürfte auch bei der neumodischen Beschneidungswelle eine Rolle spielen.

Weder läßt sich so Selbstbefriedigung verhindern oder auch nur einschränken, noch steigert oder verringert die Beschneidung das Lustempfinden beim Geschlechtsverkehr oder der Selbstbefriedigung.

Habt ihr einmal dabeigestanden, wenn ein Baby, egal ob Mädchen oder Junge, gewickelt wird? «Nun schau mal, das süße Näschen. Und wie es den Bauch bläht. Und Härchen bekommt es auch. Und die kleinen Händchen. Und die Füßchen, sieh mal wie niedlich.» Verdammt, da fehlt doch was. Von Zipfel und Brötchen reden die meisten nicht. Da kreist der Cremefinger über alle Körperteile, und das Geschnattere von Vätern und Müttern und Verwandtenschar begleitet den Vorgang. Aber unten rum herrscht eine merkwürdige Berührungsangst. Doch genau dort geht's los. Zur Kinderpflege gehört auch die Reinigung von Pimmel und Möse. Und ganz nebenbei wird bei diesem Vorgang auch die Vorhaut des Jungen zurückgezogen und gedehnt. Wo das wirklich geschieht und regelmäßig, ist die Gefahr, daß es später zu einer störenden Vorhautverengung kommt, stark vermindert. Nicht zu vermeiden sind die Ausscheidungen, die sich unter der Vorhaut sammeln. Hier gelten für das Erwachsenen- und Jugendalter einfache Regeln, zu denen die Kinder bereits angehalten werden müssen.

Wascht täglich euren Schwanz, und ihr habt keine Probleme. Nehmt lauwarmes Wasser und sonst nichts. Keine Seife, keine Sprays. Der chemische Kram, den man euch aufschwatzen will, um den Genitalbereich auszusprühen und einzuspritzen, ist nichts wert.

Möse und Schwanz sind so empfindlich wie empfindsam. Chemische Mittel sind gesundheitsgefährdend. Sie sind Produkte einer Industrie, die den menschlichen Körper in Marktzonen aufgeteilt hat. Für jeden Winkel, für jedes Loch, für jedes Härchen haben sie was entwickelt.

An
Das Sex-Syndikat
Institut für Körperkontakte

Lieber Günter,

Da mit einer gelungenen Beschneidung bekanntlich alles steht und fällt, beschreibe ich Dir hier, so genau es geht, welcher Art die Sorgen sind, die ich und mein Freund Helmut, wie, laut Statistik ca. 5% aller Jungen, mit uns herumtragen.

Das ist mein Schwanz! (Sag: schön "Guten Tag", Schwanz)

----- = Vorhaut - hier zurückgezogen

Das Bändchen ist, wie Du siehst, viel zu weit oben angewachsen, bei der Operation müßte also wahrscheinlich, weil die Haut ansonsten sehr dehnbar ist, nichts abgeschnitten, sondern das Bändchen nur etwas angeschnitten werden. Ich hoffe wirklich, das mir die Phimose-Behandlung nicht im doppeltem Sinn in die Hose geht.

Nun zu Helmuts Schwanz: Wundere Dich nicht, so jedenfalls hat er mir sein (ein paar Milligramm Haut) schwerwiegendes Übel beschrieben. Die Haut ist schief angewachsen, und bei ihm wird wohl, wie bei seinem Bruder kürzlich, ein Hautring schräge abgetrennt werden müssen.

Vorhaut nicht Zurück-Ziehbar!

Was uns beiden wichtig ist: Wir möchten beide, daß nach den Beschneidungen unsere Schwänze im schlaffen Zustand nach wie vor Haut über der Eichel haben (Oder schläfst Du gern im Freien?) Zum Schluß noch eines: Sollte nach der Beschneidung mehr los sein, als vorgesehen, ist mehr los, als vorgesehen.

Bis bald, Michael

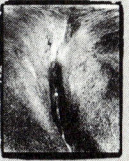

**IT'S JUST NATURAL**

Lieber Michael,

ich habe Deinen Brief so verstanden: Weder Dir noch Jürgen kommt es auf
eine Schönheitsoperation an. Man kann sich ja darüber streiten, ob ein
beschnittener Schwanz "schöner" ist als ein unbeschnittener. Unter Medizinern besteht übrigens keine Einigkeit über den Sinn der Beschneidung -
mit einer Ausnahme: Eine Beschneidung ist dann sinnvoll, wenn die enge
Vorhaut beim Pinkeln Schwierigkeiten und bei der Selbstbefriedigung oder
beim Geschlechtsverkehr Schmerzen verursacht. Phimosen oder Vorhautver-
engungen stören - wie Du richtig schreibst - bei 3 bis 5 Prozent aller
Männer. Der für die kleine Korrektur zuständige Arzt nennt sich Urologe.
In Deinem Brief bringst Du allerdings etwas durcheinander. In Deinem
Fall (siehe Zeichnung) spricht man nicht von einer Vorhautverengung.
Das Bändchen, das Eichel und Vorhaut verbindet, ist zu kurz. Man kann
es durch einen kleinen Eingriff entfernen lassen. Anders bei Jürgen. Er
hat das, was man Phimose bzw. Vorhautverengung nennt. Der Eingriff ist
harmlos. Man kann ihn in jedem Alter vornehmen lassen, je früher desto
besser. Wieviel entfernt werden soll, kann man mit dem behandelnden Arzt
absprechen. An das neue Schwanzgefühl hat man sich bald gewöhnt.

Dann laß es mal gut machen.

Gibt's eigentlich schon ein Schamhaar-Shampoo oder ein Achsel-höhlen-Shampoo? Das wär doch was…

Und noch was. Drahtbürsten und Scheuermittel sind ebenfalls ungeeignet. Der Schwanz ist keine Zündkerze und die Möse kein Waschbecken.

 **Was alle Pubertierenden dringend wissen müssen! Ab wann darf man mit offenem Mund küssen?***

**Kai-Uwe:** *«Küssen finde ich albern. Auf allen Partys hängen Leute in der Ecke und knutschen. Wirklich! Manche kommen in die Tür rein mit ihrer Freundin, sagen kaum ‹guten Tag›, suchen sich 'ne dunkle Ecke und sagen, bis sie gehen, kein Wort mehr. Können sie ja auch nicht. Sie sind ja beschäftigt mit Dauerknutschen.»*

Party- und Diskothekenknutschereien. Jeder kennt sie. Jeder hat dabei schon zugeschaut oder mitgemacht. Es kommt sehr darauf an, welche Rolle man gerade spielt. Ist man nur Zuschauer oder Zuschauerin, dann müssen einem solche Knutschereien reichlich albern erscheinen. Warum, so fragt man sich, kommen die überhaupt zu einem Fest, wenn sie für die anderen, die auch da sind, kein Interesse haben? Oder kommen sie vielleicht gerade deshalb, weil sie die andern brauchen für ihr Schauknutschen? Wenn du nur zuschaust, kommst du dir jedenfalls verdammt komisch vor.

Du fragst dich, warum du überhaupt gekommen bist. Läuft hier nur der Pärchenterror, passiert hier überhaupt nichts? Schließlich setzt man sich ja auch nicht in ein Elendsviertel und nagt an einer Gänsekeule.

**\*Teste Dein Sexualwissen**
a) Nach dem Verlust der Milchzähne?
b) Mit der Herausbildung der Weisheitszähne?
c) Nach Beschaffung der «dritten» Zähne?

**Kai-Uwe:** *«Es ist natürlich ein Problem, wenn man nicht weiß, wo man hingehen soll. Das kenne ich auch. Eine Party ist dann immer eine willkommene Gelegenheit. Und irgendwie findet man es auch ganz gut, wenn man sich vor den anderen mal mit seiner Freundin richtig zeigen kann. Knutschen auf Partys finde ich besonders dann gut, wenn Erwachsene dabei sind. Die kann man dann ganz schön schockieren. Aber trotzdem: Wenn man alleine hinkommt und wieder alleine weggeht, dann fühlt man sich ganz schön angemacht, wenn andere dauernd in der Ecke rumhängen und knutschen.»*

**Ulrike:** *«Küssen habe ich regelrecht geübt mit meinem Bruder. Wir bekamen deswegen häufig Streit. Er preßte seine Lippen immer fest zusammen und knallte so auf meine Lippen, daß sie anschwollen und weh taten. Ich habe mich immer gefragt, ob der keine Filme sieht. Er war zehn damals und ich dreizehn. Ununterbrochen glotzte er diese Western an. Aber die Knutschszenen schien er zu übersehen. Sonst hätte er doch wissen müssen, daß man den Mund beim Küssen aufmacht.*

*Ich muß im übrigen zugeben, daß ich zwar im Kino genau hingeschaut habe; was aber am Küssen so toll sein sollte, habe ich nicht verstanden. Jedenfalls, solange ich es nur mit meinem kleinen Bruder ausprobiert habe. Ich fand es sogar ein bißchen ekelhaft. Bis ich dann das erste Mal richtig geküßt worden bin.*

*Kußtechnisch war das nicht anders als mit meinem Bruder. Der Unterschied war nur, daß ich in den Typen, mit dem ich mich das erste Mal so richtig küßte, verknallt war. Das war eine unwahrscheinlich geile Sache, und richtig toll fand ich es erst, als er plötzlich anfing, meinen Hals zu küssen. Erst mit spitzen Lippen und dann so, als würde er an mir knabbern. Als er anfing zu schlürfen und zu saugen, war ich einfach weg. Dieses Gefühl war plötzlich im ganzen Körper.»*

Kußerfahrungen haben wir alle. Manchmal ausgesprochen unangenehme. Wer erinnert sich nicht an Tante und Onkel, die an einem rumrüsselten, auch wenn man absolut keinen Bock drauf hatte. Doch die starken Arme der Erwachsenen ließen einen meist nicht frei, bis sie einem ihr Quantum an Küssen verpaßt hatten. Für die Kußleidenschaft der Menschen gibt es eine einfache Erklärung. Die Lippen gehören zu den hochempfindlichen Teilen des menschlichen Körpers. Sie sind dünner und empfindsamer als andere Teile der Haut, der Kuß löst Geruchs-, Tast- und Geschmacksempfindungen aus.

**Ulrike:** *«Wenn mich früher jemand gefragt hätte: ‹Was hältst du vom Küssen?›, hätte ich gesagt: ‹Viel›. Wenn du mich heute fragst, was ich vom Küssen halte, dann kommt mir die Frage reichlich komisch vor. Ich wüßte auch nicht, was ich antworten sollte, wenn man mich fragte, ob ich gerne Suppe esse. Klar esse ich gerne Suppe. Ich esse überhaupt gerne. Aber warum fragst du ausgerechnet nach der Suppe? Zum Essen gehören auch Haupt- und Nachspeise. Sie zusammen machen das Essen aus. Warum fragst du also nach dem Küssen und nicht nach dem Streicheln oder Reden oder Bumsen. Das gehört doch alles zusammen.»*

Lieben muß man lernen, Schritt für Schritt. Eines baut auf dem anderen auf. Man lernt Buchstaben, bis man Worte lesen kann. Man lernt Worte, bis man Sätze lesen kann. Man lernt Sätze, bis man Bücher lesen kann: Schmusen, knutschen, fummeln, vögeln, da gibt es keine Abteilungen. Eines nach dem andern und eines mit dem andern. Man sollte sich Zeit lassen, alles gründlich erlernen und ausprobieren. In dieser Entwicklung gibt es auch eine Stufe, die man *Petting* nennt.
Unter *Petting* kann man alles verstehen, vom Schmusen übers Küssen zum Fummeln bis zur gegenseitigen Befriedigung mit der Hand oder dem Mund.

 **«Warum braucht man dafür einen eigenen Begriff?»**

Bestimmte Ratgeber und Erzieher brauchen ihn als Stopschild für Jugendliche: **Petting! Stop!** Bis hierher und nicht weiter! Es gibt viele Gründe, nur bis zu dem Punkt zu gehen, den man *Petting* nennt. Der Partner oder die Partnerin will zum Beispiel – aus welchen Gründen auch immer – nicht weitergehen. Oder man hat keine Verhütungsmittel. Oder man weiß nicht mit Verhütungsmitteln umzugehen. Oder ein Partner ist krank. Oder man findet es einfach schöner, es sich gegenseitig mit der Hand oder dem Mund zu machen. Alles Gründe, die einleuchten können.

Ob sie zutreffen, müßt ihr unter euch ausmachen. Nur ein Grund leuchtet ganz gewiß nicht ein: Man sei zu jung, um weiterzugehen. Er kann auch nicht einleuchten, denn es ist ein vorgeschobener Grund, mit dem Eltern, Lehrer oder andere maßgebliche Erwachsene Jugendliche vom Bumsen abhalten und in die Abteilung *Petting* verweisen wollen.

Petting erlauben sie, weil sie sexuelle Beziehungen unter Jugendlichen sowieso nicht verhindern können. Petting läßt sich gerade noch mit den Vorstellungen vereinbaren, die viele Leute von den Bedürfnissen und Wünschen der Kinder haben. Unvereinbar mit diesen Vorstellungen ist der Geschlechtsverkehr. Denn er macht den Eltern deutlich, daß die Kinder erwachsen sind. Vor dieser Erkenntnis haben viele Angst, denn mit dem Erwachsenwerden ändert sich die Beziehung zwischen Eltern und Kindern.

Aber Petting ist keine eigene Art des Sexuellen, sowenig wie Küssen und Drücken und Bumsen oder Blasen oder Saugen.

**Kai-Uwe:** *«Zunächst mal: In seinen vier Wänden kann jeder machen, was er will. Warum sollte mir ein Mädchen nicht einen blasen? Ich finde es wahnsinnig geil, wenn sie meinen Schwanz in den Mund nimmt und lutscht, bis es kommt. Was ist dabei? Mädchen scheinen dagegen manchmal eine Hemmschwelle zu haben. Das hab ich von verschiedenen Typen gehört. Ich verstehe nur nicht den Grund. Das ist doch nicht unappetitlich, oder? Wenn man gut drauf ist, dann ist doch alles erlaubt, oder? Warum sollte sie es mir nicht mit dem Mund machen?»*

**Ulrike:** *«Das löst in mir gemischte Gefühle aus. Wenn es sich ergibt, ist es in Ordnung und toll. Es kann aber auch fies sein. Ich habe einmal erlebt, wie der Junge, mit dem ich im Bett lag, ohne was zu sagen, dauernd versuchte, meinen Kopf nach unten zu schieben. Erst wußte ich gar nicht, was er wollte. Als ich es geschnallt hatte, dachte ich, na gut, wenn er es so will, bitte. Ich dachte aber ganz instinktiv, wir drehen uns so, daß er auch… Verstehst du? War aber nichts. Er wollte, daß ich ihm einen blase und sonst nichts.»*

Die meisten Männer mögen das, wenn eine Frau den Schwanz in den Mund nimmt. Oft beklagen sie sich, daß Frauen nicht richtig mitziehen. Wegen einer Hemmschwelle, wie Kai-Uwe meint. Fragt sich, wer da Hemmungen hat. Sich einen blasen zu lassen ist für viele Männer nichts als eine Beugeübung der Frau. Wenn sie vor ihnen kniet und es ihnen macht, empfinden sie das als extrem aufgeilend.

**Ulrike:** *«Es könnte so klingen, als würde ich mich davor ekeln. Als ich das erste Mal davon hörte, daß Leute so was machen, habe ich mich auch geekelt. Ich habe mich überhaupt vor vielen Sachen geekelt. Ich habe auch nicht verstanden, wie man sich beim Küssen die Zunge zwischen die Lippen schieben kann. Das ist ja gerade dann das Wahnsinnige, wenn man auf jemanden steht. Die Schranken fallen weg wie nichts. Ob das Typen so empfinden, wenn es umgekehrt läuft, weiß ich nicht. Ich habe den Verdacht, bei denen läuft das anders. Von denen, die mir von ihren Erfahrungen erzählt haben, weiß ich aber, daß viele Typen es lieben, wenn man es ihnen macht, daß sie aber selbst nicht auf die Idee kommen, es einer Frau mit dem Mund zu machen. Aber die sind schließlich nicht blöd. Die merken ja wohl auch, daß das eine Einbahnstraße ist. Also müssen sie sich entweder davor ekeln, das gleiche zu tun, oder sie denken, das gehört sich so, daß die Frau sie bedient.»*

Im Grunde behandeln viele Leute den Mundverkehr (oraler Verkehr) wie eine weitere Nummer aus dem Handbuch sexueller Techniken. Und wer glaubt, alles mitmachen zu müssen, wird auch diese Nummer nicht auslassen. Würde man ihnen sagen, daß Suckeln am großen Fußzeh sei der Gipfel der Sinneslust, sie würden sich sofort über jeden weiblichen Fußzeh hermachen. Denn sie machen alles mit. Sie sind immer dabei, stets «gut drauf» und haben nichts davon. Sich einen zu blasen, gegenseitig, wechselseitig, je nach Lust und Laune, ist eine von vielen sexuellen Spielarten. Mehr nicht. Kein Muß und keine Spezialnummer für Kenner und Könner.

## Das erste Mal

Es war das erste Mal und ein Augenblick unsagbaren Glücks, als sich ihre triebgestrafften Körper eng aneinanderpreßten. Lange hatten sie in stummem Erstaunen und ehrfurchtsvollem Schweigen die Schönheit ihrer jugendlichen Körper betrachtet. Durch die geöffnete Tür der Veranda, die den Blick auf einen Park freigab, der sich in der Ferne verlor, zog die Kühle der Sommernacht. Doch die Kälte von draußen vermochte ihre leidenschaftliche Hitze nicht abzukühlen. Im milchig blauen Licht des Vollmonds waren sie sich nahe wie nie zuvor. Wie ein Schleier breitete sich ihr langes Haar über seine Schultern, als ihre Lippen die seinen berührten, und leuchtend hob sich ihr lilienweißer Körper im Zwielicht des Mondes von dem braungebrannten Körper des Jungen ab. Sein erregtes, leicht geschwungenes Glied stand vibrierend von seinem knabenhaft muskulösen Körper ab.

Langsam spreizte sie ihre Schenkel und zog ihn sanft zu sich heran. Er spürte, daß sich ihre Scheide wie eine im Wüstenregen erblühende Rose öffnete, und sein Glied schlüpfte in die sanfte dunkle Nacht ihres Geschlechts.

Sie bewegten sich behutsam. Im Gleichklang der Körper steigerten sie die liebevolle Zärtlichkeit zu einer unbeschreiblichen Lust, die jede Faser ihrer Körper, die immer mehr zu einem verschmolzen, erfaßte. Stunden verstrichen, oder waren es Minuten?

GESCHLECHTSVERKEHR

Schon zog der Morgen herauf, als unter heißem Stöhnen ihre Sinne explodierten und sein Samen in wilden Stößen sich in ihren Leib ergoß. Auch ihr Körper wurde fortgerissen von der Leidenschaft des Augenblicks. Sie fielen, eng umschlungen, in einen tiefen Schlaf und erwachten vom gleißenden Licht der Sonne und dem Lärm des Tages, der in das Zimmer drang. Als sie sich erneut voller Begierde einander zuwandten, leuchtete in ihren Augen das Glück einer jungen Liebe.

**Ulrike:** *«Das erste Mal? Kommt darauf an, was man darunter versteht. Wenn man mit einem Typen rumfummelt und einen Orgasmus hat, dann könnte man sagen, es sei das ‹erste Mal› gewesen, oder? Wenn man meint, ‹das erste Mal› sei, wenn der Mann seinen Schwanz reinsteckt, dann habe ich selbst da noch Schwierigkeiten, ‹das erste Mal› festzulegen. Wir haben nämlich so manches ausprobiert, wenn wir Petting gemacht haben.*

*Zweimal haben wir's auch unter der Treppe im Hausflur probiert. Es war aber mehr wie beim Radrennen: ein Steh*versuch! *Richtig drin hat er ihn nicht gehabt. Es war überhaupt ziemlich übel. Mir haben die Knie gezittert, und ich hatte ständig Angst, jemand komme die Treppe runter.*

*Natürlich kann ich mich noch daran erinnern, als ich mit meinem Freund zum ersten Mal in einem Bett lag, und damals war das für mich, wie wohl für die meisten, ‹das erste Mal›. Wir hatten uns einen regelrechten Zeitplan zusammengestellt. Seine Eltern wollten zu einem Betriebsfest gehen. Bei mir zu Hause war immer jemand da, weil meine Großmutter nie ausging abends. Nachmittags sind wir erst mal ins Kino. Irgendein Krimi wurde gespielt. Es war an einem Samstag, und wir wollten jede Minute nutzen, um zusammenzusein. Für 14,– DM pro Person haben wir uns in eine Raucherloge gesetzt – das gab's damals noch. Man bekam zur Kinokarte auch noch was Alkoholisches zu trinken. Ich war sofort benebelt, weil ich vor Aufregung nichts gegessen hatte. Vielleicht lag es aber auch nur an der Spannung, denn ich wußte ja, heute würde es passieren. Im Kino lief das Übliche. Ich meine zwischen uns beiden. An den Film kann ich mich nicht mehr erinnern.*

*Dann sind wir in die Wohnung meines Freundes gefahren, d. h. in die*

*Wohnung seiner Eltern. Er hatte zwei Flaschen Wein gekauft, die jedoch brühwarm waren. Er konnte sie ja nicht in den Kühlschrank legen, sonst hätten seine Eltern gleich Lunte gerochen.*

*Nach unserer Berechnung hatten wir jetzt genau vier Stunden Zeit. Davon ging erst mal eine Stunde ab, weil der kleine Bruder meines Freundes quietschfidel in der Wohnung rumtobte. Er wollte sich mit uns unterhalten. Wir unterhielten uns. Dann wollte er, daß ich ihm was vorlese. Ich las ihm vor. Schließlich bestand er darauf, daß die Tür zu seinem Zimmer angelehnt bleibe, sonst könne er nicht schlafen. Ich habe mir ernsthaft überlegt, ob ich ihm nicht einfach ein Schlafmittel einflößen sollte. Endlich gab er Ruhe.* **Noch drei Stunden.**

*Ich weiß auch nicht mehr, ob er sich zuerst auszog oder ich. Auf jeden Fall haben wir uns nicht gegenseitig ausgezogen, weil uns das irgendwie lächerlich vorkam. Wir konnten doch nicht so tun, als würden wir Geschenke auspacken. Ich wußte, was in seiner Verpackung war, und er wußte es von mir. Die Situation war total verklemmt. Seit Monaten gingen wir zusammen. Wir mochten uns. Wir waren ganz einfach verliebt. Mit Küssen haben wir angefangen. Dann hat er ab und zu meine Brüste gestreichelt und geküßt, und ich habe seinen steifen Schwanz in der Hose gerieben. Und dann kam es so weit, daß wir uns gegenseitig befriedigt haben. Ich habe auch schon mal seinen Schwanz in den Mund genommen. Gerade eben im Kino noch hatten wir wieder unter meinem Regenmantel Petting gemacht, und nun standen wir vor dem großen Augenblick: das ‹erste Mal›. Wir waren uns plötzlich fremd.*

*Was soll ich sagen? Zunächst lief überhaupt nichts. Er bekam keinen hoch, und ich war auch nicht gerade bester Laune. Wir versuchten es mit Ablenkung und legten eine Platte auf. Das heißt, ich legte sie auf, ohne die Lärmempfindlichkeit der Wohnung zu kennen. Sozialbau. Als es fast gleichzeitig von oben und unten klopfte, wurde meine Stimmung nicht gerade besser. Zum Glück wachte der Kleine nebenan nicht auf.* **Noch zwei Stunden.**

*Dann ging alles Schlag auf Schlag. Wir hörten Musik und schmusten rum. Ich war aber irgendwie weit weg. Angst hatte ich keine. Seit einem Monat nahm ich die ‹Pille›. Das hatten wir so beschlossen. Er wäre auch bereit gewesen, Pariser zu nehmen, aber wir haben uns dann gemeinsam für die ‹Pille› entschieden. Es gab also keinen Grund, Angst vor einer Schwangerschaft zu haben.*

*Wahrscheinlich fühlte ich mich einfach unwohl in der fremden Wohnung mit dem kleinen Bruder im Nebenzimmer, hellhörigen Nachbarn und einem Ohr an der Wohnungstür. Seine Eltern hätten ja früher zurückkommen können.*

*Jedenfalls spürte ich, daß er plötzlich einen stehen hatte. Schon hob er sich auf mich drauf. Es wurde ein ziemliches Gemurkse, weil er sein Glied einfach nicht reinbrachte. Ob ich zu eng bin, dachte ich, oder ob ich mich aus irgendwelchen Gründen sperre?*

*Als er es geschafft hatte, legte er los. Mit dem Ergebnis, daß er gleich wieder rausrutschte. Beim nächsten Versuch klappte es besser. Kaum war er drin, fing er auch schon an zu stöhnen. Dann war auch schon alles vorbei.* **Noch eine Stunde.** *‹Das soll es also gewesen sein?› Wie viele Mädchen mögen in einem solchen Augenblick genau das gedacht haben, habe ich gedacht.*

*Es wäre falsch zu glauben, er sei brutal und rücksichtslos. Ihm war es furchtbar unangenehm. Ich hatte nur einfach nichts davon. ‹Dann eben das nächste Mal›, dachte ich.*

*Noch beim Aufräumen entschuldigte er sich. Zum Schluß war es so, daß ich ihn trösten mußte. ‹Laß es uns gleich noch mal versuchen›, schlug er, bereits in Klamotten, vor. Aber ich wollte keine Probleme mit seinen Eltern. Die Zeit war um.»*

Kai-Uwe hat zu diesem Thema nichts beizutragen. Weil, er hat noch nie…

Ulrikes Vermutung, daß es schon vielen Mädchen vor ihr so erging wie ihr damals, ist berechtigt. Immerhin wußte Ulrike, daß sie was versäumt und *was* sie versäumt hatte: einen Orgasmus. Auch ihr Freund wußte das. Sie hatten bereits Petting bis zum Orgasmus gemacht, und er wußte auch, daß sie sich – wie er auch – selbst befriedigt.

Manche Jungen sind beim «ersten Mal» so erregt, daß es ihnen bei der geringsten Berührung ihres Gliedes mit dem weiblichen Geschlechtsteil kommt. Mit steigender Erfahrung lernen jedoch die meisten und ziemlich schnell, den Orgasmus zu steuern und einen vorzeitigen Erguß zu vermeiden.

«Techniken» für das erste Mal kann man kaum empfehlen. Schon weil die körperlichen Voraussetzungen der Menschen zu unterschiedlich sind. Mann und Frau passen nicht zusammen wie ein Schuko-Stecker-System nach DIN. Eine Möse ist eng, die andere weit, ein Schwanz ist lang, der andere breit. In welcher Lage oder Stellung man das erste Kopplungsmanöver vollzieht, muß man ausprobieren. Wichtiger als «Techniken» und körperliche Voraussetzungen sind die Umstände beim ersten Geschlechtsverkehr und beim Bumsen überhaupt. Die Umstände, unter denen Ulrike den ersten Geschlechtsverkehr erlebte, waren ungünstig und typisch zugleich für einen erheblichen Teil von Jungen und Mädchen.

**Möse w. Möslein;** Blume. Besondere Verbreitung im deutschen Sprachraum. Bekannte Arten: Heidemöslein, Moosröslein. Ursprünglich Bezeichnung für weibliches Geschlechtsteil (→ Genital). Durch Überlieferung Veränderung des Sprachgebrauchs.

Beispiel (falsch): «*Sah ein Knab ein Röslein stehn. Röslein auf der Heide.*» Nachdichtung J. W. v. Goethe (* 1749, † 1832, dt. Dichter) Beispiel (richtig): «*Sah ein Knab ein Möslein scheen* (mittelhochdt. für **schön**). *'s Möslein von der Heide.*» (altdt. Volksweise).

«Es wäre längst gelaufen», sagt auch Kai-Uwe, «wenn wir auch nur einen blassen Schimmer hätten, *wo* wir es treiben könnten.»

Viele Jugendliche müssen ihr Zimmer mit Bruder oder Schwester teilen. Selbst wenn sie ein eigenes Zimmer haben sollten, so fühlen sie sich doch beobachtet und eingeschränkt durch Eltern und Geschwister. Auch großzügige Eltern und Geschwister, die nicht nerven, sind in dieser Situation zuviel. Die simple Tatsache, daß sie auf engem Raum und in unmittelbarer Nähe einfach da sind, ist bereits zuviel. Kein Wunder also, wenn die meisten Jugendlichen ihre ersten sexuellen Erfahrungen auf Reisen machen, im Urlaub oder bei Wochenendausflügen, fern von Tisch und Bett des Elternhauses.

Heimlichkeit und Zeitdruck, Angst und Hektik töten alle Lust. Sie lassen einem keine Möglichkeit, aufeinander einzugehen, in Ruhe und ohne Druck auszuprobieren, was Spaß macht.

**«Stimmt es denn, daß Mädchen länger brauchen als Jungen, um zum Orgasmus zu kommen?»**

Frauen brauchen längere Zeit und einen Zustand von Ruhe und Gelassenheit, um sich auf einen Sexualpartner oder -partnerin einzustellen. Entsprechend langsam entwickelt sich ihre sexuelle Erregung. Doch ist das kein körperlicher «Mangel» oder eine Unfähigkeit. Jede Frau, die es sich selbst macht, kann bestimmen, wann sie kommen will. Sie kann es verzögern oder beschleunigen. Sie hat es in der Hand. Ihre «Einstellungsschwierigkeiten» beim Geschlechtsverkehr sind also psychisch bedingt. Ein Mann, der auf die Bedürfnisse einer Frau eingehen will, wird sein Verhalten entsprechend einrichten. Andernfalls muß er, je älter und erfahrener er ist, sich sagen lassen, er sei egoistisch und rücksichtslos. Jeder Mann sollte sich zunächst einmal von der Vorstellung lösen, daß man bei erster bester Gelegenheit seinen Schwanz reinstecken muß, als warte jede Frau nur darauf. Das ist nur eine Möglichkeit in der Vielfalt sexueller Beziehungen. Lange vorher können Hände, Mund, Finger und Zunge eine Frau derart erregen, daß sie den Augenblick, in dem sie das Glied in sich spürt, als eine weitere Steigerung ihrer Lust empfindet. Ohne Schwierigkeiten wird sie zum Orgasmus kommen, gemeinsam mit dem Mann, vor ihm oder nach ihm.

**Orgasmus.** (Befehlsform von orgasmüssen). 1. Lustvolles **sexuelles Erlebnis.** Siehe auch: *Höhepunkt.* 2. **Siegerprämie** bei einem sportlichen Wettbewerb. Siehe auch: *Bodenturnen*, Leitspruch: «Ein Orgasmuß muß sein!» 3. **Nahrungsmittel.** Unter Zugabe von Zucker breiförmig zerkochte Früchte: **Pflaumenmus, Zwetschgenmus, Apfelmus, Orgasmus usw.** Aber: *Bananenmüsli*

Vor ihm oder nach ihm; vor ihr oder nach ihr!
Jeder Frischling sollte wissen, daß es besonders am Anfang äußerst selten vorkommt, gleichzeitig einen Orgasmus zu haben. Erst wenn man einigermaßen erfahren ist, wenn man sich kennt, oben und unten, wenn man sich nicht unter den Zwang eines gleichzeitigen Orgasmus stellt, gleichen sich Lust, Erregung und Orgasmus immer mehr aneinander an. Entscheidend ist aber einzig, ob man wirklich will, daß der jeweils andere oder die jeweils andere auch die Lust des Höhepunkts erfährt.
Dann werden auch die ungleichzeitigen Orgasmen eine Beziehung nicht trüben, ja, es wird schließlich gleichgültig, ob man gemeinsam oder nacheinander zum Orgasmus kommt.

**«Ein klares Wort bitte,
am besten eine Zahl bzw. eine Altersangabe:
Ab wann darf man?»**

In diesem Buch werdet ihr weder eine Altersangabe finden, *ab wann* ihr dürft, noch *bis wann* man es euch verbieten sollte. Der Blick ins statistische Jahrbuch oder die Tabellen von sexualwissenschaftlichen Untersuchungen führt auch nicht näher an die Beantwortung der Frage: Ab wann *darf* (*sollte, muß*) man den ersten Geschlechtsverkehr haben bzw. gehabt haben? Solche statistischen Zahlen wären höchstens geeignet, die Fehleinschätzungen derjenigen zu korrigieren, die glauben, man könne durch Verbote und Kontrolle den Geschlechtsverkehr von Jugendlichen verhindern. Aber Leute, die ihre Erziehung auf Verboten aufbauen, waren durch Zahlen noch nie zu beeindrucken. Und wenn man ihnen beispielsweise vorhält, daß rund ein Drittel aller Mädchen und aller Jungen im Alter von 16 Jahren bereits einmal Geschlechtsverkehr gehabt haben, dann werden Verbotserzieher das nur als Beweis dafür ansehen, daß man Verbote deutlicher aussprechen und höhere Strafen ansetzen muß. Dazu kommt dann noch das übliche Gelabere vom allgemeinen Sittenverfall, der Verderbtheit der heutigen Jugend und dem Untergang des Abendlandes.

## Das zweite Mal

Das zweite Mal ist wie das erste Mal, nur daß man das erste Mal schon hinter sich hat.

Viel wichtiger ist die Frage, was solche Zahlen euch bringen, die ihr im Augenblick überlegt, ob ihr mit eurem Freund oder eurer Freundin am Geschlechtsverkehr teilnehmen sollt. Allgemeine Verkehrsregeln sind aus solchen Zahlen nicht abzuleiten. Auch nicht für Eltern, die auf statistische Zahlen pfeifen und ernsthaft wissen wollen, wie man sich verhält, wenn eines Tages das unvermeidliche Ereignis eintritt, daß Tochter oder Sohn ihr Liebesleben ins «Kinderzimmer» verlegen wollen. Das setzt allerdings voraus,

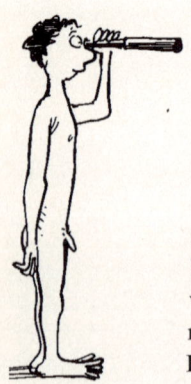

WENN
PIMMEL SICH
UND MÖSE
LABEN...

daß man überhaupt ein eigenes Zimmer hat bzw. sich mit seinen Geschwistern einigt für eine Nacht oder auch zwei. Viele Eltern sind geradezu geschockt, wenn sie zum ersten Mal das ausgesprochen hören, was sie sich in den meisten Fällen hätten denken können: Sohn oder Tochter haben Geschlechtsverkehr. Einsichtigen Eltern wird sofort klar, daß sie nun nichts mehr verhindern können. Sie können nur Einfluß darauf nehmen, unter welchen Umständen die Kinder ihre ersten sexuellen Erfahrungen mit einem Partner oder einer Partnerin machen. Meistens – so jedenfalls habe ich beobachtet – haben Mädchen und Jungen, die ihren Partner auch über Nacht mit nach Hause bringen wollen, längst (un-)regelmäßige sexuelle Beziehungen. Sie sind es einfach leid, sich auf eine feuchte Wiese zu legen, in modrigen Hausfluren rumzustehen oder sich auf den Rücksitz eines Autos zu quetschen.

Und nun wollen Sohn oder Tochter das Kinderbett mit einer Freundin oder mit einem Freund teilen.

Die meisten Eltern, die sich in einer derartigen Entscheidungssituation zu verrenken beginnen, haben echt Probleme. Ihr macht es euch zu einfach, wenn ihr euch selbst oder gegenseitig einredet, die seien nur neidisch und gönnten euch nichts.

**Ulrike:** *«Als es bei mir so richtig losging mit Jungens, waren meine Eltern wie verändert. Sie ließen sich alles mögliche einfallen, um mir den Spaß zu verderben. So jedenfalls habe ich das empfunden damals. Mein Vater hat auf seine Verantwortung gepocht. Schließlich sei mein Leben versaut, wenn ich als 15jährige schwanger würde. Natürlich hatte er recht mit diesem Argument. Und doch war es vorgeschoben, denn er hätte mir ja nur die entsprechenden Aufklärungsbücher besorgen müssen. Dann hätten weder er noch ich einen Grund gehabt, sich vor den Folgen zu fürchten. Ich habe mich dann selbst um die nötigen Informationen gekümmert. Als ich ihm sagte, daß ich Bescheid wisse, fing er an, nach anderen Argumenten zu suchen.»*

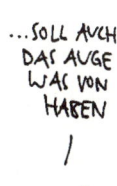

...SOLL AUCH DAS AUGE WAS VON HABEN

**Kai-Uwe:** *«Ich habe bis heute nicht rausgefunden, warum meine Mutter nicht will, daß ich ein Mädchen nach Hause bringe, das auch über Nacht bleiben darf. Meine Mutter ist da stur. Sie wolle es nicht und damit basta. Im übrigen, die Nachbarn... Einmal hat sie auch gesagt, daß ich mir meine Zukunft kaputtmachen würde, wenn ich in meinem Alter schon Vater werden würde.»*

Selbstverständlich kann nur Verantwortung übernehmen, wer dazu erzogen wird.

Kenntnisse über die Beschaffung und Anwendung von Verhütungsmitteln sind zweifellos Teil der Verantwortung, die Jugendliche gegenüber ihren Sexualpartnern übernehmen müssen. Man kann sich nicht darauf verlassen, daß der oder die andere vorsorgt. Diese Kenntnisse zu vermitteln gehört aber auch zur Verantwortung der Eltern; immer unter der Voraussetzung, daß sie selbst über die nötigen Kenntnisse verfügen. Wenn man als Vater oder Mutter rechtzeitig Sohn oder Tochter über die Benutzung und Beschaffung von Verhütungsmitteln aufklärt, nimmt man sich selbst und den Kindern die Angst vor den negativen Folgen des Geschlechtsverkehrs.

Oft versuchen konservative Eltern und Vertreter reaktionärer Elternorganisationen, Aufklärung über Verhütungsmittel zu verhindern. Sie setzen die Unterweisung in der Anwendung von Verhütungsmitteln gleich mit der Aufforderung zum Geschlechtsverkehr. Verantwortung schieben sie nur vor, um die sexuelle Betätigung ihrer Kinder zu verhindern. Dabei jonglieren sie mit einem gefährlichen Angstargument. Man muß Angst verbreiten und die Verängstigten in Unwissenheit lassen. Das ist das Rezept. Gefährlich deshalb, weil die allgemein verbreitete Unkenntnis über Beschaffung und Anwendung von Verhütungsmitteln Jugendliche nicht daran hindert, es miteinander zu treiben. Gerade mal die Hälfte aller Jugendlichen benutzt beim ersten Geschlechtsverkehr Verhütungsmittel. Verhindern können solche Eltern nichts. Was sie können, ist, einem Mädchen oder Jungen gründlich die Lust vermiesen.

**Ulrike:** «*Vielleicht ist es einfach nur das Wort Verantwortung, das mich so wütend gemacht hat. Wenn Erwachsene von ihrer Verantwortung reden, heißt das oft nur: Ende der Diskussion.*
*Mein Vater ist beispielsweise auf alle Fragen, die ich als Kind hatte, eingegangen. Oder sagen wir mal so: Er hat es versucht und sich Mühe gegeben. Auch später, als ich anfing, meinen eigenen Kopf zu haben, konnte man sich mit ihm auseinandersetzen. Es kam zwar zu Reibereien, aber er ist nie ausgewichen. Und jetzt plötzlich kommt er mit formalen Argumenten. Er hat tatsächlich mal zu mir gesagt, wenn*

ich volljährig sei, dann könne man das Thema neu diskutieren. Es ging darum, ob mein Freund über Nacht bleiben dürfe. Da kam mein Vater mit Volljährigkeit! Wie soll man das erklären? frage ich. Vor einigen Jahren hätte ich dann bis zum 21. Geburtstag warten müssen. Als ich das sagte, mußte er zugeben, daß er sich ein blödes Argument hatte einfallen lassen. An seiner Entscheidung hat sich aber nichts geändert. Es hätte nur noch gefehlt, daß er mit dem Spruch gekommen wäre: ‹Solange du deine Füße noch unter meinen Tisch streckst usw.› Man kennt das.»

KEIN SCHWANZ IST SO HART WIE'S LEBEN

Auffallend in dieser Situation ist die Widersprüchlichkeit im Verhalten der Eltern. Da wird der längst abgeschaffte Kuppeleiparagraph herangezogen, so als dürfe man in der Wohnung nicht jeden Besuch haben, den man haben will. Und wer von den Nachbarn, wenn die tatsächlich auf der Lauer liegen sollten, kann schon wissen, was hinter der Wohnungstür vor sich geht und wie die Bettplätze verteilt sind? Und warum sind Eltern so auf die Nacht fixiert? Das Zeitargument ist unglaubwürdig. Manchmal scheint es, als haben Eltern Angst vor der Nacht.

**Kai-Uwe:** «Das habe ich bei meinem Bruder miterlebt. Der mußte seine Freundin immer um Punkt 22 Uhr nach Hause schicken. Da kannte meine Mutter nichts. Um 10 Uhr nachts stand sie an der Tür, jedesmal mit einem anderen Spruch. Mal war's die Abfahrtszeit des Busses, mal war es der anstrengende Tag, der bevorstand, und manchmal sagte sie auch ganz direkt, daß es jetzt ‹an der Zeit› sei. Am Samstag aber, wenn bei meinem Bruder der Teufel los war – ich saß meistens vor der Glotze im Nachbarzimmer –, sagte sie nichts. Das hat mein Bruder schon nicht verstanden, und ich werde es auch nicht verstehen.»

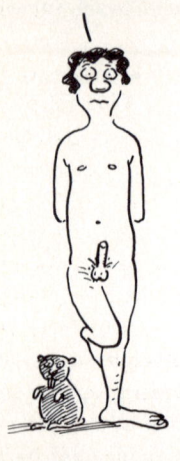

SELBST DER ZAHN DER BISAMRATTE IST WEICHER ALS DIE MORGENLATTE

Erstaunlich ist nur, wie leicht und durchsichtig die Ausreden der Eltern oft sind. Und doch beißt man auf Granit, wenn man sie zu entkräften sucht. Bis man schließlich merkt, daß es keine Gegenargumente gibt, denn die meisten Eltern sind entschlossen, sich in dieser Frage durchzusetzen. Sie wissen, daß sie Ausreden gebrauchen, sie wollen keine Auseinandersetzungen, sie dulden keinen Widerspruch, und sie nehmen Mißstimmungen, Ärger und Wut ihrer Kinder in Kauf. Das muß einen Grund haben, der mehr wiegt als das Argument von der Verantwortung.

Es gibt einen Grund, den die meisten Eltern selbst nicht kennen beziehungsweise sich nicht eingestehen wollen. Der Wunsch ihres Kindes nach sexuellen Beziehungen signalisiert, daß die Kinder selbständig werden. Aus Angst, das Kind zu verlieren, auf seine ständige Nähe verzichten zu müssen, versuchen viele Eltern, bewußt oder unbewußt den Zeitpunkt der Lösung vom Elternhaus hinauszuschieben. Am liebsten wäre ihnen, die Kinder blieben Kinder. Wer – ist er oder sie erst einmal älter als vierzehn – seinen Freund oder seine Freundin über Nacht bei sich haben will, ist kein Kind mehr. Vor dieser Einsicht haben viele Eltern Angst. Wenn man trotz aller Widerstände versuchen will, Vater oder Mutter umzustimmen oder zu überzeugen, kann es hilfreich sein, von ihren Beweggründen etwas zu wissen. Nicht nur ihr macht eure Erfahrungen. Auch eure Eltern müssen sich erst mit der neuen Situation auseinandersetzen. Damit ist aber noch nicht für euch selbst beantwortet, wann ihr das erste Mal Geschlechtsverkehr haben dürft. Daß ihr könnt, wißt ihr. Entweder weil ihr gehört oder gelesen habt, daß mit der Geschlechtsreife auch der Geschlechtsverkehr «technisch» möglich ist, oder ganz einfach spürt, daß man könnte, weil man möchte.

Das Argument von der Verantwortung hat tatsächlich, wenn auch anders als in der Bedeutung eines Rechtsverhältnisses, alles für sich. Verantwortung für andere und für sich zu übernehmen bedeutet, sich um die möglichen Folgen des Geschlechtsverkehrs zu kümmern und entsprechende Vorsichtsmaßnahmen zu treffen. Verantwortung heißt aber auch, auf die Wünsche und Bedürfnisse anderer einzugehen. *Wollen* wirklich beide Geschlechtsverkehr? Läßt man dem oder der anderen wirklich die freie Entscheidungsmöglichkeit, oder versucht man es mit faulen Tricks, mit miesen Erpressungen oder offenen Drohungen. «Wenn du nicht endlich mit mir schläfst, dann mach ich Schluß. Die andern machen es schließlich auch alle. Warum machst ausgerechnet du so ein Theater?» Das ist ein so fauler Trick, verbunden mit Drohung und Erpressung. Was scheren euch bei dieser Entscheidung «die andern»? Ihr müßt miteinander klarkommen! Ihr müßt euch zusammensetzen und mit euch auseinandersetzen und nicht mit «den andern». Und nun macht einen Vorschlag, ab wann ihr glaubt, daß diese Voraussetzungen gegeben sind. Ich bin dazu nicht fähig. Mir sind Vierzehnjährige begegnet, die in der Lage waren, in einem anderen oder einer anderen den Menschen mit eigenen Wünschen und Bedürfnissen zu sehen und darauf einzugehen. Und mir sind Dreißigjährige begegnet, die nicht in der Lage sind, in einem Mädchen oder einem Jungen, einem Mann oder einer Frau einen gleichberechtigten Partner zu sehen. Wollte man wirklich eine Altersgrenze festlegen, dann müßte diesen Dreißigjährigen der Geschlechtsverkehr verboten werden.

**Das dritte Mal**

Beim dritten Mal weiß man meistens nicht, ob es schon das vierte oder erst das zweite Mal ist.

**Ulrike:** «*Im Urlaub hab ich einen Typen kennengelernt, der wollte mir im Bett erklären, wo's langgeht. Ich fand das mehr komisch als ärgerlich. Dabei will ich nicht so tun, als hätte ich haufenweise Erfahrungen mit Typen. Wir hatten günstige Bedingungen. Den ganzen Tag lagen wir in der Sonne rum. Jeder hatte ein eigenes Zimmer im gleichen Hotel. Kein Streß, kein Druck. Trotzdem legte er ein Tempo vor, als ginge es darum, eine Meisterschaft zu gewinnen. Das Problem war nur, daß ich ihm nicht sagen konnte, daß er sich Zeit lassen solle. Wir*

haben englisch miteinander gesprochen, und mein Englisch reicht gerade, um Essen zu bestellen, wobei ich auch dann noch keine Garantie dafür übernehmen möchte, daß der Ober nicht Zahnstocher mit Pfeffer und Salz serviert. Ich mußte dem Typen also zeigen, was ich wollte. Ich dachte, wenn ich ihn an bestimmten Stellen küsse und streichle, daß er dann mich an den entsprechenden Stellen streicheln und küsse würde. War aber nichts. Also habe ich seine Hand genommen und sie an meine Möse geführt. War auch nichts. Er schien nur

*eines im Sinn zu haben. Sich auf mich zu schwingen und mich zuzu-*
*reiten. Irgendwann hat's mir dann gereicht. Für mich ist der Ge-*
*schlechtsverkehr keine Jagd nach dem Orgasmus. Aber einmal*
*kommt der Punkt, wo ich auch was davon haben will. Ich hab einen*
*Wutanfall bekommen und ihn wüst beschimpft. Auf deutsch. Das war*
*natürlich nicht fair, geb ich zu! Er hat zurückgeschimpft. Auf eng-*
*lisch. Ich habe kaum was verstanden, nur daß* frigid *und* cold *vorka-*
*men. Kalt und frigide, soweit reichte mein Englisch. Das kann man*
*auch von Männern hören, die deutsch sprechen. Aber ich fand es ko-*
*misch. Ich weiß, daß manches Mädchen an solchen Vorwürfen aus-*
*flippt. Ich mußte nur lachen! Was sollte der Blödsinn? Ich wußte, was*
*ein Orgasmus ist. Ich wußte es vom Geschlechtsverkehr mit einem*
*Mann, ich wußte es von der Selbstbefriedigung, und ich wußte es von*
*einer Beziehung, die ich mit einer Frau laufen hatte. Aber das ist eine*
*andere Geschichte!»*

Es hängt vom Selbstbewußtsein einer Frau ab und den Erfahrungen,
die sie hat oder nicht hat, ob sie eine Situation, wie sie Ulrike erlebte,
zum Lachen oder zum Heulen findet. Man solle den Geschlechtsverkehr nicht in eine Jagd auf Orgasmen ausarten lassen, sagt Ulrike. Das
kann besonders dann anstrengend werden, wenn irgendwann mal eine
sexuelle Flaute war und man dann versucht, den großen Sturm zu ent-
fachen, wenn man sich also unter einen Orgasmuszwang setzt. Lust
schlägt so leicht in Unlust, Bumsen in Arbeit um. Da gibt's nur eines:
Abkühlen. Für Freunde des Skats: *Nichts überreizen!* Für Freunde des
Boxsports: *Weg vom Mann und neu aufbauen!* Für alle anderen: *Mach
mal Pause!*
Die umstandslose Art, mit der manche Männer zur Sache gehen, ist für
Frauen nicht nur unbefriedigend, sondern oft auch noch schmerzhaft.
Ist eine Frau erregt, dann scheidet ihre Möse eine Gleitflüssigkeit aus,
die auch den Scheideneingang befeuchtet. Auf der Eichel des Mannes
bildet sich ebenfalls im Zustand der Erregung eine gleitfähige Flüssig-
keit. Wo Reibung entsteht, muß geschmiert werden. Das weiß jeder
Mechaniker und jede Mechanikerin.
Schon deshalb braucht der eigentliche Geschlechtsverkehr – wenn man
darunter die Vereinigung von Scheide und Glied versteht – eine Vorbe-

reitungszeit. In dieser Erregungsphase bildet sich ganz automatisch die nötige Gleitflüssigkeit für einen reibungslosen Geschlechtsverkehr. Benutzt der Mann einen Pariser, dann bleibt seine Gleitflüssigkeit im Innern des Gummis. Deshalb sind die meisten Pariser (Präservative) bereits beim Kauf mit einer Gleitflüssigkeit bestrichen. Sollte die nicht ausreichen, dann kann man mit einer wasserlöslichen Gleitcreme oder mit Spucke nachhelfen. Meistens aber reicht die Gleitflüssigkeit der Frau allein aus, um einen reibungslosen Verkehr möglich zu machen.

**Ulrike:** *«Als ich in der Pubertät war, konnte ich mit meiner Mutter nicht über sexuelle Dinge reden. Als ich dann älter wurde, habe ich von mir aus angefangen, über meine Erfahrungen zu sprechen. Auch über die sexuellen.*

 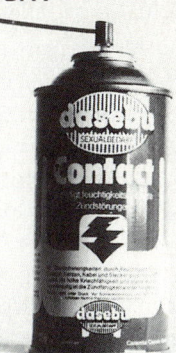

*Anfänglich schien es meiner Mutter unangenehm zu sein, aber so nach und nach begann sie auch, über ihre Erfahrungen zu sprechen. Das hat mich umgehauen. Ich konnte mir überhaupt nicht vorstellen, daß bei meinen Eltern sexuell noch was lief. Beide sind Mitte Vierzig, und für mich waren sie in dem Alter sexuell überm Berg. Und jetzt erzählt meine Mutter, daß sie es mit dem Alten noch ziemlich regelmäßig macht. Besonders in den Ferien.*

*Ich hatte von so vielen Frauen gehört, die es im Alter meiner Mutter als unangenehm empfanden – oder angeblich als unangenehm empfanden –, auch nur an Sexuelles erinnert zu werden, daß ich glaubte, bei meiner Mutter sei es genauso. Meine Mutter sagt sogar, von ihr aus könne noch mehr laufen zwischen ihr und Vater. Aber der sei abends einfach zu sehr geschlaucht und mit dem Kopf immer noch bei der Arbeit. Bei denen wird im Bürobereich rationalisiert, und Vater macht oft Überstunden, weil er hofft, so seinen Arbeitsplatz zu erhalten. Zu Hause ist dann oft das große Generve, und Mutter hat schon mal gesagt: ‹Zum Schluß ist dein Arbeitsplatz doch weg und unsere Ehe ruiniert›.»*

Erst sind die Eltern geschockt, wenn sie rausfinden, daß Tochter oder Sohn sexuelle Beziehungen haben, und dann sind die geschockt, wenn sie merken, daß zwischen den Eltern sexuell «noch» was läuft. Zwei klassische Vorurteile im Verhältnis der Generationen. Die Alten halten die Jungen für noch nicht reif und die Jungen die Alten für überreif.

Das Vorurteil gegenüber den Älteren und Alten hat eine lange Geschichte. Noch vor einer Generation galt es für Frauen um die Fünfzig als unschicklich, sexuelle Beziehungen zu haben. Auf jeden Fall sprach man nicht darüber. Darauf sind viele Frauen selbst reingefallen. Auch unter Frauen kann man die Auffassung hören, ab fünfzig sei eine Frau «ausgetrocknet», da ginge nichts mehr.

Im Alter – das gilt für Frauen wie Männer, für diese allerdings mehr – verlangsamt sich lediglich die sexuelle Erregbarkeit. Es bedarf größerer Anreize als in jungen Jahren, wo einen schon ein Illustriertenfoto oder ein Poster in helle Erregung versetzen konnte.

Der Wunsch nach sexueller Befriedigung tritt im Alter weniger häufig auf, aber er ist nach wie vor vorhanden.

Und sollte tatsächlich, was vorkommt, eine ältere Frau nicht so leicht feucht werden wie früher, dann können Cremes diesen Mangel leicht ausgleichen.

**Kai-Uwe:** *«Daß ‹Schlappschwanz› nicht gerade ein Kosename ist, habe ich schon als kleiner Junge geschnallt. Zu mir hat's noch keiner gesagt. Aber ich habe schon gehört, wie ein Mädchen zu einem Freund gesagt hat ‹Du Schlappschwanz›. Der war nicht gerade glücklich.*

*Und umgekehrt: Ich muß zugeben, daß ich auch schon mal, wenn ich sauer war auf eine Frau, weil sie nicht so wollte wie ich, ‹kalter Fisch› oder so was ähnliches gesagt habe. Potenzprobleme habe ich nun wirklich nicht. Eher das Gegenteil. Von meinem Bruder weiß ich, daß es so was auch bei jungen Typen gibt. Mein Bruder arbeitet als Bauschreiner auf Großbaustellen. Auch im Ausland. Er ist viel unterwegs und oft wochenlang von zu Hause weg. Ich hab ihn mal gefragt, wie er das macht. Hier hat er eine Freundin. Aber was hat er davon, wenn er monatelang in der Wüste rumhängt und nicht zum Schuß kommt?*

*Es sei schlimmer als früher, wo er noch das Zimmer mit mir teilen mußte. Jetzt liegt er mit fünf Mann auf einer Bude. Er könne sich nicht mal einen runterholen. Entsprechend ausgehungert sei er dann, wenn er ‹Landurlaub› hat. Da sei es schon passiert, daß er keinen hochbekam oder, öfter noch, daß er Voll-Rohr sofort abgespritzt hat, bevor seine Freundin auch nur ‹pieps› sagen konnte. Sie war jedesmal unheimlich sauer. Anfangs jedenfalls, dann haben sie darüber gesprochen. Jetzt nehmen sie sich wahnsinnig viel Zeit, und wenn ihm trotzdem einer vorzeitig abgeht, dann gibt's keinen Aufstand mehr.»*

Solche vorübergehenden sexuellen Störungen erlebt fast jeder Mann irgendwann in seinem Leben. Er kriegt keinen hoch, oder es geht ihm vorschnell einer ab, oder er kriegt einen hoch, kann aber nicht zum Orgasmus kommen, oder es passiert überhaupt nichts, absolute Bocklosigkeit.

Potenzstörungen haben an sich nichts mit dem Alter zu tun. Jeder Mann ist zeit seines Lebens sexuell erregbar und zum Geschlechtsverkehr mit einer Frau oder einem Mann fähig. Wenn trotzdem mit steigendem Alter häufiger Potenzstörungen auftreten, dann deshalb, weil die *Ursachen* für Potenzstörungen zunehmen. Die liegen aber nicht im Sexuellen. Sexuelle Störungen sind – von Ausnahmen abgesehen – keine körperlichen Erkrankungen wie ein entzündeter Blinddarm oder ein gebrochener Arm.

Kai-Uwe hat einige äußere Ursachen genannt: lange erzwungene sexuelle Enthaltsamkeit und die Scheu, über Sexuelles zu sprechen.

Viele Männer wollen einfach nicht anerkennen, daß sich mit steigendem Alter die sexuelle Erregbarkeit verlangsamt. Sie geraten in Panik, wenn es nicht mehr so flutscht wie früher, als sie jung waren.

Eine der wichtigsten Voraussetzungen für lustvolle und befriedigende sexuelle Beziehungen ist *Zeit* und die von ihr ausgehende Ruhe, um aufeinander eingehen zu können. Zeit wird vom Produktionsprozeß vorgegeben und reguliert. Ganze Berufsgruppen leben am Rande oder gegen die Zeit: Schichtarbeiter, Montagearbeiter und Pendler beispielsweise. Wenn ein ausgeruhter auf einen von Arbeit erschöpften und ausgelaugten Partner trifft, dann braucht es Zeit, um die Bedürfnisse in Einklang zu bringen. Oft reicht sie nicht. Ebenfalls vom Rhyth-

mus des Arbeitsprozesses geprägte Wochenendbeziehungen bringen ihre eigenen Probleme. Es ist nicht nur sexueller Heißhunger, sondern es sind zwei verschiedenartige Erfahrungswelten, die aufeinanderprallen. Was weiß man vom anderen, den oder die man tagelang nicht gesehen hat? Gab es Ärger auf der Arbeit? Knatsch mit Kollegen? Streit mit Nachbarn? Sorgen um Familienangehörige? Schlechte Schulnoten? Eine versaute Prüfung? Geldprobleme? Krankheit? Angst? Das alles läßt sich nicht mit einem Schnellfick zudecken. Da wollen Erfahrungen erst ausgetauscht, Ängste abgebaut und Wünsche zusammengebracht werden.

All das sind Belastungen auch des Alters und Ursachen für sexuelle Unlust. **Es gibt keine Altersimpotenz**, die sich zwangsläufig mit der Zahl der Jahre einstellt. Unlust und sexuelle Störungen können beseitigt werden, wenn ihre *Ursachen* beseitigt sind oder zumindest ihre Wirkungen gemildert werden.

Dabei sollte man nicht in den Fehler verfallen, sich gegenseitig unter einen Orgasmus-Druck zu setzen. Mancher Mann neigt dazu, von einer Frau den Orgasmus zu verlangen, weil er im Orgasmus der Frau die Bestätigung seiner Potenz sieht. Viele Frauen fühlen sich durch solche Erwartungen derartig unter Druck gesetzt, daß sie sich psychisch verkrampfen und nicht zum Orgasmus kommen können. Noch immer leidet ein großer Teil der Frauen unter Orgasmusschwierigkeiten. Manche Frau hat nie in ihrem Leben einen Orgasmus, nicht zuletzt, weil die Männer, mit denen sie sexuelle Beziehungen hat, nicht bereit sind, gemeinsam mit ihrer Partnerin herauszufinden, wie sie anders als durch

den Schwanz sexuell erregt werden kann. Im übrigen sollten alle Männer eines wissen, die alten wie die jungen: Nach dem Geschlechtsverkehr schlafft jeder Schwanz ab. Früher oder später. Merkt euch die Fliegerweisheit: «Runter kommt er immer.»

In den letzten Jahren ist viel über sexuelle Störungen gesprochen und geschrieben worden. Kann man daraus schließen, daß heute, im Vergleich zu früher, mehr Menschen unter sexuellen Störungen leiden? Darauf gibt es keine klare Antwort. Sicher ist nur, daß immer mehr Menschen sexuelle Beziehungen als eine wichtige, unverzichtbare Lebenserfahrung betrachten.

«Sexuelles Versagen» wird oft so leidvoll erlebt, daß die betroffenen Frauen und Männer Sexualberatungsstellen aufsuchen. In den Gesprächen mit Ratsuchenden stellen Ärzte und Sexualberater oft fest, daß frühkindliche Erlebnisse und Erfahrungen die Einstellung zum Sexuellen so negativ beeinflussen, daß man sie später nur unter Schwierigkeiten verändern kann. Viele Menschen mit sexuellen Störungen fühlen sich minderwertig oder gar krank.

Unbestreitbar ist, daß die *Einstellung* zum Sexuellen das Sexual*verhalten* beeinflußt. Wer sich aber dem allgemeinen sexuellen Leistungszwang nicht aussetzt und sich nicht potenzprotzerischen Vergleichen ausliefert, wird in der Lage sein, vorübergehenden sexuellen Störungen mit der nötigen Lässigkeit zu begegnen und zur Tagesordnung überzugehen: *Morgen ist auch noch ein Tag.*


Es gibt *das sichere* Verhütungsmittel, und trotzdem ist das «ideale» Verhütungsmittel noch nicht erfunden. Dabei schien vor mehr als zwei Jahrzehnten der Durchbruch geschafft, als mit Einführung «der Pille» die Verhütungsmittelfrage angeblich ein für allemal gelöst war. Doch schon bald begann eine nicht unerhebliche Gruppe von Frauen die Frage nach dem Preis *dieser* Sicherheit zu stellen. So entstand eine merkwürdige und zwielichtige Situation. Pillengegner gab es von Anfang an. Die katholische Kirche verbreitet die Lehre, daß die Anti-Baby-Pille gegen die moralischen Gesetze der Kirche verstoße. Besonders in ländlich-katholischen Gegenden Europas und den USA sowie

in Lateinamerika und anderen Ländern der sogenannten Dritten Welt üben diese Auffassung des Vatikans und die mit ihr verbundenen moralischen Drohungen großen Einfluß auf Frauen und Mädchen aus. Die Gesundheit der Frauen spielt bei diesen Warnungen vor «der Pille» keine Rolle. Es geht um religiöse Gebote und die Anmaßung der Kirchenmacht, sich in das Leben von Frauen und das Schicksal von Kindern einzumischen. Unglück, Leiden und Schmerzen interessieren nicht, wenn es darum geht, frauenfeindliche Gebote durchzusetzen.

Nun treffen sich diese Pillengegner aus Sexualfeindschaft mit der Pillengegnerschaft der Frauen, die angstfreie und lustvolle Sexualität bejahen und trotzdem gegen die Pille sind.

Im Ergebnis scheinen sie sich einig. Sie alle warnen vor dem Gebrauch der Anti-Baby-Pille.

**Ulrike:** «*Zeitungsberichte über Pillenfolgen sind auf mich nicht ohne Eindruck geblieben. Heute liest du, die Pille sei gefährlich, und du fragst dich, wer hat ein Interesse daran, so etwas zu verbreiten. Morgen liest du, die Pille sei ungefährlich, und du fragst dich erneut, wer hat ein Interesse daran, so etwas zu verbreiten.*»

Frauen haben allen Grund, nicht nur den Warnungen vor «der Pille» zu mißtrauen, sondern auch allzu eifrigen Pillen-Befürwortern. Sind sie Männer, dann haben sie oft nur ihren Vorteil im Auge. Für den Mann ist die Pille *das ideale* Verhütungsmittel. Mann kann den Dingen ihren Lauf lassen.

Trotzdem kann der Vorteil für den Mann kein Grund für eine Frau sein, deswegen die Pille nicht zu nehmen. Denn so würde sie nicht nur den Egoismus des Mannes, sondern zuallererst sich selbst bestrafen. Das Problem ist also nicht die Pille als solche, sondern die Beziehung zwischen Mann und Frau.

Zweifel sind auch angebracht, wenn hinter den Befürwortern «der Pille» die Interessen der chemischen Industrie erscheinen. Deren Beweggründe sind eindeutig, wenn auch weniger durchsichtig. Sie sind für die Pille, weil sie für ihren Profit sind. Arzneimittelskandale und die Methoden, mit denen die Pillenindustrie ihre Waren verkauft, bestätigen die Zweifel an den «guten Absichten» der Industrie.

**Ulrike:** *«Von zwei meiner Arbeitskolleginnen kenne ich die Nebenwirkungen der Pille. Die eine hat zugenommen, und die andere hatte dauernd Blutungen. Obwohl ich selbst nie etwas Derartiges erlebt habe, bin ich nach drei Jahren auf die Spirale umgestiegen, dann wieder auf die Pille.*
*Jetzt nehme ich – nehmen wir – wieder Kondome, wie damals, als alles anfing. Das hat aber mit Aids zu tun und erst in zweiter Linie mit Verhütung.»*

Trotz vieler Bedenken wollen viele Frauen auf die Pille nicht verzichten, wenn sie einmal deren positive «Nebenwirkungen» erlebt haben.

**Ulrike:** *«Mir haben ältere Kolleginnen, die die Pille nehmen, erzählt, daß sich seitdem ihre Einstellung zur Sexualität geändert hat. Früher hatten sie nicht nur Angst vor einer Schwangerschaft, sondern auch ein Gefühl der Abhängigkeit von ihren Männern. Der Geschlechtsverkehr sei jedesmal wie ein Überraschungsangriff gewesen. Seitdem sie die Pille nehmen, fühlen sie sich nicht nur sicherer, sie haben jetzt auch mehr Mut, sexuell aktiv zu werden.»*

| Nr. | Methode/Mittel | Was es ist | Wirkungsweise | Sicherheit |
|---|---|---|---|---|
| 1 | Kondom (Präservativ, Pariser usw.) | Gummischutz. Wird vom Mann über das Glied gezogen | Verhindert Samenerguß in die Scheide | Sicher, wenn richtig angewandt |
| 2 | Scheiden-Pessar (Diaphragma) | Gummi- oder Kunststofftrennwand. Wird von der Frau angewandt. Deckt den Gebärmuttermund ab | Verhindert Vordringen des Samens in die Gebärmutter | siehe Kondom |
| 3 | Intrauterin-Pessar (Spirale) | Reiner oder kupferumwickelter Kunststoffdraht (auch hormonhaltig). Wird der Frau in die Gebärmutter eingesetzt | Verhindert Einnisten des Eies | Sehr sicher |
| 4 | Hormonale Kontrazeption: Pille, Minipille | Hormone. Werden von der Frau eingenommen | Verhindert die Eireifung und die Spermienwanderung | Sehr sicher |
| 5 | Frauen-Kondom | Kunststoffmembran. Wird von der Frau angewandt. Deckt den Gebärmuttermund ab | Verhindert Vordringen des Samens in die Gebärmutter | Unsicher. Noch in Erprobung |
| 6 | Chemische Mittel (Sprays, Zäpfchen, Schaum, Gel, Tabletten) | Chemische Substanzen | Töten Samenzellen in der Scheide | Unsicher. Nur in Kombination mit Kondom oder Scheiden-Pessar relativ sicher |
| 7 | Temperaturmessung | Zeigt durch Temperaturanstieg bei regelmäßiger Messung den Eisprung an | Nutzt die Tatsache aus, daß die Frau nicht an allen Tagen des Menstruations-Zyklus empfangen kann | Bei exakter Durchführung und ausreichendem Sicherheitsabstand (mind. 3 Tage) ist die Methode sicher |
| 8 | Knaus-Ogino: Errechnen der fruchtbaren und unfruchtbaren Tage) | Enthaltsamkeit an fruchtbaren Tagen | | Sehr unsicher |
| 9 | Sterilisation | Chirurgischer Eingriff bei Mann oder Frau | Unterbrechung von Samen- bzw. Eileiter | Sehr sicher |

Diese Tabelle beschreibt die gängigen Verhütungsmethoden, wie sie wirken, wie sicher sie sind, wie sie anzuwenden sind und wo man sie beschaffen kann. Bei der Entscheidung, welche Methode man anwenden will, sollte man sich auf die von 1 bis 4 genannten Methoden beschränken.

| Art der Anwendung | Wirkungsdauer | Für wen? | Wo zu beschaffen? | Preis |
|---|---|---|---|---|
| Jeweils vor dem Verkehr | Einmalige Anwendung (nicht ein zweites Mal benutzen!) | Für alle Männer | Apotheke, Drogerie, Automaten | etwa 2 DM (3 Stück) |
| Jeweils vor Verkehr. Kann selbst eingesetzt werden. Muß mit samentötendem Gel bestrichen werden. Muß zu Anfang vom Arzt angepaßt werden | Einmalige Wirkung. Muß nach jeder Benutzung gereinigt werden. Sollte etwa 8 Stunden liegenbleiben | Für geübte Frauen | Apotheke, auf Rezept | etwa 35 bis 55 DM |
| Muß vom Arzt eingesetzt werden. Verbleibt in der Gebärmutter | Wirkt für 2 bis 3 Jahre. Ärztliche Kontrolle ist zu empfehlen | Für Frauen, die sie vertragen | Arzt, Apotheke, mit Rezept | etwa 30 bis 45 DM |
| täglich | Wirkt, solange sie ohne Pause eingenommen wird (ärztliche Kontrolle ist zu empfehlen) | Für Frauen, die sie vertragen | Apotheke, mit Rezept | Ärztliche Untersuchung auf Krankenschein. Pillen für 1 Monat: etwa 14 bis 18 DM |
| Irgendwann vor Verkehr | Einmalige Anwendung | Für alle Frauen | Kondomeria Auch in einigen Apotheken u. Drogerien (Schweiz) | etwa 20 DM (3 Stück) |
| Jeweils vor Verkehr | Einmalige Wirkung | Für Frauen | Apotheke, Drogerie | etwa 20 DM (12 Stück) |
| Mit Thermometer die Morgentemperatur im Mund, After oder in der Scheide 3 bis 5 Min. messen. Temperatur in ein Kurvenblatt eintragen. Arzt fragen! | | Für «disziplinierte» Frauen | | |
| Ein Jahr lang die Tage von einer zur anderen Periode zählen. Von der kürzesten Zeit 17 Tage abziehen, von der längsten 13 Tage. Im Kalender eintragen. Arzt fragen! | Abhängig von Zyklus-Stabilität | | | |
| Einmaliger Eingriff | Wirkt auf Dauer (nur evtl. wieder rückgängig zu machen) | Für Männer und Frauen, die keine Kinder mehr wollen | | Wird je nach Indikationsstellung durch Arzt von Kassen bezahlt |

Die Abwägung der Gefahren und schließlich die Entscheidung, Pille ja oder nein, bleibt vorläufig Frauensache, solange die Pille für den Mann nicht angeboten wird. Technologisch ist diese Pille längst möglich. Trotzdem kommt sie nicht aus den Labors, weil ihre Marktchancen gering sind. Die meisten Männer würden sich weigern, die «Pille für den Mann» zu nehmen, weil sie Angst vor den körperlichen und sexuellen Folgen dieser Art chemischer Steuerung haben.

Unterdessen sind verschiedenartige Pillen für die Frau entwickelt worden, die zumindest kurzfristig keine Nebenwirkungen zeigen. Eine gründliche Untersuchung durch eine Frauenärztin oder einen Frauenarzt erhöht die Chance, unter den verschieden wirkenden Pillensorten die jeweils geeignete herauszufinden.

Ob wirklich alle Ärzte so fachkundig sind, daß sie die jeweils geeignete Pille herausfinden, muß mit einem Fragezeichen versehen werden. Viele Frauen äußern aufgrund ihrer Erfahrungen den Verdacht, daß Ärzte mehr nach Gutdünken einen Pillenwechsel verordnen, ohne genau zu wissen, welche Wirkung die neue Pille haben wird.

Umstritten unter den Ärzten und Ärztinnen ist auch der Zeitpunkt der ersten Pilleneinnahme. Oft sind Altersbegrenzungen willkürlich und medizinisch kaum zu begründen. Manche Ärzte halten es für moralisch nicht vertretbar, jungen und unverheirateten Mädchen die Pille zu verschreiben.

Als Faustregel für die Altersgrenze nach unten gilt: Ein Jahr, nachdem die Monatsblutung regelmäßig auftritt, beziehungsweise zwei bis drei Jahre nach Beginn der ersten Monatsblutung kann die Pille verordnet werden. Von da an ist der Hormonhaushalt des Mädchens so ausgeglichen, daß die Hormonwirkung der Pille nicht mehr die Körperentwicklung beeinflussen kann. Diese Feststellung können aber nur fachkundige Ärztinnen und Ärzte treffen. Wer dann die Pille verträgt, ist bestens geschützt. Nichts ist sicherer als die Pille. Sie hat die geringste Versagensquote, wenn sie regelmäßig und genau nach Vorschrift genommen wird.

Empfehlenswert aus ärztlicher Sicht ist auch die *Spirale*. Nach Auffassung von Frauenärzten ist sie nach der Pille das sicherste Verhütungsmittel.

Die Spirale wird auch «Intra-Uterin-Pessar» genannt. Ein «Intra-Ute-

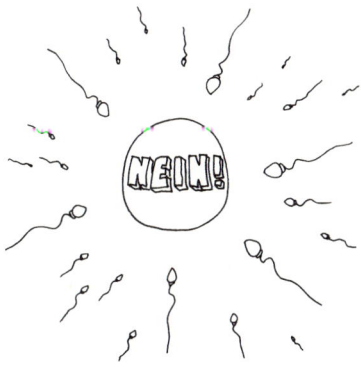

rin-Pessar» ist ein mechanisches Schutzmittel für die Frau. Es wird vom Arzt oder einer Ärztin in die Gebärmutter eingelegt und verhindert dort, daß sich ein Ei einnisten kann. Es gilt als sehr zuverlässig. Als besonders gut verträglich für junge Mädchen hat sich das «Kupfer-T-Pessar» erwiesen. Das «Kupfer-T-Pessar» ist nur wenige Millimeter dick und besteht aus biegsamem, mit Kunststoff überzogenem Kupfer, das zu einem kleinen «T» geformt ist.

Allerdings berichten Frauen, daß das «Intra-Uterin-Pessar» schlecht verträglich sei. Ein wesentlicher Grund für die von Frauen festgestellte Unverträglichkeit – für Entzündungen und Schmerzen – dürfte die schlechte ärztliche Technik beim Einsetzen des Pessars sein. Frauen, die positive Erfahrungen mit dem «Intra-Uterin-Pessar» haben, heben vor allem hervor, daß sie nicht jeden Tag daran erinnert werden, kein Kind zu wollen, und daß sie sich zwei bis drei Jahre um nichts weiter kümmern müssen. Sie sollten allerdings die üblichen Nachuntersuchungen nicht versäumen. Jede Frau sollte sich von ihrer Frauenärztin oder ihrem Frauenarzt die Wirkungsweise genau erklären lassen und die Gebrauchsanweisung gründlich durchlesen.

Es gibt Ärzte, die bereit sind, gegebenenfalls eine schmerzstillende Spritze zu geben, falls eine Frau beim Einlegen des Pessars Schmerzen haben sollte. Auch hier empfiehlt es sich, andere Frauen oder eine Frauengruppe nach den Adressen solcher Ärztinnen oder Ärzte zu fragen.

Nachteil: Das Einsetzen der Spirale durch einen Arzt muß bezahlt werden. In den meisten Universitätskliniken wird die Spirale allerdings kostenlos eingelegt. Leider, so ein Facharzt für Frauenkrankheiten, gibt es zu wenig Frauenärzte, die die Technik des Einlegens gut beherrschen. Man muß sich also umhören, andere Frauen fragen, um an eine zuverlässige Ärztin oder einen zuverlässigen Arzt zu gelangen.

**Kai-Uwe:** *«Ich habe mich genau über Verhütungsmittel informiert. In meiner Klasse sind eine Menge Typen, die haben gesagt: ‹Was soll ich mich um ungelegte Eier kümmern?› Die wissen nicht mal im großen Bescheid, welche Verhütungsmittel es gibt und wie man sie anwendet. Die vertreten die Auffassung, wenn sie mal in der Situation sind, werden sie sich schon noch rechtzeitig informieren. Einer meinte sogar: ‹Wer sagt denn, daß die Braut nicht die Pille nimmt? Dann bin ich sowieso aus dem Schneider.›»*

Die Haltung ist typisch für viele Jungen. Sie denken: Immer schön eines nach dem anderen. Erst mal alle Energie darauf konzentrieren, eine Frau zu finden, mit der man bumsen kann, und dann die Einzelheiten wie Schlafplatz, Verhütungsmittel usw. regeln. Im Hinterkopf dann noch die geheime Hoffnung, das Mädchen werde schon für Verhütung sorgen. Diese Art von Männerdenken ist eine weitere negative «Nebenwirkung» der Pille. Mancher Junge und mancher Mann hat über der Pille den wichtigsten Grundsatz der Empfängnisverhütung vergessen: Verhütung ist grundsätzlich Aufgabe beider Partner.

 **Merke: Verhütung ist eine Aufgabe von Mann und Frau**

Ob nun der eine oder die andere oder ob beide vorgesorgt haben, läßt sich nur durch ein Gespräch klären, vor allem, wenn man das erste Mal miteinander schläft. Und man muß es klären, bevor man im Bett ist. Ohne Verhütung darf nichts laufen!
Jeder Junge sollte sich über die Anwendung und Beschaffung von Ver-

hütungsmitteln auch dann informieren, wenn er nicht gleich einen praktischen Nutzen von seinem Wissen hat. Wie ein Pariser funktioniert, wie er ihn überstülpt und wie er ihn gleitfähig macht, sollte jeder als Trockenübung schon mal vorher ausprobieren.

Der Pariser, auch Fromms, Tüte, Gummi und Kondom genannt, ist wohl das älteste und bekannteste Verhütungsmittel. Früher wurden Pariser vorwiegend aus tierischen Blinddärmen bzw. Därmen von Lämmern hergestellt. Angeblich hat der Londoner Arzt Condom diese Verhütungsmethode am Hofe Charles' II. (1660–1685) eingeführt.

Allgemeine Verbreitung fanden Kondome erst mit der Industrialisierung, als es gelang, Gummi zu vulkanisieren. Die tierische Darmhaut als Verhütungsmittel wurde vom industriell gefertigten Gummikondom verdrängt.

ÜBERZEUGEN IST BESSER ALS ZEUGEN!

Das Kondom wird heute fast vollautomatisch hergestellt. Die Produktionskosten sind gering, die Gewinnspannen auf den verschiedenen Handelsstufen enorm. In der BRD liegt die Differenz zwischen Herstellungskosten und Verkaufspreis bei etwa 2000 Prozent, wenn man als Herstellungskosten den Preis der Importware von 3, 4 Pfennigen zugrunde legt und als Verkaufspreis den heute üblichen Preis von 2,– DM pro drei Stück annimmt. Das Kondom ist deshalb nicht nur ein Verhütungsmittel, sondern eine profitable Ware.

Am westeuropäischen Markt dürften etwa 100 verschiedene Arten von Kondomen im Angebot sein. In der DDR kam man mit fünf verschiedenen Sorten (mit und ohne Gleitmittel) aus. Auf *fun*-Gummis – also Scherzartikel wie Pariser mit Micky-Maus-Köpfen – mußte die DDR-Bevölkerung 40 Jahre lang verzichten.

Sollte jemand tatsächlich auf derartige Scherzartikel abfahren, dann ist darauf zu achten, daß diese Art von Parisern nie befeuchtet ist. Beim Kauf von Gleitmitteln unbedingt darauf achten, daß diese wasserlöslich sind.

Für Kondome gelten folgende Beschaffungs- und Anwendungsregeln:

1. Nur elektronisch geprüfte Fabrikate benutzen.
2. Auf das Verfallsdatum achten. (Ein fabrikneues Kondom hält durchschnittlich fünf Jahre.)
3. Pariser bis zum Gliedschaft aufziehen. Ist an der Spitze des Parisers kein Nippel (Reservoir) eingebaut, dann muß ein Zwischenraum zwischen Eichel und Gummi bleiben, um den Samen aufzufangen. Die meisten Pariser werden mit Nippel verkauft.
4. Es empfiehlt sich, ein feuchtes (angefeuchtetes) Kondom zu kaufen. Andernfalls sollte der Pariser angefeuchtet werden, und zwar mit einer wasserlöslichen Gleitcreme. Notfalls tut's auch Spucke.
5. Beim Rausziehen des abschlaffenden oder abgeschlafften Schwanzes den Pariser festhalten, so daß er nach dem Geschlechtsverkehr nicht in der Scheide zurückbleibt.
6. Kondom, Pariser, Fromms oder Gummi vorher ausprobieren. Pilotversuche beim Onanieren erhöhen die Flugsicherheit.

Pille, Pariser und Spirale sind die sichersten Verhütungsmittel. Als sicher gilt auch das Diaphragma – zu deutsch: Scheidenpessar. Sein Vorteil: Das Diaphragma ist wiederverwendungsfähig bei entsprechender Pflege. Eine sorgfältige Wartung der Gummikappe, die über den Muttermund gestülpt wird, ist unbedingt erforderlich. Der Nachteil: Das Diaphragma muß immer mit einem samenabtötenden Mittel verwendet werden. Damit kommt es für Frauen, die sich weigern, ihren Körper mit ständig neuen chemischen Mitteln zu traktieren, nicht in Frage.

**Kai-Uwe:** *«Es muß doch jedem einleuchten, daß man sich wünscht, die Frau, mit der man es macht, nimmt die Pille. Das ist doch die bequemste Lösung. Ich kann mir auch nur schwer vorstellen, wie man mitten im Bumsen den Pariser überwuchten soll. Da mach ich's lieber ohne und spring rechtzeitig ab.»*

Mitten im Bumsen ist es sowieso zu spät. Der Pariser muß längst in dem Moment übergezogen sein, wenn das Glied in die Möse gleitet. Und was Kai-Uwe «abspringen» nennt, ist als unterbrochener Geschlechtsverkehr (coitus interruptus) bekannt.

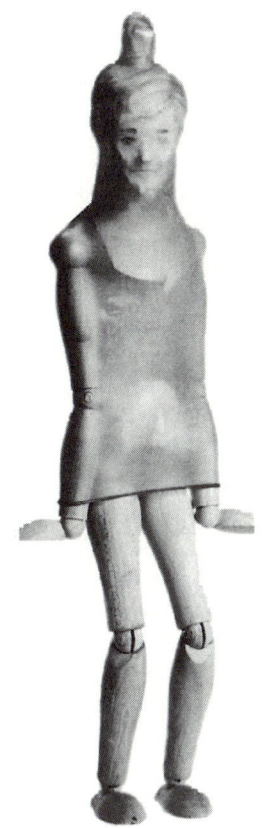
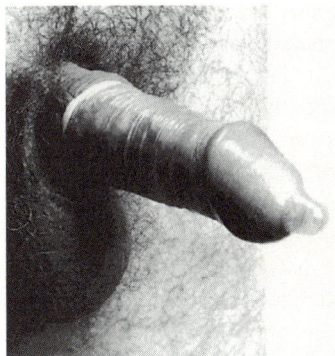 

Eine weitverbreitete «Methode» und die unsicherste, die man sich denken kann. Macht euch nichts vor. Wer sich auf diese Methode verläßt, nimmt eine Schwangerschaft in Kauf. Es ist üblich, daß dabei etwas «passiert», und ein Zufall, wenn nichts passiert.

Gleichzeitig ist es die ungeilste Art des Geschlechtsverkehrs. Ungeil, weil man, anstatt sich sexuell gehenzulassen, immer mit dem Kopf dabeisein und aufpassen muß, wann es kommt; wenn man *meint*, daß es kommt. Längst vor dem Orgasmus haben sich Spermien auf die Wanderschaft zum Ei gemacht, ohne daß man es bemerkt. Wenn man den Schwanz rauszieht, ist es zu spät.

Neu am Markt und noch wenig erprobt ist das Kondom für die Frau. Wie bitte, was bitte? Noch ein Mittel, welches die Verantwortung für Verhütung und Infektionsschutz der Frau zuschiebt?

Das kann man so sehen, doch die Sache ist komplizierter. Es gibt ganz einfach zu viele Männer, die sich weigern, Kondome zu benutzen, wo Kondome benutzt werden sollten, Männer, die gezielt Frauen aufsuchen, deren Abhängigkeit sie dazu zwingt, sich dem Wunsch des Mannes nach Geschlechtsverkehr ohne Gummi zu beugen. Ich spreche von Prostituierten und hier besonders von Prostituierten in und aus Ländern der sogenannten Dritten Welt. Für deren Bedürfnisse und zu deren Selbstschutz wurde das Frauenkondom entwickelt. Doch auch in den USA und in Europa stößt das unter dem Produktnamen «Femidom» angebotene Präservativ auf Interesse bei Frauen, die sich nicht darauf verlassen wollen, daß der Mann ein Kondom auch tatsächlich benutzt.

**Das Frauenkondom** ist eine Kombination aus dem Scheidenpessar und dem Kondom für den Mann. Es besteht aus einem etwa 17 Zentimeter langen Kunststoffsack mit einem äußeren und einem inneren Ring. Der kleine innere Ring wird über den Muttermund gestülpt, während der äußere offene Ring sichtbar aus der Vagina heraushängt. Dieser Ring soll verhindern, daß das «Femidom» beim Einführen des Glieds in die Möse gedrückt wird. Das Frauenkondom ist weiter und breiter als der Pariser für den Mann. Das Glied kann sich im Frauenkondom frei bewegen.

Studien belegen jedoch, daß die Handhabung – sprich das Einsetzen – des Frauenkondoms sehr viel komplizierter ist als die Anwendung

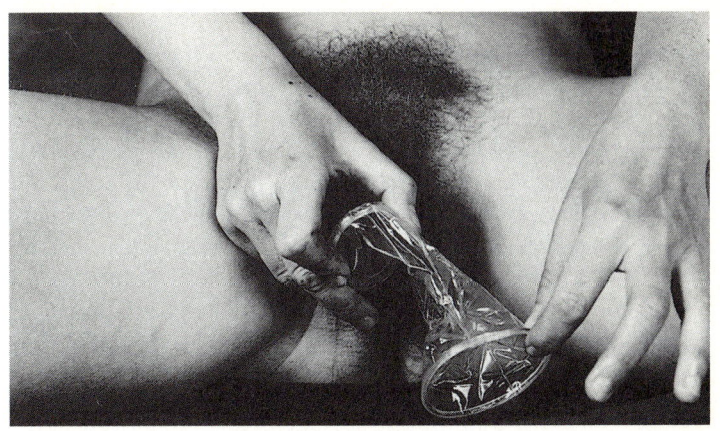

eines Parisers für den Mann. Die falsche Benutzung führt oftmals zu
ungewollter Schwangerschaft. Deshalb auch die hohe Versagensquote.
Auch wenn es Frauen gibt, die ihre Erfahrungen mit dem neuen Kondom als «insgesamt positiv» bezeichnen, sind die Nachteile dieses technisch unausgereiften Produktes unübersehbar, und zwar buchstäblich.
Die Tatsache nämlich, daß der äußere Ring sichtbar aus der Möse heraushängt, wird von vielen Frauen, die sich an den Tests beteiligt haben,
als unangenehm und störend bezeichnet. Nicht akzeptabel ist auch die
Versagensquote von 25 Prozent, von der die US-amerikanische Zulassungsbehörde ausgeht. Der Hersteller führt diese hohe Quote auf
«falsche Anwendung» zurück – was jedoch nicht für das Produkt und
gegen seine Benutzerinnen spricht. Die Sicherheit aller Verhütungsmittel hängt nun einmal davon ab, daß sie von Menschen richtig und
rechtzeitig angewendet werden. Und wer glaubt, das Frauenkondom
sei geeignet, Männer, die sich weigern, einen Pariser zu benutzen, listig
auszutricksen, irrt. Zwar kann eine Frau von ihrem Sexualpartner un-
beobachtet – lange vor dem Geschlechtsverkehr – das Frauenkondom
einsetzen, doch im entscheidenden Augenblick, dann nämlich, wenn
der Schwanz in die Möse eindringt, muß er sich durch den äußeren
Ring einfädeln. Spätestens dann wird er mit dem «Gummi» konfron-
tiert.

Unterstellt, es gelänge dem Hersteller, alle bisher bekannten Mängel zu beseitigen, und vorausgesetzt, der Ehemann, Geliebte oder Freier akzeptiert ein «Gummi», bleibt als Haupthindernis für eine massenhafte Verbreitung des Frauenkondoms sein hoher Preis. Bei einmaliger Anwendung kostet jeder Geschlechtsverkehr 6,60 DM. Womit sich sofort die Frage nach dem Preisleistungsverhältnis stellt. Das ist angesichts der hohen Versagensquote miserabel. So hat die US-amerikanische Zulassungsbehörde den Hersteller verpflichtet, alle Packungen mit dem Hinweis zu versehen, daß als «hochwirksamer Schutz» gegen sexuell übertragbare Krankheiten – darunter Aids – das Kondom für Männer vorzuziehen sei.

**Aids ist eine Krankheit.**

Aids ist eine sexuell übertragbare Krankheit mit tödlichem Ausgang. Aids ist eine schreckliche Krankheit wie viele andere Krankheiten auch.

Es gibt aber Menschen, politische Parteien und religiöse Institutionen, für die Aids mehr ist als nur eine Krankheit. Sie begreifen Aids als eine Lustseuche und als Strafe Gottes für ein sündhaft ausschweifendes Leben. Sie sehen in Aids den Beweis für die Existenz einer göttlichen Moralordnung, gegen die ungestraft niemand verstoßen darf.

Doch Aids ist weder eine göttliche Fügung noch eine Strafe Gottes. Aids beweist nichts, Aids widerlegt nichts. Aids ist eine Krankheit und nichts als eine Krankheit. Ihre Herkunft ist unbekannt, eine Therapie, welche die Ursache der Krankheit erfolgreich bekämpfen und ihren Ausbruch verhindern kann, gibt es bisher nicht. Ebenso ungewiß ist, wann das Virus, welches die Krankheit verursacht, besiegt sein wird. Alle bisher entwickelten Medikamente vermögen den Ausbruch der Krankheit höchstens zu verschieben und – ist die Krankheit ausgebrochen – die Lebensqualität der Kranken zu verbessern.

Das HI-Virus – fälschlicherweise oft auch Aids-Virus genannt – wird durch den Austausch von Körperflüssigkeiten – Blut und Sperma – von einer Person auf die andere übertragen. Zwar kann das Virus auch bei Bluttransfusionen oder der gemeinsamen Benutzung einer Spritze weitergegeben werden, häufigster Übertragungsweg aber ist der Geschlechtsverkehr. Das bedeutet: Beim hetero- oder homosexuellen Analverkehr, beim heterosexuellen sogenannten Normalverkehr und wenn Samen geschluckt wird besteht ein Übertragungsrisiko.

Wer sich vor Aids bzw. der Virus-Übertragung schützen will, tut das mit Hilfe eines Kondoms. Richtig angewendet, rechtzeitig übergestülpt und behutsam wieder entfernt, ist das Kondom ein sicheres Verhütungsmittel – also auch ein sicherer Infektionsschutz.

DENKRAUM
mémoire nomade
1992–2000

Fragment aus Namen und Steinen
von Tom Fecht, Berlin
in Zusammenarbeit mit der
Deutschen Aids-Stiftung
«Positiv leben», Köln

**Ulrike, Kai-Uwe und Herr A. sprechen über Aids, das
Kondom und den vernünftigen Umgang mit einer Krankheit.**

**Kai-Uwe:** «*So sicher sind Pariser nun auch wieder nicht. Was ist beispielsweise, wenn ein Kondom platzt? Es gibt ja genügend Beispiele für ungewollte Schwangerschaften, obwohl Pariser im Einsatz waren.*»

**Ulrike:** «*Es ist schon komisch, daß Männer, wenn es um Kondome geht, immer zuerst danach fragen: Kann der Pariser platzen? Für mich hat das etwas Potenzprotzerisches. Die Botschaft ist: Ich hab sooo ein Ding, dem ist kein Pariser gewachsen.*»

**Herr A.:** «*Das Kondom nach Euronorm ist – bis zum Anschlag aufgerollt – zwischen 16 und 17 Zentimeter lang. Das reicht für den durchschnittlichen Schwanz.*

*Im übrigen kann ich nur wiederholen, was ich im Zusammenhang mit Verhütungsmitteln schon gesagt habe. Die in Europa angebotenen Präservative sind, soweit sie als Markenartikel einer Qualitätskontrolle mit entsprechendem Verfallsdatum unterliegen, sicher. (Es ist deshalb zu empfehlen, sich bei Übersee-Reisen mit der gewohnten Sorte einzudecken.) Trotzdem kann es vorkommen, daß ein Pariser reißt. Etwa, weil das Gummi beim Anpassen mit einem Fingernagel angeritzt, oder auch, weil es beim Analverkehr zu sehr belastet und gedehnt wurde. Das kommt selten vor, aber es kommt vor.*

*Aids-Hilfe-Organisationen in der Schweiz, in der Bundesrepublik Deutschland und in Österreich empfehlen (und vertreiben) deshalb bestimmte Präservativmarken für Leute, die es besonders heftig treiben, und für Männer, deren Schwanz von der Norm abweicht – wenn er hart ist. ‹Hot rubber› und ‹Okeido› werden als dehnungs- und belastungsfähige Gummis immer wieder genannt.*

*Häufigste Ursache für die Beschädigung von Kondomen ist die Verwendung von fetthaltigen Gleitmitteln, die jedes noch so hochwertige Kondom porös machen und zerstören. Deshalb: Nie Nivea, keine Fette, keine Öle, keine Handcreme, kein Babyöl, kein Sonnenöl und keine Vaseline. Immer wasserlösliche Gleitmittel wie ‹KY› oder ‹Hot Rubber Lubrication›. Gleitmittel werden in der Regel beim homo- und heterosexuellen Analverkehr benützt, während beim Vaginalver-*

*kehr feuchte (also mit einer Gleitflüssigkeit versehene) Kondome ausreichen.»*

**Ulrike:** *«Eigentlich wollten wir über Aids reden – und wo sind wir gelandet? Bei Kondomen. Mir geht das zu schnell.»*

**Kai-Uwe:** *«Es ist doch gut, daß wir gleich zur praktischen Seite des Problems kommen. Klar, du bist älter, du hast Erfahrung, du weißt auch, wie man mit Kondomen umgeht. Und du hast dich mit Aids beschäftigt.»*

**Ulrike:** *«So, wie ich im Augenblick lebe, muß ich mir tatsächlich keine Gedanken über Aids und das Risiko, mir das HI-Virus einzufangen, machen. Ich habe die Pille abgesetzt, und mein Freund und ich haben beschlossen, Kondome zu nehmen, falls wir Kondome brauchen. Darin haben wir mittlerweile Übung.»*

**Kai-Uwe:** *«Nehmt ihr Pariser wegen der Verhütung oder wegen Aids?»*

**Ulrike:** *«Sowohl als auch. Wir haben beide mit anderen geschlafen, und wir können und wollen nicht ausschließen, daß wir das auch in Zukunft tun werden. Du verstehst?»*

**Kai-Uwe:** *«Ich verstehe nicht, warum ihr euch nicht testen laßt. Wenn ich eine Freundin habe und wir sind uns einig, dann werden wir uns testen lassen, auf das Ergebnis warten, und ab geht's. Und zwar ohne Pariser.»*

**Ulrike:** *«Vorausgesetzt, deine Freundin nimmt dann auch die Pille. Doch das nur zur Erinnerung.*
*Für mich kommt diese Testerei ganz einfach nicht in Frage. Aber ich kann verstehen, daß du dir die ganze action mit den Parisern so lange wie möglich ersparen willst. Denn nehmen wir einmal an, deine Freundin ist so alt wie du – wie alt bist du eigentlich?»*

**Kai-Uwe:** *«Ich werde siebzehn demnächst.»*

**Ulrike:** *«Eben. Nehmen wir also an, deine Freundin ist so alt wie du oder gar jünger, dann ist die Wahrscheinlichkeit, daß einer von euch HIV-positiv ist, also das Virus im Blut hat, mehr als gering. Doch in dem Moment, wo ihr mit dem Älterwerden sexuelle Erfahrungen mit anderen macht, werden die Karten neu gemischt. Unterstellt, ihr seid dann noch zusammen, müßt ihr nämlich über den ‹Seitensprung› reden, und sei es nur, um einen weiteren HIV-Antikörpertest zu verabreden.»*

**Kai-Uwe:** «*Und was soll dagegen sprechen?*»

**Ulrike:** «*Dagegen spricht, daß du jedesmal, wenn du Geschlechtsverkehr mit einer anderen Frau – oder auch einem Mann – gehabt hast, einen Test machen mußt. Jedesmal. Weißt du, was das bedeutet? Du mußt wenigstens sechs Monate warten, bis du sicher sein kannst.*»

**Herr A.:** «*Ist das Virus in die Blutbahn gelangt, dann bilden sich sogenannte Antikörper, die jedoch nicht sofort nach der Ansteckung nachweisbar sind. Das kann zwischen zwei Wochen und sechs Monaten dauern. Ist das Ergebnis negativ – also positiv für dich –, dann mußt du zur Sicherheit innerhalb des folgenden Monats noch einmal einen Gegentest machen lassen.*»

**Ulrike:** «*Und in der Zeit läuft nichts, absolut nichts, was mit Reinstecken zu tun hat. Was willst du in den sieben Monaten eigentlich machen? Wie willst du deiner Freundin erklären, warum es plötzlich nicht mehr so läuft, wie es früher lief? Wäre es nicht besser und ehrlicher, ihr redet über den ‹Seitensprung› und nehmt Pariser?*»

**Herr A.:** «*Kaum war der Zusammenhang zwischen dem Virus und der Krankheit erkannt, gelangte auch schon ein Testverfahren auf den Pharmamarkt, mit dessen Hilfe sich das Virus im Blut nachweisen läßt. Eine segensreiche Erfindung für Bluter und Menschen, die auf eine Bluttransfusion oder eine Organtransplantation angewiesen sind. Mit Hilfe des Testverfahrens läßt sich das Virus nämlich auch in Blutkonserven bestimmen, vorausgesetzt, die Kontrolle von Blutkonserven ist gesetzlich geregelt und wird auch tatsächlich durchgeführt. Wichtig ist der HIV-Antikörpertest aber auch zur Bestimmung der Krankheit, wenn deren erste Symptome von einem Arzt oder einer Ärztin festgestellt wurden. Doch damit hat der Test seine Schuldigkeit auch schon getan. Eine heilende Wirkung geht von ihm nicht aus. Es gibt keine Heilung für Aids. Noch nicht.*

*Es ist nicht einmal sicher, ob die Krankheit bei allen, die mit dem Virus infiziert sind, auch ausbricht und wie groß der Zeitraum von der Ansteckung bis zum Ausbruch der Krankheit ist. Das kann Jahre dauern und dauert in der Regel*

*auch Jahre. Wer ‹positiv› ist, wer sich also mit dem Virus infiziert hat, sollte die Unterstützung von Freunden und Freundinnen haben. Darüber hinaus kann auch der Rat von Selbsthilfegruppen nützlich sein. Denn obwohl sich im Leben unmittelbar nichts ändert, so ist die Mitteilung, man sei ‹positiv›, schockierend genug.»*

**Ulrike:** «Und genau da stellt sich die Frage nach dem Sinn des HIV-Antikörpertests. Und zwar grundsätzlich. Wie lebe ich, wie lebst du, wie leben wir mit einem derartigen Testergebnis? Was kann ich tun? Was muß ich tun?»

**Kai-Uwe:** «Nicht mehr vögeln, das ist doch klar.»

**Ulrike:** «Wieso, bitte sehr? Du kannst doch Pariser nehmen. Das ist doch der Punkt, um den es geht. Noch einmal: Was sind die Fakten? Da gibt es ein Virus, das hat man im Körper oder auch nicht. Irgendwann kapituliert das Immunsystem des Körpers vor dem Virus. Die Krankheit bricht aus. Niemand kann sagen, wann das sein wird. Sicher ist nur, daß es kein Heilmittel gibt, welches den Ausbruch der Krankheit verhindert. Das sind die Fakten.»

**Herr A.:** «Wobei man Anfang der 80er Jahre, als die Krankheit entdeckt wurde und ihren Namen bekam, noch davon ausging, daß von der neuen Immunschwäche-Krankheit ausschließlich homosexuelle Männer bedroht und betroffen sind. Schon bald stellte sich heraus, daß auch Fixer und Fixerinnen von der Krankheit betroffen sind, entweder weil sie das Virus beim gemeinsamen Gebrauch von Spritzen und Nadeln weitergeben oder weil sie, um ihre Sucht zu bedienen, gezwungen sind, auf den Beschaffungsstrich zu gehen. Heute wissen wir, daß Aids weder eine Schwulen- noch eine Fixerkrankheit ist, wir wissen, daß auch Heterosexuelle gefährdet sind, wenn sie ungeschützten Geschlechtsverkehr haben.»

**Ulrike:** «Wenn ich all das weiß, dann muß ich eine Entscheidung für mein weiteres Sexualleben treffen. Ich kann mich entscheiden, für den Rest meiner Tage total enthaltsam zu leben und meinetwegen in ein Kloster zu gehen, ich kann mich entscheiden, fortan monogam nur noch mit einem getesteten Mann Sex zu haben, oder ich entscheide mich für Kondome ohne Wenn und Aber.»

**Kai-Uwe:** «Das heißt also, du willst gar nicht wissen, ob du infiziert bist oder nicht?»

**Ulrike:** «So ist es. Ich will es nicht wissen, und mein Freund will es auch nicht wissen. Keiner von uns könnte mit der Information etwas anfangen, solange es kein Heilmittel gegen Aids gibt.

Solange die Krankheit nicht ausbricht, unterscheidet sich das Leben von HIV-Positiven nicht vom Leben aller anderen. Ich meine das rein körperlich. Natürlich ist es ein Problem, mit der Erwartung auf eine tödliche Krankheit zu leben. Ich weiß von einem Mann, einem Freund meines Freundes, der seit neun Jahren damit lebt, HIV-positiv zu sein. Er treibt weiter Sport, er ernährt sich gesund nach wissenschaftlichen Erkenntnissen, er lebt intensiv, und er hat immer wieder seine Krisen. Das ginge wohl jedem und jeder so. Und selbstverständlich nimmt er ein Kondom, wenn er mit einer Frau schläft.

So wie er verhalte auch ich mich. Ich schütze mich so vor einer Infektion, und ich gefährde niemanden, sollte ich, was ich nicht annehme, mit dem Virus infiziert sein.»

**Herr A.:** «Auch wer ‹positiv› ist, sollte im eigenen Interesse, und nicht nur zum Schutz anderer, nie ungeschützten Geschlechtsverkehr haben. Denn Neuinfektionen schwächen das Immunsystem zusätzlich und beschleunigen den Ausbruch der Krankheit.»

**Kai-Uwe:** «Ich kann mir im Augenblick einfach nicht vorstellen, wie ich reagieren würde, wenn ich einkalkulieren müßte, mich irgendwo angesteckt zu haben. Vielleicht ist es ja wirklich besser, wenn man es nicht weiß und sich entsprechend verhält.»

**Herr A.:** «Und das bedeutet, um es noch einmal klar zu sagen: Kondome ohne Wenn und Aber.»

**Kai-Uwe:** «Da gibt es einen Widerspruch. Du sagst, es gäbe zwar kein Heilmittel, man könne aber, indem man sich beispielsweise gesund ernährt, den Ausbruch der Krankheit verzögern. Das würde für den Test sprechen.»

**Herr A.:** «Das ist ein Pseudoargument. Eine gesunde Ernährung ist immer gut. Auch der Verzicht auf bestimmte Nahrungsmittel, ein ausgewogener Schlaf-Wach-Rhythmus, der mäßige und sorgsame Umgang mit Drogen jeder Art oder

*sportliche Betätigung ohne Extrembelastung sind allen nur zu emp-*
*fehlen.»*

**Ulrike:** *«Eben. Warum will man mit dieser Art von vernünftigem Le-*
*ben erst anfangen, wenn man ein positives Testergebnis hat? Das ist*
*doch total widersinnig.»*

**Herr A.:** *«Tatsächlich gibt es viele andere Krankheiten mit tödlichem*
*Ausgang, die gar nicht erst ausbrächen oder milder verliefen, wenn*
*wir alle sorgfältiger mit uns und unserem Körper umgingen.»*

**Ulrike:** *«Wobei wir überhaupt noch nicht von dem, was unserem Kör-*
*per im Arbeitsprozeß oft zugemutet wird, sprechen. Dieser Zumutung*
*können sich die meisten Menschen nicht entziehen.»*

**Herr A.:** *«Wenn ihr einen Sexualaufklärer oder eine Sexualaufklärerin*
*fragt, wie eine Schwangerschaft zu verhüten oder wo und unter wel-*
*chen Bedingungen ein Abbruch möglich ist, dann dürft ihr eine klare*
*Antwort erwarten. Spricht man jedoch über Aids und darüber, wie*
*man sich vor der Virus-Übertragung schützen kann, dann sind klare*
*und allgemeingültige Antworten außerordentlich schwierig. Sicher ist*
*nur eines: Du allein bist verantwortlich für deinen Schutz. Erwarte*
*von niemandem, daß er oder sie dir diese Verantwortung abnimmt.*

*Aber in einer liebevollen Beziehung gibt es ja auch so etwas wie Ver-*
*trauen. Darf man seinem Freund oder seiner Freundin, seiner Ehe-*
*frau oder seinem Ehemann vertrauen, wenn er oder sie versichert, bei*
*einem ‹Seitensprung› Kondome zu verwenden? Darauf kann kein*
*Außenstehender eine Antwort geben.*

*Wenn aber jemand nach Sicherheit verlangt, wenn jemand wissen will,*
*wie man die Virus-Übertragung verhindern kann, dann gibt es eine*
*klare und eindeutige Antwort: indem man Kondome immer dann be-*
*nutzt, wenn der Schwanz in eine Vagina oder einen Anus eindringt.*
*Und nie abspritzen in den Mund.*

*Obwohl vieles gegen den HIV-Test spricht, wird es immer wieder*
*Menschen geben, die – ohne krank zu sein – Klarheit wollen, aus wel-*
*chen Gründen auch immer. Sie werden sich von niemandem abhalten*
*lassen, den Test zu machen. Oft zelebrieren junge Paare, bevor sie*
*zum erstenmal Geschlechtsverkehr haben, den Gang zum Test wie*
*eine Verlöbnisfeier. Doch auf Dauer und bei wachsender Sexualerfah-*
*rung mit Dritten und Vierten ist das nicht durchzuhalten.*

Der HIV-Antikörpertest ist im übrigen objektiv nur für denjenigen oder diejenige, der oder die getestet wurde. Ein negatives Testergebnis, also der Nachweis, daß man nicht infiziert ist, taugt Dritten gegenüber nicht als Beweismittel.

Das gilt auch für den Aids-Paß, mit dem Prostituierte in den Ländern des Sextourismus ihre Kunden anzulocken versuchen. Selbst wenn der Paß nicht von vornherein aus einer Fälscherwerkstatt stammt, ist er ohne Aussagekraft und kein Beweismittel. Denn wer gestern noch in einem Dokument bestätigt bekam, nicht infiziert zu sein, und heute ungeschützten Geschlechtsverkehr hatte, kann schon morgen mit dem Virus infiziert sein.

Die Tatsache, daß ein Mensch HIV-positiv getestet wurde, ist eine Privatsache. Dritte sind davon nicht direkt berührt. Alle haben die Möglichkeit, sich zu schützen bzw. auf Schutzmaßnahmen zu bestehen.

Deshalb sind Zwangstests ein schwerer und menschenrechtswidriger Eingriff in die Privatsphäre. Darüber hinaus sind sie auch nutzlos, es sei denn, man beabsichtige, alle positiv Getesteten einzusperren und auszusondern.»

**Ulrike:** «Dieser Gedanke ist ja so weit nicht hergeholt. Solche Vorschläge wurden gemacht, und von ‹ausdünnen› und ‹absondern› war im Zusammenhang mit Homosexuellen ja auch schon die Rede.»

**Herr A.:** «Womit wir bei der politischen Dimension dieser Krankheit wären.»

**Kai-Uwe:** «Und damit bei eurem Lieblingsthema.»

**Ulrike:** «Du machst es dir zu einfach, wenn du die politischen Folgen dieser Krankheit einfach übersehen willst. Es gibt noch immer genügend Parteien und religiöse Fundamentalisten, die sich, wie die katholische Kirche, anmaßen, eine allgemeinverbindliche Moral zu predigen. Aids ist für sie eine willkommene Gelegenheit, ihren alten Moralmüll wieder auszugraben.

Homosexuelle bekamen das als erste zu spüren. Sie, in deren Reihen es bisher die meisten Opfer gab, wurden von erbarmungslosen Moralisten zu Tätern ge-

*macht, obwohl sich doch das Virus nur per Zufall zuerst in der homosexuellen Bevölkerung der westlichen Industriegesellschaften verbreitet hat. In Afrika wütet es unter heterosexuellen Paaren und hinterläßt eine steigende Zahl von HIV-infizierten Waisenkindern, deren Väter und Mütter unterdessen der Krankheit erlegen sind. Was das für das sowieso schon überlastete Gesundheitssystem dieser Länder bedeutet, kann man sich vorstellen. Und dann reist dieser Typ aus Rom in der Weltgeschichte herum und predigt gegen den Gebrauch von Kondomen an.»*

**Herr A.:** *«Anti-Aids-Kampagnen, die ‹partnerschaftliche Treue› zur allgemein verbindlichen Norm erheben wollen, verkennen die Realität des Lebens und mißbrauchen eine schreckliche Krankheit für politische Zwecke. Kampagnen, die Informationen über die Beschaffung und die Anwendung von Kondomen aus religiösen oder sonstigen moralischen Gründen bewußt verweigern, sind kriminell.»*

**Ulrike:** *«Wer ‹treu› leben will und wer ‹treu› leben kann, sollte daran nicht gehindert werden.»*

**Herr A.:** *«Jeder und jede hat das Recht, über seine bzw. ihre Sexualität selbst zu bestimmen. Auch Jugendlichen sollte dieses Recht gesetzlich zugestanden werden. Tu, was du willst. Verletze niemanden: weder in Worten noch durch Taten. Schütze dich. Das und nur das kann die Grundlage staatlicher Aids-Aufklärung sein. Alles andere ist fundamentalistische Propaganda.*

*Aids wird nicht nur dazu mißbraucht, einen sexualfeindlichen Wertewandel einzuleiten, Aids ist auch eine Gelegenheit, Randgruppen wie die Schwulen, die gerade dabei waren, sich selbstbewußt der Öffentlichkeit zu stellen, erneut zu diskriminieren und auszugrenzen.»*

**Ulrike:** *«Überhaupt die Schwulen. Ihr Leben hat sich gründlich verändert. Ich sehe das in meinem Freundeskreis. Auch wenn, was alle nun wirklich kapiert haben sollten, Aids keine Schwulenkrankheit ist, so gehört heute zum coming out, also die Selbstfindung schwuler Jungen, das Wissen um die Gefahren dieser Krankheit. Als wäre es nicht so schon schwer genug, sich als homosexuell zu erkennen und zu bekennen, auch wenn der gesellschaftliche Druck nachgelassen hat im Vergleich zur Nazizeit oder dem 50er-Jahre-Mief zu Zeiten Konrad Adenauers oder Walter Ulbrichts.»*

**Herr A.:** «*Das Leben von schwulen Jungen und schwulen Männern ist sicherlich nicht einfacher geworden. Glücklicherweise aber ist die Krankheit zu einem Zeitpunkt öffentlich geworden, als die Schwulen auf ihrem Weg zur Emanzipation schon ein ganzes Stück vorangekommen waren. Die Krankheit hat nicht gebracht, was einige von ihr erwartet und erhofft haben. Sie hat die Schwulen nicht zurück in die Anonymität getrieben. Im Gegenteil: Besonders in den USA, aber auch in Europa haben Schwule – einzeln oder organisiert – den Kampf gegen die Krankheit aufgenommen. Sie haben begonnen, über ihre Sexualität offen zu sprechen und darüber, wie man sich, ohne auf seine sexuellen Vorlieben verzichten zu müssen, vor dem Virus schützen kann.*»

**Kai-Uwe:** «*Und wie ist das mit den Lesben? Die sind doch eigentlich fein raus. Frauen, die es mit Frauen treiben, müssen sich als einzige keine Gedanken über Aids machen. Oder sehe ich das falsch?*»

**Ulrike:** «*Auf den ersten flüchtigen Blick liegst du richtig mit deiner Vermutung. Ich erinnere mich noch genau an die Diskussionen unter lesbischen Frauen, als Aids gerade dabei war, ein Thema zu werden. Damals waren sich die meisten lesbischen Frauen darin einig, daß die Krankheit sie nicht bedroht.*»

**Herr A.:** «*Und legt man die statistische Wahrscheinlichkeit zugrunde, dann gilt das auch heute noch. Lesbische Frauen sind von Aids am wenigsten bedroht. Anders gesagt: Frauen, die nicht vom männlichen Genital anal oder vaginal, weder von vorne noch von hinten, penetriert werden, sind von der Krankheit kaum bedroht.*»

**Ulrike:** «*Kaum. Es bleibt also ein Rest von Risiko.*»

**Herr A.:** «*Weil die Wirklichkeit bunter und vielfältiger ist als die übliche Vorstellung von dem, was lesbische Liebe genannt wird. Die gibt es nämlich in vielen Abstufungen und Mischformen. Manche Frau, die lesbische Beziehungen hat, schläft auch mit Männern, und zwar weil es ihr Spaß macht und Lust bringt. Manche Frau, die erst spät entdeckt, daß sie lesbisch ist, hat Geschlechtsverkehr mit ihrem Ehemann, weil sie glaubt,*

*ihren ehelichen Pflichten genügen zu müssen, oder weil sie ihn liebt. Auch unter Prostituierten gibt es viele Frauen, die gleichgeschlechtlich lieben und es heterosexuell treiben. Sie sind als Prostituierte besonders gefährdet. Gleich doppelt gefährdet sind heroinabhängige Frauen, die auf dem Strich anschaffen. Alle Frauen, denen sexuelle Gewalt angetan wird, sind gefährdet, mit dem Virus infiziert zu werden, seien sie hetero- oder homosexuell.*

*Trifft nun eine Frau, die ausschließlich lesbisch lebt, auf eine Frau, die ungeschützt sexuelle Beziehungen zu einem Mann hatte, dann geht sie ein gewisses Risiko ein, wenn sie die Möse ihrer Partnerin leckt und lutscht. Das HIV-Virus wurde auch im Vaginalsekret nachgewiesen und kann bei kleinen Wunden und Rissen im Mund übertragen werden. Das Risiko ist schwer abzuschätzen. Es gibt nur wenige Beispiele in der wissenschaftlichen Literatur.»*

**Ulrike:** *«Aber es gibt sie.»*

**Herr A.:** *«Und deshalb verzichten viele Frauen, die ihre Partnerin nicht kennen bzw. von deren Vorleben nichts wissen, auf den Mundverkehr – also das Küssen, Lecken und Lutschen einer Möse.»*

**Kai-Uwe:** *«Und als Mann muß man darauf verzichten, in den Mund einer Frau oder eines Mannes abzuspritzen. Richtig?»*

**Ulrike:** *«Es sei denn, du benutzt ein Kondom.»*

**Kai-Uwe:** *«Wer kommt denn auf so eine Idee?»*

**Ulrike:** *«Es gibt immerhin Pariser mit Geschmack.»*

**Kai-Uwe:** *«Kaugummi? Mal ernsthaft. Gibt es das wirklich?»*

**Ulrike:** *«Das gibt es, und das kann man kaufen. Das gibt es mit Pfefferminzgeschmack, das gibt es mit Zitronengeschmack, und das gibt es mit Erdbeergeschmack. Du kannst das ruhig komisch finden. Diejenigen, die beim Blasen ein Gummi mit Geschmack benutzen, interessiert nicht, ob du das komisch findest, solange es ihnen was bringt.»*

**Herr A.:** *«Der Pariser mit Geschmack und das Erstaunen und die Abscheu, die er bei einigen Leuten auslöst, verweist auf ein Problem, das man in diesem Zusammenhang nicht einfach übergehen kann. Es gibt Frauen und Männer – vor allem Männer –, die Probleme mit dem Kondom haben. Nicht so sehr mit seiner Handhabung, die kann man lernen, sondern weil sie das Gummi als abstoßend, beengend, behin-*

*dernd oder schlicht und einfach als ungeil – weil trennend – empfin-*
*den. Sie schlaffen ab, oder sie kriegen erst gar keinen hoch beim Ge-*
*danken an die ‹Tarnkappe›, die sie sich gleich überstülpen sollen.»*

**Ulrike:** «*Auch Frauen haben lustbetonte Gründe, Pariser nicht zu mö-*
*gen. Saft in der Möse ist wunderbar, und es ist gar nicht leicht, ihn der*
*Vernunft zu opfern.»*

**Kai-Uwe:** «*Da sehe ich keine Probleme. Ich habe zwar noch nie Ge-*
*schlechtsverkehr mit einem Kondom gehabt, aber ich habe die Dinger*
*schon mehrmals ausprobiert … beim Onanieren.»*

**Herr A.:** «*Besonders Männer, die voll in den Genuß des Pillenbonus*
*kamen und die es ohne Angst vor den Folgen ohne Pariser und son-*
*stige Hilfsmittel treiben konnten, sperren sich häufig gegen Kon-*
*dome, während immer mehr junge Männer, die ihre ersten sexuellen*
*Erfahrungen bereits im Wissen um das Virus und seine Gefahren*
*machten, bereit sind, das Kondom als selbstverständlich zu akzeptie-*
*ren. Aber auch in dieser Generation gibt es noch viel zu viele junge*
*Männer – unter Heterosexuellen übrigens weitaus mehr als unter Ho-*
*mosexuellen –, die sich weder um Verhütung noch um einen Infekti-*
*onsschutz kümmern. Dafür gibt es viele Gründe: Bequemlichkeit,*
*Gleichgültigkeit, Rücksichtslosigkeit oder auch Unwissen. Doch es*
*wird ihnen nichts anderes übrigbleiben, als sich an das Kondom zu*
*gewöhnen, denn Aids wird, darauf müssen sie sich einstellen, ihr ge-*
*samtes Sexualleben begleiten.*

*Kai-Uwes Methode, sich an Pariser zu gewöhnen, ist allen Jungen zu*
*empfehlen. Sie lernen so nicht nur die technische Anwendung des*
*Kondoms, sie spüren dabei auch, daß das eine durchaus geile Veran-*
*staltung sein kann. Und wenn man dann trotzdem ‹versagt› beim er-*
*sten Geschlechtsverkehr, weil der Pariser*
*den Schwanz abschlaffen läßt, dann ist*
*auch das keine Katastrophe. Do it again,*
*Sam. Dann verzichtet man eben auf das*
*Reinstecken, dann sucht man einen an-*
*deren Weg, um zum Orgasmus zu kom-*
*men. Viele Wege führen zum Orgasmus.*
*Irgendwann klappt es auch mit Pariser.*
*Diese Probezeit sollte man sich lassen.»*

**Kai-Uwe:** «*Und alles andere ist erlaubt? Küssen zum Beispiel? Was ist denn an den Geschichten dran, die vor Zungenküssen warnen? Es gibt ja sogar Warnungen, von fremden Tellern zu essen und aus fremden Bechern zu trinken. Ist das Übertreibung?*»

**Herr A.:** «*Nichts ist dran. Das sind hysterische Übertreibungen. Weder beim Händeschütteln noch bei sonstigen Hautkontakten besteht ein Risiko. Auch nicht bei der gemeinsamen Benutzung von Bettzeug oder Handtüchern, weder im Schwimmbad, der Sauna, auf Toiletten noch in Waschräumen besteht ein Übertragungsrisiko.*

*Auch beim Arzt, beim Zahnarzt oder im Krankenhaus besteht kein Risiko, wenn die üblichen Hygienevorschriften beachtet werden. Das gilt auch für den Frisör und die Maniküre. Das alles sind Phantasien von Menschen, die eine Hygienemacke haben und am liebsten unser gesamtes Sexualleben zelophanieren, plastifizieren und kondomisieren und in eine einzige große Peep-Show einsperren wollen – vom Onaniezirkel über die Peep-Show-Box zum Telefonsex.*

*Was ist eigentlich passiert? Eine Krankheit (mit tödlichem Ausgang) zwingt uns, bei bestimmten sexuellen Praktiken auf technische Hilfsmittel zurückzugreifen. Da geht es euch nicht anders als den Generationen vor Erfindung der Pille. Das ist, wenn man keine Übung hat, unangenehm und unbequem. Aber es ist kein Grund, beleidigt zu sein.*»

**Kai-Uwe:** «*Also, ob hetero oder schwul, play it cool?*»

**Herr A.:** «*Tatsächlich werden alle, die die Krankheit nicht verdrängen und die sich über Schutzmaßnahmen informieren für den Fall, wo Schutzmaßnahmen nötig sind, hysterische Übertreibungen und Angstmache kühl zurückweisen können.*»

**Ulrike:** «*Im übrigen muß man alle Informationen und Ratschläge auf seine persönliche Lebenssituation übertragen. Mit wem man zusammen ist, wie lange man sich kennt, wie tief man sich vertraut und auf welche Art man es miteinander treibt, beeinflußt natürlich die Entscheidung, ob man einen Pariser nimmt – oder auch nicht.*»

**Herr A.:** «*Diese Risikoabwägung muß jeder, muß jede selbst vornehmen. Unser ganzes Leben besteht aus Absicherungen gegen das Unwahrscheinliche.*»

## Aids-Hilfen in Deutschland

Deutsche Aids-Hilfe
Dieffenbachstr. 33
Postfach 61 01 49
10967 Berlin
Tel.: 030/69 00 87-0
Fax: 030/69 00 87-42

*Landesverbände der Aids-Hilfen*
### Baden-Württemberg
Frankstr. 143
75172 Pforzheim
Tel.: 0 72 31/4 01 10

### Bayern
Corneliusstr. 2
80469 München
Tel.: 089/2 36 80 80

### Berlin
Neue Bahnhofstr. 28
10245 Berlin
Tel.: 030/2 91 00 83

### Hamburg
c/o Werner Borsbach
Poolstr. 11
20355 Hamburg
Tel.: 040/34 03 12

### Hessen
Friedberger Anlage 24
60316 Frankfurt/M.
Tel.: 069/43 97 96

### Niedersachsen
Obere Karspüle 14
37073 Göttingen
Tel.: 05 51/4 51 96

### Nordrhein-Westfalen
Hohenzollernring 48
50672 Köln
Tel.: 02 21/25 35 95

### Rheinland-Pfalz
c/o AIDS-Hilfe Mainz
Hopfengarten 19
55116 Mainz
Tel.: 061 31/22 22 75

### Schleswig-Holstein
c/o AIDS-Hilfe Kiel
Goethestr. 23
24116 Kiel
Tel.: 04 31/55 10 54

(Die Landesverbände geben Auskunft über
weitere nähergelegene Beratungsstellen)

## Aids-Hilfen in Österreich

### Aids-Hilfe Wien
Wickenburggasse 14
A-1080 Wien
Tel.: 04 31/4 08 72 72

### ÖAIOZ
Informations- und
Dokumentationszentrum
Blechturmgasse 7/9
A-1050 Wien
Tel.: 04 31/54 13 10

## Aids-Hilfen in der Schweiz

### Zürcher Aids-Hilfe
Birmensdorferstr. 169
CH-8003 Zürich
Tel.: 01/4 61 15 16/5

### Bundesamt für Gesundheitswesen
Gesundheitsinformation
Hess-Str. 27 E
CH-3097 Liebefeld
Tel.: 031/9 70 87 11

### Verein Schweizerische
### Drogenfachleute
Rebenweg 16
CH-4143 Dornach
Tel.: 061/7 01 26 36

### Herr A. begründet, warum er das Sex Buch überarbeitet hat.

*«Was, Herr A., hat Sie veranlaßt, Ihr erfolgreiches Aufklärungsbuch noch einmal unter die Lupe zu nehmen? Was nehmen Sie zurück, was fügen Sie hinzu?»*

Ist die Neuauflage erst einmal draußen, wird mir diese Frage ständig gestellt werden. Also beantworte ich sie gleich hier. Ich will damit vor allem auch der Spekulation entgegentreten, mit dem Anschluß der DDR an die BRD habe sich die «sexuelle Lage der Nation» so gründlich verändert, daß alle Sexualaufklärungsbücher umgeschrieben werden müßten.

Natürlich wird, wer sich für sexualwissenschaftliche Feinheiten interessiert, anhand von Untersuchungen leicht nachweisen können, daß es an diesem oder jenem Punkt Unterschiede gab und gibt zwischen den Sexualerfahrungen von Jugendlichen, die ihre Kindheit und Jugend in der DDR erlebten, und Jugendlichen, die in der BRD aufwuchsen.

Ob aber ein Junge aus dem sächsischen Zwickau dreikommafünf Monate vor einem Gleichaltrigen aus dem westfälischen Münster den ersten Geschlechtsverkehr «vollzog» oder ob Frauen in der DDR sich weniger onanistisch «betätigen» als Frauen in der BRD und warum das alles so ist, falls es so ist, soll hier nicht interessieren. Mit Statistik befasse ich mich nur dann, wenn sie wirklich auffallende Unterschiede im Sexualverhalten zutage fördert. Das tut sie – im wesentlichen – nicht. Doch bei aller statistischen Übereinstimmung im Seuxal*verhalten* habe ich nicht vor, vierzig Jahre unterschiedlicher gesellschaftlicher Entwicklung einfach zu ignorieren und damit als unerheblich und bedeutungslos für das Sexualleben der Bevölkerung darzustellen.

Schon die Rolle des Sexuellen im Alltag macht den Unterschied deutlich. Das bundesdeutsche Alltagsleben ist – wie das aller kapitalistischen Gesellschaften modernen Zuschnitts – durch und durch sexualisiert. Sexuelle Anreize sind unverzichtbarer Bestandteil beim Verkauf von Waren aller Art. Der weibliche Körper – und neuerdings auch der

männliche – wird als Verkaufshilfe und Verkaufsargument eingesetzt. Der mehr oder weniger offene Vertrieb von pornographischen Druckvorlagen und Bildmedien gehört mittlerweile zu den Selbstverständlichkeiten einer freien Marktwirtschaft. Und seit Einführung des Kommerzsystems hat Pornographie auch im öffentlichen Medium Fernsehen einen festen Programmplatz. Diese marktwirtschaftlichen «Errungenschaften» sind keineswegs allgemein akzeptiert. Besonders Frauen protestieren immer wieder – und fast immer vergeblich – gegen die Vermarktung des weiblichen Körpers und die damit verbundene Abwertung des Sexuellen.

Wie die Sexualisierung und Pornographisierung des öffentlichen Lebens funktioniert, hat die Bevölkerung der neuen Bundesländer gerade in einer Art Crashkurs erfahren. Heute fragen sich viele, die in der DDR aufwuchsen und das sexuelle Klima dort oft als muffig empfanden, ob zwischen kleinbürgerlich-proletarischer Prüderie von Ulbricht, Honecker und Co. und marktwirtschaftlicher Pornographie einer Beate Uhse oder Teresa Orlowski nicht noch eine andere Form des öffentlichen Umgangs mit dem Sexuellen möglich sein müßte.

Das SEX BUCH ist eine Aufklärungsschrift für die nachwachsende Generation. Es ist kein Buch, das die unterschiedliche sexualpolitische Entwicklung der beiden deutschen Staaten nachzeichnen oder gar aufarbeiten will.

Sowohl die BRD als auch die DDR hat in den 60er und den 70er Jahren eine Phase der sexuellen Liberalisierung durchlaufen. Sowohl in der DDR als auch in der BRD haben sich neue Beziehungsformen neben den alten durchgesetzt und mit ihnen andere als die bisher üblichen Moralvorstellungen über die sexuellen Beziehungen der Menschen. Sowohl in der BRD als auch, wenngleich mit einiger Zeitverzögerung, in der DDR haben sexuelle Minderheiten den Kampf gegen gesellschaftliche Diskriminierung aufgenommen. Sowohl in der DDR als auch in der BRD wurde diese Entwicklung von oben massiv behindert – hüben wie drüben, drüben wie hüben im Namen einer längst überholten Ehe- und Familienideologie. Die sexuelle Befreiung kam, als sie kam, von unten. Von wo sollte sie sonst auch herkommen?

Ob die Menschen in der BRD sexuell befreiter, befriedigter und glücklicher lebten als die in der DDR – oder ob das Gegenteil der Fall war –, wird niemand jemals beantworten können. Bereits die Frage ist albern. Dagegen ist die Frage, wo im Systemvergleich die Chancen einer Frau, sich zu entfalten und zu entwickeln, größer waren, eindeutig zu beantworten: in der DDR. Hier wurden soziale und rechtliche Rahmenbedingungen geschaffen, um die Frauen in der BRD noch immer – oder wieder – kämpfen.

Im März 1972 beschloß die Volkskammer der DDR – übrigens erstmals mit Gegenstimmen – das «Gesetz über die Unterbrechung der Schwangerschaft». Es erlaubte einer Frau in den ersten zwölf Wochen der Schwangerschaft, einen Abbruch vornehmen zu lassen. Einzige Voraussetzung für den Abbruch war der erklärte Wille der Frau. Das Gesetz nannte einige medizinisch begründete Ausnahmen, die jedoch nichts an dem Prinzip änderten, wonach die Entscheidung alleine der Frau vorbehalten war. Dieses Gesetz hatte im Gebiet der DDR bis zum 15. Juni 1993 Gültigkeit.

Auch in der BRD sah es in den 70er Jahren so aus, als würde das Bonner Parlament einen der ältesten Unrechtsparagraphen aus dem Strafgesetzbuch streichen und endlich Frauen das Recht geben, das ihnen zusteht: über die Geburt eines Kindes selbst zu entscheiden und unter Umständen die Schwangerschaft abzubrechen.

Die politischen Voraussetzungen schienen günstig. Die Mehrheit aller Frauen war für die Streichung des berüchtigten Paragraphen 218, und ein erheblicher Teil der männlichen Bevölkerung unterstützte sie in dieser Forderung. Die Forderung, den Paragraphen abzuschaffen, war von einer breiten politischen Massenbewegung getragen. Doch deren Hoffnungen waren trügerisch, weil man den politischen Einfluß der ka-

**1974**

tholischen Kirche unterschätzt hatte. Im Verein mit konservativen und reaktionären Politikern startete die katholische Kirche eine niederträchtige Kampagne gegen die Befürworterinnen und Befürworter des Schwangerschaftsabbruchs. Einige Bischöfe scheuten sich nicht, sie in die Ecke von Kindesmörderinnen zu stellen.

Kein Paragraph des Strafgesetzbuches macht die Brutalität der Gesetzgebung des bürgerlichen Staates deutlicher als der Paragraph 218. Seine Abschaffung gehört zu den uralten Foderungen der Arbeiterbewegung und war immer wesentlicher Bestandteil des Frauenkampfes innerhalb und außerhalb der Arbeiterbewegung.

Frauen des Bürgertums war es schon immer möglich, Abbrüche vornehmen zu lassen. Höchstens die Höhe der Arztrechnung war umstritten. Fortschrittliche Gesetze in europäischen Nachbarstaaten – vor allem den Niederlanden – wiesen auch weniger begüterten Frauen einen Ausweg, wenn sie die nötigen Informationen über das Wo, Wie und Wann sowie Zeit und ausreichende Mittel für die Reise- und Arztkosten besaßen. Die Mehrzahl aller Frauen aber war auf kriminelle Pfuscher mit und ohne weißen Kittel angewiesen, auf skrupellose Geschäftemacher, die die Gesundheit der Frauen bedrohten und oft genug zerstörten. Das schließlich 1976 vom Bonner Parlament beschlossene Gesetz stellte den Schwangerschaftsabbruch auch weiterhin unter Strafe. Auch nach dem Urteil des Bundesverfassungsgerichts vom Mai 1993 bleibt der Abbruch rechtswidrig, wenn er nicht wegen einer medizinischen Notlage der Schwangeren, wegen einer Schwangerschaft durch Vergewaltigung oder bei einer Schädigung des Embryos durchgeführt wird. Die bis dahin gültige allgemeine Notlage wird als Indikation nicht mehr anerkannt. Trotzdem kann eine Frau oder ein junges Mädchen jetzt auch dann den Abbruch vornehmen lassen, ohne dafür bestraft zu werden. Die Kosten für den Abbruch werden in diesem Fall jedoch nicht von der Krankenkasse übernommen.

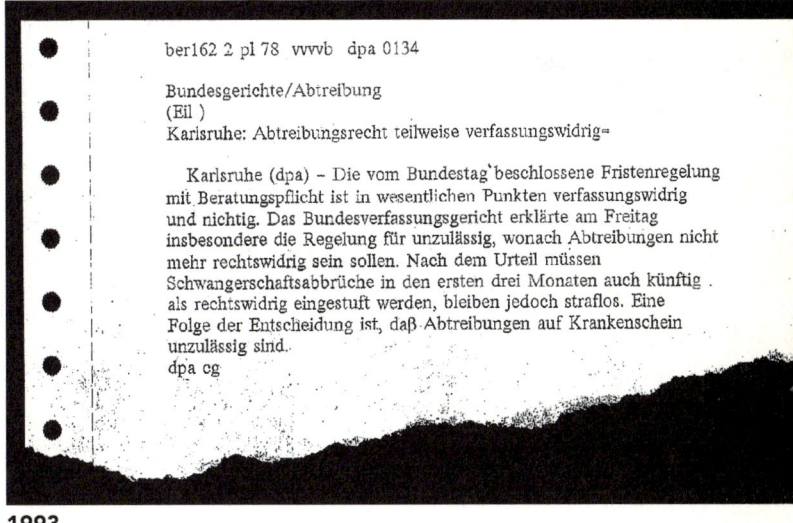

ber162 2 pl 78  vvvb  dpa 0134

Bundesgerichte/Abtreibung
(Eil )
Karlsruhe: Abtreibungsrecht teilweise verfassungswidrig=

Karlsruhe (dpa) – Die vom Bundestag beschlossene Fristenregelung mit Beratungspflicht ist in wesentlichen Punkten verfassungswidrig und nichtig. Das Bundesverfassungsgericht erklärte am Freitag insbesondere die Regelung für unzulässig, wonach Abtreibungen nicht mehr rechtswidrig sein sollen. Nach dem Urteil müssen Schwangerschaftsabbrüche in den ersten drei Monaten auch künftig als rechtswidrig eingestuft werden, bleiben jedoch straflos. Eine Folge der Entscheidung ist, daß Abtreibungen auf Krankenschein unzulässig sind.
dpa cg

**1993**

 **Was ist also zu tun, wenn...?**

Zunächst mußt du feststellen, ob du überhaupt schwanger bist. Wenn die Regel ausbleibt, verschaff dir schnell Klarheit. Je schneller der Abbruch – falls du abbrechen willst – durchgeführt wird, desto geringer ist die Belastung für dich. Kauf dir einen Schwangerschaftstest in der Apotheke. Wenn du in Bayern, Baden-Württemberg oder einer anderen katholischen Gegend wohnst, könnte es ratsam sein, nicht in die Dorfapotheke zu gehen. So kannst du Gerede vermeiden. Zehn Tage nach Ausbleiben der Regel kannst du mit Hilfe des Schwangerschaftstests ziemlich zuverlässig selber feststellen, ob du schwanger bist oder nicht.

Unterstellt, du willst die Schwangerschaft abbrechen lassen, dann sind folgende Schritte nötig:
- Du läßt dir von einem Arzt oder einer Ärztin die Schwangerschaft bescheinigen.
- Du suchst eine der staatlich anerkannten Beratungsstellen auf, wo dir entweder bescheinigt wird, daß du den Abbruch aus den obengenannten Gründen finanziert bekommst, oder, falls keiner der Gründe auf deine Lage zutrifft, bescheinigt wird, daß du beraten wurdest. Das Gesetz macht diese Beratung zur Pflicht.
- Danach suchst du dir einen Arzt oder eine Ärztin, welche den Abbruch vornehmen.

Es ist gut für dich und schön, wenn du all diese Schritte mit dem Mann oder dem Jungen, von dem du schwanger bist, gemeinsam gehen und mit ihm über alles reden kannst. Zu zweit fühlt man sich stärker, zu zweit *ist* man stärker. Ob dieser gemeinsame Weg möglich ist, hängt von eurer Beziehung und den Umständen ab, unter denen du schwanger wurdest. Auf jeden Fall sollte jede Frau wissen, daß die Zustimmung des Freundes oder des Ehemannes nicht erforderlich ist, wenn sie eine Schwangerschaft abbrechen will oder abbrechen muß.

Das Urteil des Bundesverfassungsgerichts vom Mai 1993 hat den in der BRD bislang schon mühsamen Weg zum Schwangerschaftsabbruch noch mühsamer gemacht. Die nun garantierte Straffreiheit hat einen hohen Preis: Weniger Strafe, dafür mehr Kontrolle (der Frau) – das ist der Kern des Urteils.

Warum eine Frau ein Kind haben will, behandle ich hier ebensowenig wie die Frage, warum sie es nicht haben will. Die Gründe sind so unterschiedlich, daß sie hier nicht dargestellt werden können. Alles, was ich zum Schwangerschaftsabbruch geschrieben habe, geht davon aus, daß ein Mädchen oder eine Frau, aus welchen Gründen auch immer, nicht bereit ist, ein Kind zur Welt zu bringen; grundsätzlich nicht oder nur im Augenblick nicht.

Frage an die männlichen Leser: Habt ihr bis hierher mitgelesen, oder steigt ihr erst jetzt wieder zu?

Fast scheut man sich, es zu sagen: Schwangerschaftsabbruch ist kein Verhütungsmittel, er ist vielmehr eine Folge von Unwissenheit, Nachlässigkeit und Fahrlässigkeit im Umgang mit Verhütungsmitteln. Die Folgen hat allein die Frau zu tragen. Aus der Mitverantwortung kommt der Mann aber nicht raus. Vielleicht blättert ihr noch einmal ein paar Seiten zurück und studiert den vorangegangenen Abschnitt. Er betrifft auch euch.

## Ulrike und Herr A. sprechen über die Abtreibungspille

**Ulrike:** *«Was Methoden zum Schutz vor einer ungewollten Schwangerschaft betrifft, gehöre ich sicherlich zu den gut informierten Frauen. Auch weiß ich ziemlich genau Bescheid darüber, wo und wie eine Frau das Recht auf einen Schwangerschaftsabbruch durchsetzen kann. Bei der Diskussion über die Abtreibungspille RU 486 muß ich jedoch passen, da habe ich den Durchblick verloren.»*

**Herr A.:** *«Den gewinnst du am ehesten zurück, wenn du die politische von der medizinischen Diskussion erst einmal trennst. Politisch ist die Sache nämlich ziemlich einfach. Der deutsche Lizenzinhaber weigert sich aus politischen Gründen, sein Produkt in der Bundesrepublik herauszubringen, obwohl RU 486 in Schweden, Frankreich, Großbritannien und den Niederlanden längst auf dem Markt ist. Auch in den USA wird die Abtreibungspille demnächst erhältlich sein. Erst müsse das Recht auf Schwangerschaftsabbruch einheitlich geregelt sein, argumentiert die Hoechst A. G., und das Bundesgesundheitsamt als Zulassungsbehörde schließt sich dieser Argumentation an. Die Diskussion über die Abtreibungspille ist also mitten in die hoch emotionalisierte Auseinandersetzung um das Abtreibungsrecht hineingeraten.»*

**Ulrike:** *«Das ist mir klar. Der Frontverlauf entspricht ja genau dem der Abtreibungsdiskussion: auf der einen Seite die katholische Kirche und die christdemokratischen Parteien sowie allerlei Gruppen und Organisationen am rechten Rand, auf der anderen Seite die Linke und sozialliberale Parteien und Organisationen.»*

**Herr A.:** *«So klar sind die Trennlinien eben nicht. Die Tatsache, daß traditionell frauen- und sexualfeindliche Kreise gegen die Abtreibungspille sind, kann doch nicht bedeuten, daß fortschrittlich denkende Frauen und Männer automatisch für die Abtreibungspille sein müssen.»*

**Ulrike:** *«Geschenkt! Aber es muß ja etwas Besonderes an dieser Pille sein.*

## Beratungsstellen in Deutschland

**PRO FAMILIA** – Deutsche Gesellschaft für Sexualberatung und Familienplanung e.V.

*Bundesverband der PRO FAMILIA*
Stresemannallee 30
60596 Frankfurt/M.
Tel.: 069/639002
Fax: 069/639852

*Landesverbände der PRO FAMILIA*
**Baden-Württemberg**
Haußmannstr. 6
70188 Stuttgart
Tel.: 0711/215 5108/9

**Bayern**
Türkenstr. 103/I
80799 München
Tel.: 089/399079

**Berlin**
Ansbacher Str. 11
10787 Berlin
Tel.: 030/2139013

**Brandenburg**
Gartenstr. 42
14478 Potsdam
Tel.: 0331/7093205/6

**Bremen**
Stader Str. 35
28205 Bremen
Tel.: 0421/444624

**Hamburg**
Poppenhusenstr. 12
22305 Hamburg
Tel.: 040/2994395

**Hessen**
Schichaustr. 3–5
60314 Frankfurt/M.
Tel.: 069/447061

**Mecklenburg-Vorpommern**
Graf-Schack-Str. 6
18055 Rostock
Tel.: 0381/31305

**Niedersachsen**
Steintorstr. 6
30159 Hannover
Tel.: 0511/363608

**Nordrhein-Westfalen**
Hofaue 63
42103 Wuppertal
Tel.: 0202/24565-10

**Rheinland-Pfalz**
Schießgartenstr. 7
55116 Mainz
Tel.: 06131/236350/54

**Saarland**
Mainzer Str. 106
66121 Saarbrücken
Tel.: 0681/64566

**Sachsen**
Wurzner Str. 95
04315 Leipzig
Tel.: 0241/6892052

**Sachsen-Anhalt**
Am Krähenberg 4
06118 Halle
Tel.: 0345/7700673

**Schleswig-Holstein**
Marienstr. 29–31
24937 Flensburg
Tel.: 0461/180407

**Thüringen**
Bahnhofstr. 27/28
99084 Erfurt
Tel.: 0361/6438514

(Beim PRO FAMILIA-Bundesverband und bei den einzelnen Landesverbänden sind vollständige Adressenlisten auch von den regionalen Beratungsstellen erhältlich)

## Beratungsstellen in der Schweiz

**Familienplanungsstelle**
Universitätsfrauenklinik
Schanzenstr. 46
CH-4031 Basel
Tel.: 061/3259595

**Familienplanungs- und Beratungsstelle**
Kantonales Universitätsfrauenspital
Falkenhöheweg 1
CH-3012 Bern
Tel.: 031/3001142

**Familienplanungsstelle**
Universitätsfrauenklinik
Departement für Frauenheilkunde
Frauenklinikstr. 10
CH-8091 Zürich
Tel.: 01/2551 11

(Bei den Familienplanungsstellen gibt es auch weitere Adressen in kleineren Städten)

## Beratungsstellen in Österreich

**Österreichische Gesellschaft für Familienplanung (OGF)**
in der Ignaz-Semmelweis-Frauenklinik
Bastiengasse 36–38
A-1180 Wien
Tel.: 01/478 52-42-389

(Eine ausführliche Liste der rund 200 Beratungsstellen in allen Landesteilen schickt das Österreichische Bundesministerium für Jugend und Familie, Franz-Josephs-Kai 51, A-1013 Wien, Tel.: 01/5 3478-177)

*Welchen Vorteil hat sie denn im Vergleich zu anderen Methoden des Schwangerschaftsabbruchs? Wie wirkt RU 486? Wie reagieren Frauen auf die Pille – körperlich und psychisch?»*

**Herr A.:** *«RU 486 ist ein Anti-Hormon, eine chemische Substanz, die den Hormonhaushalt einer Frau so beeinflußt, daß eine befruchtete Eizelle sich nicht in der Gebärmutter einnisten kann. Zwar ist erforscht, wie das Präparat in der hormonalen Wechselwirkung des weiblichen Körpers funktioniert. Welche Veränderungen diese Beeinflussung des Hormonhaushaltes langfristig bewirkt, ist dagegen nur wenig bekannt. An diesem Punkt setzt die Kritik jener Frauen ein, die aus medizinischen und frauenpolitischen Gründen diese neueste ‹Errungenschaft› der Pharmaforschung ablehnen.»*

**Ulrike:** *«Die Diskussion kommt mir bekannt vor. Die hatten wir schon mal, als nach der anfänglichen Begeisterung über die Anti-Baby-Pille Nebenwirkungen bekannt wurden, die der allgemeinen Pillen-Euphorie einen Dämpfer verpaßten.»*

**Herr A.:** *«Seitdem ist mehr als ein Vierteljahrhundert vergangen. Eigentlich sollten wir unterdessen gelernt haben, chemischen Problemlösungen zu mißtrauen. Jede neue Technologie des Schwangerschaftsabbruchs muß danach befragt werden, ob sie der Frau – ihrem Körper und ihrer Psyche – angemessen ist. RU 486 ist mit Risiken verbunden, gesundheitliche Schäden sind kurz-, mittel-, und langfristig zu befürchten. Die Pille ist ein Fortschritt für die Pharmaindustrie und ein Rückschritt für die Frau. So argumentieren die Kritikerinnen der Abtreibungspille.»*

**Ulrike:** *«Da ist was dran. Wir – die Frauen – werden uns zu entscheiden haben, wie lange wir uns noch zum Objekt einer Forschung machen lassen wollen, die unserem Körper so ziemlich alles zumutet…»*

**Herr A.:** «...*während gleichzeitig die Entwicklung mechanischer Verhütungsmittel, die den Körper nicht mit chemischen Substanzen malträtieren, vernachlässigt wird.*»

**Ulrike:** «*Aber lassen wir diesen Aspekt einmal beiseite. Jede Frau wird diese Grundsatzentscheidung sowieso für sich selbst treffen müssen.*»

**Herr A.:** «*Ohne öffentliche Diskussion wird sie dazu kaum in der Lage sein, vor allem wenn man berücksichtigt, daß die RU-486-Lobby mit Versprechungen hausieren geht, welche die chemische Abtreibungsmethode allen anderen Methoden überlegen erscheinen lassen.*»

**Ulrike:** «*Zweifellos kommt die Abtreibungspille einer alten Forderung der Frauenbewegung entgegen. Mit RU 486 wird der Schwangerschaftsabbruch der frauenärztlichen Zuständigkeit entzogen und in die Privatsphäre der Frau verlegt.*»

**Herr A.:** «*Wenn es so wäre, wie die RU-486-Befürworterinnen und -Befürworter behaupten. Erfahrungen in Frankreich belegen jedoch, daß der Abbruch oft nicht nur mit starken – wirklich starken – Schmerzen verbunden ist, sondern in vielen Fällen auch mit heftigen Blutungen. Darüber hinaus ist eine Vielzahl anderer Nebenwirkungen bekannt, die nach einer ärztlichen Kontrolle zwingend verlangen. Worin also soll der Sinn einer chemischen Abtreibung liegen, wenn sie Frauen zu drei oder vier Arztbesuchen zwingt und zu wiederholten vaginalen Ultraschalluntersuchungen? Denn um zu prüfen, ob das abgestorbene Ei von der Gebärmutter auch tatsächlich völlig abgestoßen worden ist, sind Ultraschalluntersuchungen unverzichtbar. Notfalls – und dieser Notfall kommt häufiger vor, als die RU-486-Lobby öffentlich verlauten läßt – muß dann sogar noch die mechanische Absaugmethode angewendet werden. Warum dann nicht gleich? Es ist wirklich nicht zu erkennen, worin der Vorteil der chemischen Methode bestehen soll.*»

**Ulrike:** «*Heißt das, du lehnst RU 486 rundweg ab?*»

**Herr A.:** «*Ich kann nur sagen, daß ich diese Pille nicht schlucken würde. Ich sage das, obwohl ich weiß, daß es billig ist, als Mann so zu reden.*»

**Ulrike:** «*Eigentlich immer, wenn über Abtreibung und die verschiedenen Methoden gesprochen wird, wird mir erneut bewußt, wie ungelöst dieses Problem noch immer ist. Frauen sind doch nicht blöd. Sie wis-*

sen doch, was sie ihrem Körper mit all den chemisch-pharmazeutischen Substanzen zumuten. Und wenn sie es nicht wissen, dann ahnen sie es. Wie alleine gelassen müssen Frauen sich fühlen, wenn sie trotzdem auf eine Pille wie RU 486 zurückgreifen, wohl wissend oder wenigstens doch ahnend, daß sie damit gesundheitsgefährdende Risiken eingehen?»

**Kai-Uwe:** «*Stimmt es eigentlich, daß man sich auf fremden Klos was einfangen kann? Mein Bruder behauptet, daß man sich einen Tripper holen kann, wenn man Handtücher in öffentlichen Toiletten und in Hotels benutzt.*»

Sexuell übertragbare Krankheiten (früher: Geschlechtskrankheiten), die in unserem Lebensbereich vorkommen, sind Infektionskrankheiten. Der Tripper beispielsweise ist die häufigste sexuell übertragbare Krankheit und neben den Masern die häufigste Infektionskrankheit überhaupt. Sexuell übertragbare Krankheiten sind unangenehm, manchmal schmerzhaft, aber nie eine Katastrophe, wenn sie *frühzeitig* und *fachgerecht* behandelt werden. Die Ansteckungsgefahr durch bloßes Berühren eines Menschen, der beispielsweise einen Tripper hat, ist äußerst gering. Sie ist noch unwahrscheinlicher, wenn man Gegenstände berührt, die zuvor von jemandem benutzt worden sind, der einen Tripper hat. Tripperkeime sind auf Körperwärme angewiesen, sie gehen bei Abkühlung – etwa wenn sie an ein Handtuch geraten sein sollten – schnell zugrunde.

Über sexuell übertragbare Krankheiten – ihre Ursachen und Folgen – sind eine Menge Geschichten im Umlauf, die alle in Märchenbücher und nicht in Aufklärungswerke gehören. Die Warnung vor «Geschlechtskrankheiten», wie man sie in vielen Sexualaufklärungsbüchern, verbunden mit Schreckensgeschichten, lesen kann, hat eine klare Aufgabe. Autoren, die so etwas erzählen, sehen in der Sexualität selbst die Krankheit.

**Kai-Uwe:** «*Woran erkennt man eine «Geschlechtskrankheit»? Wie kann man einen Tripper von einer Syphilis unterscheiden? Was muß man tun, wenn man eine sexuell übertragbare Krankheit hat?*»

Wenn man sich eine sexuell übertragbare Krankheit holt, dann in der Regel beim Geschlechtsverkehr beziehungsweise bei allen Formen sexueller Beziehungen, die Schwanz und Möse einbeziehen. Worin sich die verschiedenen sexuell übertragbaren Krankheiten unterscheiden, ist für den einzelnen unwichtig. Denn egal, welche Art es auch ist, *der Arzt oder die Ärztin ist immer zuständig* für die Behandlung. Schwanz und Möse sind keine Tabuzonen, die ihr möglichst nicht näher betrachtet und untersucht. Beim Waschen beispielsweise könnt ihr jede Veränderung an den Geschlechtsteilen sofort feststellen. Eine Rötung auf der Eichel, ein wunder Fleck, eine Entzündung in der Möse, Ausfluß oder leichte Schmerzen beim Pinkeln sind Warnsignale für eine mögliche sexuell übertragbare Krankheit. Sie sind gleichzeitig ein Startsignal: «Ab zum Arzt oder zur Ärztin!» Für sexuell übertragbare Krankheiten sind Hautärzte zuständig. Wem es unangenehm ist oder wer Angst hat, über den Grund des Arztbesuches mit den Eltern zu sprechen, aber von ihnen einen Krankenschein braucht, kann sagen, er müsse zum Hautarzt wegen seiner Pickel, einer Akne, wegen Haarausfall oder Fußpilz.

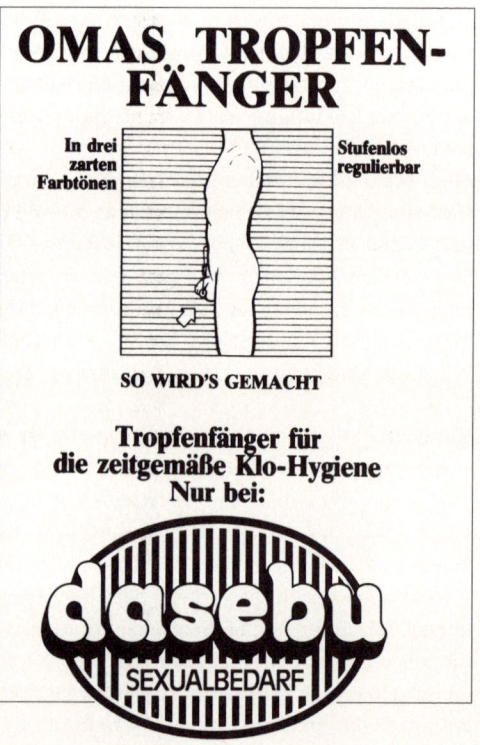

Schmerzen sind besonders bei Mädchen im Anfangsstadium einer sexuell übertragbaren Krankheit kein zuverlässiges Erkennungsmerkmal. Frauen müssen deshalb besonders auf Ausfluß und entzündete Stellen achten, weil sie – im Gegensatz zu Männern – beim Pinkeln oft keine Schmerzen spüren.

**Kai-Uwe:** *«Eigentlich kann man doch gar keine sexuell übertragbare Krankheit bekommen, wenn jeder, der eine hat, darauf verzichtet, mit jemand anderem zu bumsen.»*

Es gibt im Sexuellen nur eine wirkliche Schweinerei. Mit anderen Geschlechtsverkehr zu haben, wenn man weiß, daß man selbst einen Tripper oder gar eine Syphilis hat. Wenn man es weiß…! Es mag Leute geben, denen es egal ist, was mit ihren Sexualpartnern oder ihrer Partnerin passiert. Den meisten ist es nicht egal, und trotzdem stecken sie andere an. Weil sie nicht wissen, daß sie eine Geschlechtskrankheit haben. Man sollte deshalb schon beim geringsten Verdacht, noch bevor man Gelegenheit hatte, zum Arzt zu gehen, auf sexuelle Beziehungen verzichten. Ausfluß kann harmlos sein, zum Beispiel Zeichen für eine Harnröhrenentzündung. Selber kann man das aber nicht feststellen. Wenn der Arzt oder die Ärztin einem bestätigt, daß man sich irgendwo angesteckt hat, dann sollte man diesem «irgendwo» nachgehen. Man muß dann mit der-, dem- oder denjenigen sprechen, mit denen man zusammen war, auch wenn es unangenehm ist. Es geht nicht darum herauszufinden, wo der Schuldige oder die Schuldige sitzt. Es geht einfach darum, dem oder der anderen die Chance zu geben, so schnell wie möglich behandelt zu werden, damit die Krankheit so harmlos bleibt, wie sie ist, wenn man rechtzeitig zum Arzt geht.
Und noch was: Filzläuse sind keine Geschlechtskrankheit im klassischen Sinn, aber eine Infektionskrankheit, die durch Geschlechtsverkehr übertragen wird – und eine unangenehme juckende Plage. Mit speziellen Insektenvernichtungsmitteln ist sie leicht zu bekämpfen. Auch über Filzläuse muß man mit seinem Partner oder seiner Partnerin sprechen. Sonst reicht man die Tierchen ewig hin und her.

## Jugendzeitschriften

Jeder denkt wohl sofort an «Bravo», «Pop Rocky», «Popcorn» oder «Bravo Girl», zu sehr knallen einem die austauschbaren bunten Titelblätter an den Kiosken ins Auge. Wenn «Bravo» der «heimliche Erzieher der Jugend» ist, dann zählen die anderen, zwar auflagenschwächeren, inhaltlich jedoch deckungsgleichen Jugendmagazine zu den heimlichen Miterziehern.

Daß Zeitschriften zumeist nur gemacht werden, um Anzeigen zu umranken, dürfte bekannt sein und wäre auch im Falle von «Bravo» oder «Pop Rocky» nicht erwähnenswert. Diese sogenannten Jugendzeitschriften bringen es aber fertig, ihre Artikel so zu «gestalten», daß sie zu nichts anderem werden als Werbegeschichten für Stars, Gruppen und Plattenfirmen. Was dann noch übrigbleibt – neben Werbung und Werbeartikeln –, ist der «Lebenshilfe» vorbehalten. Zielstrebig werden die Themen herausgegriffen, an denen Jugendliche sich abarbeiten, die Zähne ausbeißen und auf die sie anderswo keine Antworten bekommen. Mit Versprechungen wird nicht gespart. Den geheimen Wunsch vieler Leserinnen und Leser, selbst einmal zu denen im Showgeschäft zu gehören, nützt man hemmungslos aus. Regelmäßige Wettbewerbe nähren die Hoffnung, als Lossieger einem der bewunderten Stars wenigstens für Minuten auf den Leib rücken zu dürfen. Selbst die Einsamkeit vieler Jungen und Mädchen versprechen diese Jugendzeitungsmacher mit Computerfirlefanz und Kontaktcoupons zu überwinden. Und natürlich nutzt man die Unaufgeklärtheit der meisten Jugendlichen, um unentwegt sogenannte Sexualaufklärungsserien zu starten. Die Machart der Foto-Sex-Geschichten ist besonders gemein. Man heizt an und geilt auf bis zu einem Punkt, wo der Leser nun wirklich wissen möchte, wie es weitergeht. (Ächz, geil, stöhn!) Doch: «Fortsetzung folgt.»

Pubertätatütata. «Bravo» klärt auf. Wieder mal. «Noch nie wurde über dieses Thema so offen und ausführlich berichtet», behauptet die «Bravo»-Redaktion zum x-ten Male.

Was da irgendwelche Dumpfmeister über die Pubertät von Jungen und Mädchen schreiben, ist mehr erstunken als erlogen. «Bravo» kann und will nicht leugnen, daß Jugendliche sexuelle Bedürfnisse und Wünsche haben. Andernfalls könnte die Redaktion ja gleich von den Schmier-

heften abschreiben, die an den Eingangs-
pforten katholischer Kirchen verteilt
werden. Nein, da schreiben keine
Bekloppten, da schreiben Leute,
die eine klare Vorgabe haben. Und
die kommt aus der Anzeigenabtei-
lung. In den Inseraten, die um die
Serie gepflastert sind, kann man lesen, was Sache ist. Kaum kommt
ein Mädchen in die Pubertät, dann
schlüpft es auch schon *in die frechen*

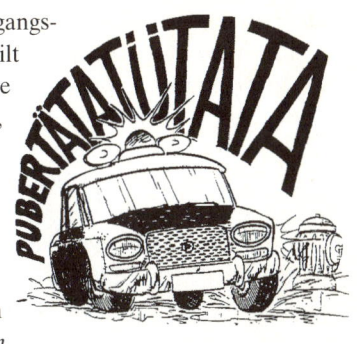

*Sternzeichen-Sets von Lovable. Carefree-Slip-Einlagen helfen* dir entweder mit Frischeduft-Deo oder wahnsinniger Luftdurchlässigkeit ebenso
über die Tage wie *always* oder *Camelia. Natürlich und sicher* sind auch
*o. b.-Tampons in vier Größen, damit alle Frauen und Mädchen Tampons
tragen können.* Aber solange du *eine fettige* Haut hast, *kommen Pickel
und Mitesser immer wieder.* Es sei denn, du nimmst *Sulfoderm.* Die
Pickel-Vertilgungsindustrie schlägt zu. Denn auch *Dado Teen Care ist
zwar stark gegen Pickel, jedoch sanft zur Haut. Damit Pickel auch unter
der Haut weggehen,* nehme man *DDD Hautbalsam Spezial. Das ist es,
was die Hautforschung heute kann. Wenn's wirklich helfen soll,* nehme
man abends die *Jade-Pickelmaske.* Die Erfolge sind phantastisch: *Mit
meinen Pickeln bin ich ins reine gekommen, dank Clearasil-Hautklärer.
Das neue Topexan wäscht deine Haut klinisch rein – zu rein für Pickel.*
Selbst bei *Akne, Ausschlag und Pusteln* erzielt *DDD Hautmittel meist
rasche Besserung.* Und *schöne Nägel in zwei Wochen* verspricht *Nu Nale
Nagel-Balsam. Nach neun Wochen habe ich mit Nägelkauen aufgehört.
In drei Tagen. Stop'n grow* macht's möglich. Wenn du immer noch allein
zu Hause hockst, solltest du *die Wertgutscheine gegen Schüchternheit
und Erröten anfordern.* Und los geht's, denn *so schön wie jetzt, war
meine Haut noch nie. Zart wie Babyhaut, sagt mein Freund.* Ab ins Bett!
*Spröde Lippen werden zart,* und du entdeckst *die Liebe.* Mit *Patentex
oval. Zuverlässig wie die Pille.* Aber *wenn Liebe heiter und unbehindert
sein soll,* schützt dich *a-gen 53 zuverlässig, ohne daß* du *oder* dein *Partner es spürt.* Geht trotzdem was schief: *Schwangerschaft selber testen.*
Ein *Evatest* oder *B-Test zum Selbermachen.*

Was aber verursacht «die große Unruhe» in der Pubertät, *was gibt einem immer wieder neue Rätsel auf?* «Bravo» antwortet: *«Beunruhigt wird ein Junge in der Pubertät auch von starken Gerüchen, die sein Körper ausströmt. Täglich waschen ist jetzt unerläßlich.»*
Ist denn gegen Waschen etwas einzuwenden? Gegen Waschen nichts! Aber gegen die Behauptung, Körpergerüche und -ausscheidungen seien etwas Ekelerregendes, dem man mit Sprays, Lotions, Balsamen, Cremes und Wässerchen zu Leibe rücken müsse. Doch halt. Was würde die Werbeabteilung sagen? Wo's keine Mittelchen gibt, die man verkaufen könnte, setzt die Dreckphantasie ein.
«Bravo»: *«Unter der Vorhaut kann sich leicht alter Schweiß sammeln und Entzündungen machen.»*
Da wird es den «Bravo»-Schreibern unangenehm. Was sich unter der Vorhaut sammelt, ist nicht Schweiß, sondern Urin und Samen. Hier nun müßte der Hinweis folgen, daß der Junge deshalb die Vorhaut zurückziehen und die Eichel waschen muß.
Mit lauwarmem Wasser und sonst nichts. Aber das eben interessiert «Bravo» nicht. Also greifen die Redakteure zum Messer des Chirur-

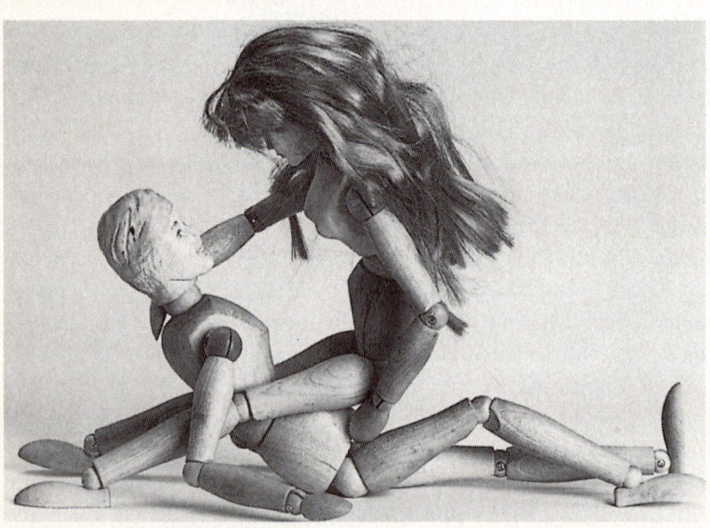

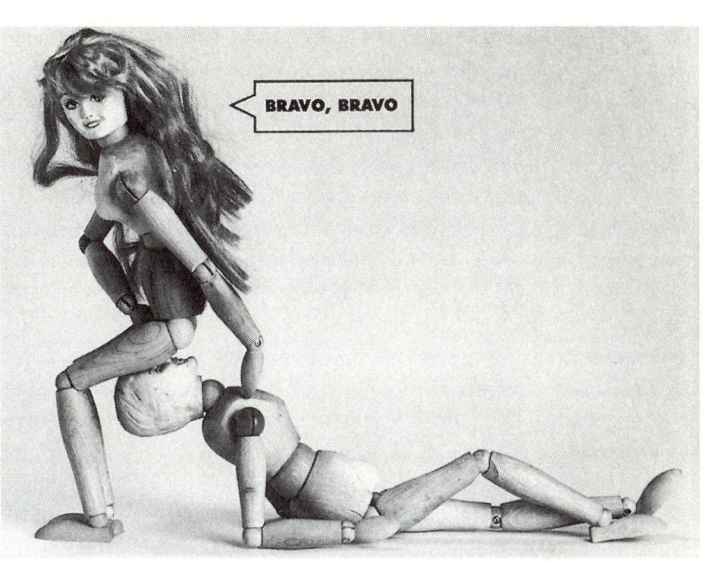

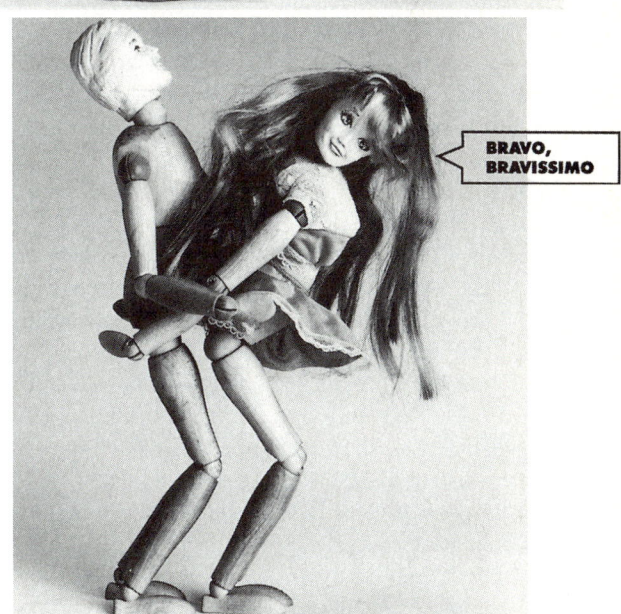

gen. «*Deshalb kann man sich die Vorhaut aus hygienischen Gründen wegmachen lassen.*» Wasser, wie gesagt, täte es auch. Die Entfernung der Vorhaut bei Jungen in und nach der Pubertät ist nur dann notwendig, wenn die Vorhaut so eng ist, daß sie nicht über die Eichel zurückgezogen werden kann. Das tut weh. Bei der Selbstbefriedigung ebenso wie beim Geschlechtsverkehr. Wem «Bravo» nun langsam stinkt, der sollte mal an seinen Socken riechen. Pubertätsmerkmal laut «Bravo»: «*Du müßtest mal sehen, wie dem seine Socken aussehen. Die stinken!*» Es gibt zwei Möglichkeiten, die dem Jungen den Beginn der Geschlechtsreife zeigen. Er erlebt bei der Selbstbefriedigung den ersten Samenerguß, oder er stellt fest, daß ohne sein Zutun während des Schlafs Samen kommt. Diese nächtlichen Selbstentleerungen sind meist mit sexuellen Träumen verbunden. Oft allerdings erinnert man sich nicht mehr an deren Inhalt. Aber daß sie irgendwo mit Lust zu tun hatten, ist schon hängengeblieben. «Bravo»-Redakteure schaffen es, auch diese lustvollen Erfahrungen zu verekeln: «*Bin ich krank? Ist das etwa so wie Eiter, der einfach rausläuft?*» läßt «Bravo» einen Jungen fragen. Jeder «Bravo»-Leser weiß natürlich, was hier erforderlich wäre. Intimspray! Die Angst der «Bravo»-Redakteure, daß man sich oder das Bettzeug beim Wichsen beflecken könnte, ist so groß, daß ihnen schließlich der Gaul durchgeht. Sie verarbeiten die Markenartikelwerbung gleich in den Text. «*Verständnisvolle Eltern legen ihren Söhnen für alle Fälle ein TEMPO-Taschentuch unters Kissen.*» Ein heimtückischer Trick im übrigen. Denn verständnisvolle Eltern überlassen es ihren Söhnen und Töchtern, ob sie sich, wann sie sich und wie sie sich selbst befriedigen. Soll man sich denn nicht mal mehr in Ruhe einen runterholen können, nur weil «Bravo» unter dem Deckmantel des Verständnisses den Eltern einen üblen Kontrolltrick empfiehlt?

Was «Bravo» nicht brauchen kann: selbstbewußte Mädchen, die auf ihren Körper stolz sind und die davon Gebrauch machen, auch an ihrem Körper Lust zu finden. Zwar wird irgendwo in der Pubertätsserie erwähnt, daß auch Mädchen (i gitt) sich selbst befriedigen. Man behandelt das Thema aber so beiläufig, daß der Eindruck entstehen muß, Mädchen onanieren nur in Ausnahmefällen.

Jungen dagegen: «*Besonders am Abend vor dem Einschlafen sind Jungen mit ihren körperlichen Problemen allein. In ihrem Innern ringen*

*Trieb und Gewissen um eine Lösung.*» Und was machen die Mädchen?
Da werden Jungen als brodelnder Vulkan dargestellt, in dessen dump-
fen Tiefen wirre Triebe toben. Aus Mädchen aber werden stille Wasser,
nicht einmal getrübt von der Lust auf 'nen leisen Wind. Mädchen sind
für «Bravo» nicht viel wert. Auf jeden Fall sind sie unvollkommen.
«Bravo» über den Orgasmus: *«Beim Jungen tritt die Samenflüssigkeit
aus dem Glied. Beim Mädchen kommt nichts.»* Da haben wir's.
Mädchen hat nix, beim Mädchen kommt nix, Mädchen ist nix.

## Ulrike, Kai-Uwe und Herr A. diskutieren über «Bravo» und andere sogenannte Jugendzeitschriften

**Ulrike:** «*Lohnt das überhaupt, sich so ausführlich mit ‹Bravo› und ähnlichen Presse-Ergüssen zu beschäftigen?*»

**Herr A.:** «*Das frage ich mich auch. Neue Medien – Fernsehen, Video, Computerspiele – haben den Einfluß von ‹Bravo› zweifellos beschnitten…*»

**Kai-Uwe:** «*…wenn ihr euch da mal nicht täuscht. Immerhin wird mehr als eine Million ‹Bravo›-Hefte verkauft. Woche für Woche. Und wenn ich mich so umschaue am Zeitungskiosk, dann muß ich sagen, es gibt Schlimmeres als ‹Bravo› – vom Landserheftchen bis zur ‹Nationalzeitung›.*»

**Ulrike:** «*Bist du denn selbst ‹Bravo›-Leser?*»

**Kai-Uwe:** «*Ich war es bis vor kurzem. Gehöre ich jetzt zur jungen Garde der Bekloppten?*»

**Ulrike:** «*Nein, nein, du hast noch alle Chancen, ein anständiger Mensch zu werden. Ich hatte schließlich auch meine ‹Bravo›-Phase. Schau dir an, was aus mir geworden ist! Im Ernst: Darum kann es nicht gehen. Eine Leserinnen- und Leserbeschimpfung finde ich kindisch. Und trotzdem frage ich mich, was mir an ‹Bravo› stinkt, warum ich das Heft so schmierig finde, gerade, wenn es um Sex geht.*»

**Herr A.:** «*Gut gemacht sind die Sexualaufklärungsartikel in ‹Bravo› nicht, sie sind aber auch nicht falsch. Nicht mehr. Da hat sich einiges zum Positiven verändert in den 80er Jahren. Schlimm sind aber nach wie vor die Leserbrief- und Ratgeberseiten.*»

**Ulrike:** «*…die von Redakteurinnen und Redakteuren geschrieben werden…*»

**Herr A.:** «*Das ist ein Gerücht. Einige von den Leserbriefschreibern ausgebreiteten Problemfälle sind allerdings so schräg und skurril, daß sie nur der Sexualphantasie von total versauten Erwachsenen entsprungen sein können. Und nach wie vor zweideutig ist der Umgang mit Homosexualität.*»

**Kai-Uwe:** «*Das stimmt doch überhaupt nicht. Als Freddie Mercury von*

‹The Queen› starb, konnte man auch in ‹Bravo› lesen, daß Mercury es mit Männern getrieben hatte…»

**Ulrike:** «…und daran gestorben ist. Nämlich an Aids. Die Botschaft ist doch eindeutig: Wenn du es mit Männern treibst, kriegst du Aids und landest auf dem Friedhof.»

**Herr A.:** «Wenn ich sage, der Umgang mit Homosexualität sei zweideutig, dann meine ich genau das. Einerseits werden junge Schwule und Lesben in dieser Art von Zeitschriften nicht (mehr) niedergemacht. Ich habe einige durchaus vernünftige und vorurteilsfreie Artikel über Schwule – in ‹Bravo› – und über Lesben – in ‹Bravo-Girl› – gelesen. Wenn es aber um schwule Stars geht, hält die Redaktion entsprechende Informationen zurück.»

**Ulrike:** «Das ist doch in Ordnung so.»

**Kai-Uwe:** «Finde ich auch. Ob einer schwul ist oder nicht, ist doch seine Sache. Es ist doch nicht Aufgabe von ‹Bravo›, das zu enthüllen.»

**Herr A.:** «Einverstanden. Auch ich bin gegen das sogenannte ‹outing›, also die öffentliche Vorführung von homosexuellen Männern und lesbischen Frauen gegen deren Willen. Aber ich bin auch gegen das Auslegen falscher Fährten. Es ist doch eine Verarschung von Leserinnen und Lesern, wenn in ‹Bravo› oder sonstwo Mädchengeschichten von einer Teenie-Band erzählt werden, und die Jungs sind durch die Bank schwul.»

**Ulrike:** «Das ist ja genau der Trick und der Tick von ‹Bravo›. Alles wird mit einer Sexsoße übergossen. Ständig wird über das Intimleben der Stars berichtet. Und je jünger die Stars sind, desto mehr wird der Eindruck erweckt, sie seien noch verfügbar und verführbar.»

**Herr A.:** «Dahinter steckt eine ganz nüchterne Kalkulation. Homosexuelle sind eine Minderheit, also auch eine Minderheit unter den Lesern. Was aber soll es nützen, einen Star aufzubauen, mit dem nur eine Minderheit sich sexuell identifizieren kann? Für was soll ein Star gut sein, der sich nicht von allen Leserinnen anfassen läßt bzw. sich nicht anfassen lassen würde, wenn man es schafft, in seine Nähe zu kommen, weil er sich für Jungs oder für Männer interessiert.»

**Ulrike:** «Jetzt, wo ich aus dem ‹Bravo›-Alter raus bin, habe ich die manchmal schmierigen Sexgeschichten längst vergessen. Sehr genau

*in Erinnerung habe ich aber immer noch das Mädchen-Bild, das ‹Bravo› prägt. Diese ewigen Schminktips und Modevorschläge, dieses ewige Sichzurechtmachen und Aufputzen, um im Konkurrenzkampf um den Traumboy oder den Supermann mithalten zu können.»*

**Herr A.:** *«Damit hast du genau beschrieben, was die Absicht der Redaktion und die Aufgabe von ‹Bravo› ist. ‹Bravo› soll die Teenies und Kids auf den großen lebenslangen Konsumtrip programmieren.»*

**Ulrike:** *«Die Vorbereitung auf die große Konsumorgie findet doch schon viel früher statt! Da mußt du dir nur mal den Kleiderschrank einer Barbie-Puppe anschauen und das ständig wechselnde Angebot an neuen Klamotten für Ken und all die anderen Puppengesichter.»*

**Herr A.:** *«Und dann das Generve und Genöle im Kinderzimmer, wenn die Puppen der Freundin in den neuesten Klamotten herumlaufen, während die eigene Barbie und der eigene Ken noch immer in den Kleidern der vergangenen Saison stecken.»*

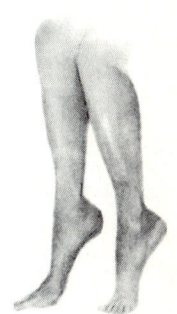

**Ulrike:** *«Ich finde diese makellosen amerikanischen Puppenkörper, die wie geliftet wirken, richtig eklig. Dieses gefrorene treudoofe Lächeln, diese ebenmäßig knospenden Brüste, diese knusprig straffen Ärsche, diese gertenschlanken Körper ohne Falten, ohne Bauch und ohne Fettansatz.»*

**Herr A.:** *«Nackt wie Mattel sie schuf, sind die Puppen besonders unwirklich: Sie nackt und ohne Möse. Auch er nackt und ohne Schwanz – aber mit eingeschweißter Unterhose...»*

**Kai-Uwe:** *«...wer Ken kennt, kennt auch das Geheimnis seiner U-Hose...»*

**Ulrike:** *«Wie gehabt: Mädchen hat nix, Mädchen is nix...»*

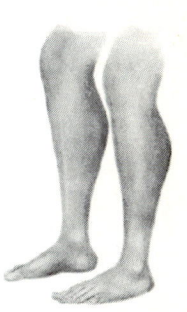

**Herr A.:** *«Mädchen haben tatsächlich einen schweren Stand in der Barbie-Puppen-Welt. Während Ken, die männliche Puppe, mit beiden Füßen auf dem Boden steht, ist Barbie dazu verdammt, ewig auf Fußspitzen durchs Leben zu gehen. Sie findet nur*

*Bodenhaftung, wenn sie in ihre hochhackigen Schuhe schlüpft. Das ist die schöne Welt der Barbie-Puppen: frauenfeindlich und sexualitäts-verleugnend. Womit wir wieder beim Ausgangspunkt wären. Es ist nicht ‹Bravo› alleine, welches Kinder und Jugendliche auf das herr-schende Schönheitsideal und den lebenslangen Konsumtrip ein-stimmt.»*

Kennt ihr den? Treffen sich zwei Schwule. Sagt der eine zum anderen: «Du, Detlef…»
Nun, da hat doch wohl jeder einen einschlägigen Scherz auf Lager?! Die Witze über Homosexuelle sind selten witzig; meistens nur billig, weil sie von Heteros über Homos auf deren Kosten gemacht werden. Lehrreich sind sie trotzdem. Sie zeigen, wieviel Angst vor Homosexua-lität in den meisten Männern steckt. Jeder Mann, der einen Homowitz erzählt, spekuliert nicht nur auf den Lacherfolg, er will auch zeigen, wie fern ihm jede homosexuelle Empfindung ist. Ich und schwul? Lach-haft!

**Kai-Uwe:** *«Ganz klare Sache für mich. Ich habe nichts gegen Schwule, wenn sie mich in Ruhe lassen. Ich habe persönlich auch keine Erfah-rung mit schwulen Geschichten. Außer, was jeder kennt: auf Pissoirs, wenn sie neben einem stehen und einem auf den Schwanz schielen. Oder beim Autostopfahren, wo mich mal einer zu sich nach Hause eingeladen hat. Ich habe aber gleich Lunte gerochen und habe gesagt, ich müsse noch daunddahin. Das waren, wie gesagt, alles flüchtige Sa-chen. Einen richtigen Schwulen habe ich bisher noch nicht getroffen. Wahrscheinlich, weil ich ihnen aus dem Wege gehe.»*
**Ulrike:** *«Reden wir erst mal von der männlichen Homosexualität. Ich kenne persönlich einen homosexuellen Mann. Der ist ein Freund mei-nes Freundes und mittlerweile auch einer meiner Freunde. Dann kenne ich einen Mann, von dem die Kollegen im Betrieb sagen, er sei ‹schwul›. Und dann habe ich von einem bestimmten Jungen den Ver-dacht, daß er schwul sein könnte. Darauf komme ich noch mal zurück.»*

Wie oder woran erkennt man Homosexuelle? Wenn sie sich zu erkennen geben, klar! Gibt es äußere Merkmale oder ein bestimmtes Verhalten oder andere «Auffälligkeiten»?

Wie kommt einer wie Kai-Uwe zu der Sicherheit, mit der er behauptet, er kenne keinen Homosexuellen? Hat er alle Freunde, seine ehemaligen Schulkameraden und Lehrer oder alle aus seiner Clique gefragt, ob sie homosexuell seien? Und wie macht er das, wenn er Homosexuellen aus dem Weg geht? Was sind die Erkennungsmerkmale? Was läßt in ihm ein Signal aufleuchten: «Vorsicht, ein Schwuler»?

Oder Ulrike: Woher weiß sie, daß einer ihrer Freunde homosexuell ist? Wie kommt es, daß man von einem Kollegen oder einer Kollegin munkelt, sie seien homosexuell? Tragen sie Schilder um den Hals oder was?

**Kai-Uwe:** *«Da muß ich doch nicht fragen. Das merkt man doch. Wenn einer meiner Freunde nie mit Mädchen rumhängt, dann würde mir das doch auffallen, und ich würde mir meine Gedanken machen. Oder einer mit 'ner Riesenmatte, einem Milchgesicht und weichen Bewegungen, der ist mit ziemlicher Sicherheit schwul. Und dann die Typen, die so weibisch tun, die sind doch alle schwul, natürlich auch die Tunten, die in Weiberklamotten rumlaufen.»*

**Ulrike:** *«Im Falle unseres Freundes ist die Antwort einfach. Er hat es uns gesagt. Wir kennen auch den Jungen, den er liebt und mit dem er zusammenlebt. Wir sprechen oft über Homosexualität und Homosexuelle. Deshalb weiß ich auch einiges darüber. Das mit dem Kollegen bringt mich in Verlegenheit. Nicht nur seinetwegen, sondern weil er nicht der erste ist, über den man geredet hat. Ja, wieso eigentlich? Das ist wohl eine Summe von kleinen Einzelbeobachtungen. Vielleicht redet so jemand wenig von seinen Liebesabenteuern, was besonders auffällt, wenn er gut aussieht. Wahrscheinlich erzählt er auch keine Witze. Weder solche noch solche. Auf jeden Fall keine, die zu Lasten von sexuellen Minderheiten gehen oder zu Lasten von Frauen. Vielleicht hat er mal einer Kollegin einen Korb gegeben. Und dann noch einer. Es ist meist nichts Konkretes. Eines Tages heißt es eben, der ist schwul. Ich weiß, daß all die Gründe, die ich eben aufgezählt habe, absolut nichts sagen. Ich weiß auch, daß sich Homosexuelle aus*

*Angst, entdeckt zu werden, oft genau umgekehrt verhalten. Sie prot-*
*zen mit Frauenerlebnissen, erzählen die härtesten Homowitze und be-*
*flirten jede Frau, nur um zu beweisen, wie ‹normal› sie doch sind.»*

Es gibt *kein* Erkennungsmerkmal für Homosexuelle. Genauer: Es gibt
kein Merkmal und kein Verhalten, das es einer heterosexuellen Frau
oder einem heterosexuellen Mann möglich machen würde, einen homosexuellen Mann oder eine homosexuelle Frau, die nicht erkannt
werden wollen, sozusagen per Augenschein zu erkennen. Schon gar
nicht unterscheiden sich Homosexuelle im Aussehen von den Heteros.
Äußerlichkeiten, wie das Tragen von Frauenkleidern, sagen nichts
über die sexuelle Partnerwahl.
Die meisten Männer, die Frauenkleider tragen – sogenannte Transve-
stiten –, lieben Frauen, sind also heterosexuell. Besonders jungen Typen macht es oft Spaß – egal, ob sie hetero- oder homosexuell sind –,
gegen den Männlichkeitswahn anzugehen, indem sie Frauenkleider anziehen.

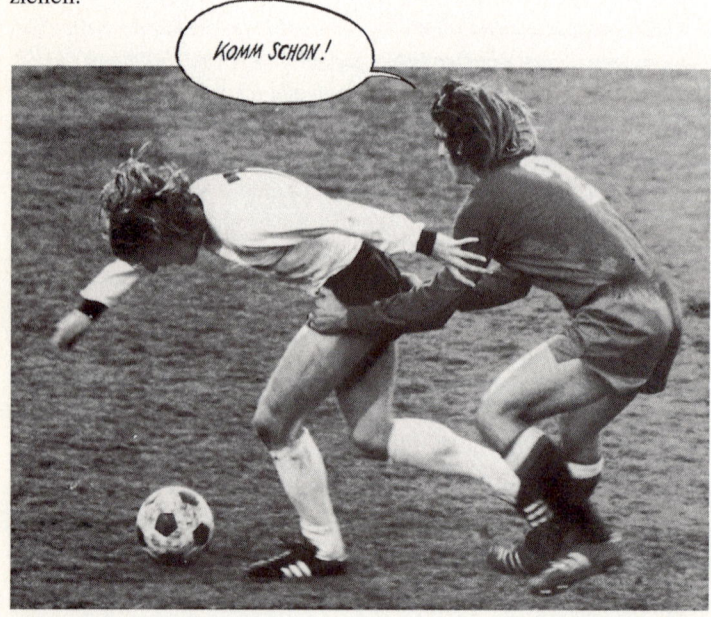

Selbst bewußt zur Schau getragenes, oft überzogenes weibliches Verhalten bzw. das, was allgemein dafür gehalten wird, ist kein Erkennungsmerkmal. Auch wenn einige homosexuelle Männer ihre sexuellen Interessen so zur Schau tragen. Und was tragen die anderen zur Schau? Männlichkeit! Die Mehrzahl der männlichen Homosexuellen ist so männlich, wie die meisten Männer männlich sind; so männlich wie das, was allgemein für männlich gehalten wird.

Kai-Uwe würde sich wundern, wenn er erfahren würde, mit wie vielen Männern oder männlichen Jugendlichen er es schon zu tun hatte, ohne zu wissen, daß sie homosexuell sind. Er wäre genauso verwundert, wenn er wüßte, wie viele Mädchen und Frauen, mit denen er schon zu tun hatte, homosexuell sind.

**Kai-Uwe:** «*Mich würde überhaupt interessieren, wie Homosexualität entsteht. Darüber weiß man nichts.*»

Das interessiert viele Leute sehr. Nur die meisten Homosexuellen interessiert es nicht. Es interessiert sie sowenig, wie es die Heterosexuellen unter euch bisher interessiert hat, wie Heterosexualität entsteht. (Unter *Homo*sexualität versteht man Beziehungen zwischen dem *gleichen* Geschlecht. Unter *Hetero*sexualität versteht man die Beziehung zum *Gegen*geschlecht, also dem jeweils anderen Geschlecht.) Von den Wissenschaftlern ist im übrigen auf diese Frage keine eindeutige Antwort zu bekommen. Man weiß nicht, wie aus Mann oder Frau Hetero- oder Homosexuelle werden. Nur eine Erkenntnis kann als gesichert gelten: Egal, welchen Zeitraum der menschlichen Geschichte man herausgreift, egal, ob man kreuz oder quer forscht, die Jahrtausende vor oder zurück, egal, unter welchen Eigentumsverhältnissen und unter welcher Produktionsweise, immer stößt man auf Formen gleichgeschlechtlicher Beziehungen. Weniger bekannt ist, unter welchen gesellschaftlichen und geschichtlichen Bedingungen Homosexualität verfolgt und unter welchen Bedingungen sie anerkannt oder sogar besonders hoch angesehen ist. Es gibt viele Versuche, die Entstehung von Homosexualität zu erklären. Sie gehen zurück bis ins Altertum, wobei man heute nicht viel weiter ist als damals: bei Erklärungs*versuchen*.

Einige Wissenschaftler sehen ausschließlich biologische Ursachen. Sie konzentrieren sich besonders auf die Hormonforschung. Einige Wissenschaftler vermuten eine Fehlschaltung im Sexualzentrum des Hirns. Diese Theorie ist besonders abenteuerlich, weil es bisher nicht einmal gelungen ist, ein Sexualzentrum im Hirn überhaupt auszumachen. Einige Wissenschaftler glauben, daß komplizierte psychische Beziehungen zwischen Vater und Mutter und Kind in den ersten sechs Lebensjahren die Entstehung von Homosexualität beeinflussen oder verursachen. Und einige Leute glauben, daß es weder eine biologische «Vererbung» noch eine psychische Beeinflussung während der ersten sechs Lebensjahre, sondern nur Verführung ist, die für das «Übel Homosexualität» verantwortlich ist.

Ihr seht, es gibt keine klare Antwort, folglich führt die Frage nach den Ursachen des jeweiligen Sexualverhaltens zu nichts. Es interessiert ja auch in Wirklichkeit niemanden ernsthaft, der sich über *seine* gefühlsmäßige Einstellung zur Homosexualität und zu Homosexuellen klarwerden will. Wer so nachdrücklich nach den Ursachen fragt, möchte ja

wow...

eigentlich wissen, ob es denn keine Heilungschancen gibt. Läge es an Hormonen, dann könnte man doch damit experimentieren. Läge es an einem Hirnzentrum, dann könnte man doch im Hirn herumstochern. Läge es an unbewußten psychischen Vorgängen, dann müßte man eben bewußt gegensteuern. Läge es an Verführung, dann müßte man die Verführer eben einsperren, ausschalten oder ausmerzen. Was steckt dahinter, wenn sich Leute plötzlich für Ursachen interessieren, die sich ansonsten mit allem abfinden und weder danach fragen, warum ein Stein, wenn man ihn losläßt, fällt und nicht zum Himmel steigt, warum die Sonne im Osten aufgeht und im Westen unter, noch warum es Arme und Reiche gibt? Ausgerechnet, wenn es um die Schwulen geht, verlangen sie genaue Erklärungen.

Wer den barmherzigen Samariter spielen will und sich den Kopf zerbricht, wie man Homosexuelle heilen könnte, sollte folgendes zur Kenntnis nehmen: Die allermeisten Homosexuellen wollen nicht geheilt werden. Sie wollen so sein, wie sie sind. Die wenigen, die «geheilt»

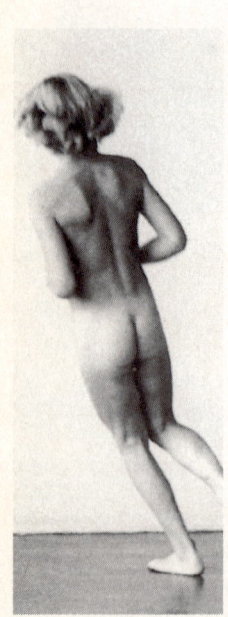

werden wollen, leiden nicht an ihren sexuellen Bedürfnissen, sondern an der Umwelt, die es ihnen schwermacht, homosexuell zu sein, einer Umwelt, die verfolgt, erpreßt und lächerlich macht.

Und zweitens: Es gibt kein einziges Beispiel, wo es Medizinern oder Psychologen oder sonstigen Wunderheilern gelungen wäre, aus einem Homosexuellen einen glücklichen, zufriedenen, zeit seines Lebens heterosexuellen Mann zu machen.

Dabei gibt es genügend Medizinmänner, die sich daran versucht haben, und genügend kriminelle Methoden, sexuelle Bedürfnisse gänzlich abzuwürgen oder vorübergehend umzupolen.

Zu diesen Methoden gehören Experimente an Menschen wie Hirnoperationen, Elektroschocks und andere Formen der Schocktherapie sowie Medikamenten«behandlung». Mit einigen dieser Methoden aber läßt sich jederzeit aus einem Hetero ein Homo, aus einem Homo ein Hetero machen. Vorübergehend wenigstens.

**Ulrike:** «*Wenn man wissen will, woran Homosexualität zu erkennen sei, kann das auch sehr persönliche Gründe haben. Moment mal! Das könnte jemand in den falschen Hals kriegen. Ich bin nicht homosexuell. Ich weiß, daß ich nicht lesbisch bin, weil ich es mit einer Frau getrieben habe. Es ist gut möglich, daß ich es wieder mit einer Frau machen werde, denn es war sehr schön das eine Mal. Aber ich weiß auch, daß ich auf Typen stehe.*

*Nein, ich will auf den Verdacht raus, von dem ich schon gesprochen habe: Ich glaube, daß mein kleiner Bruder schwul ist.*

*Schon merke ich, daß ich wieder in Verlegenheit komme, denn es fällt mir schwer, genaue Gründe für meinen Verdacht zu nennen. Ich beobachte ihn eben und frage mich, ob er glücklich ist, weil ich möchte, daß er glücklich ist. Mein Bruder ist kein Einzelgänger. Er hat Freunde, und er hat Freundinnen. Ich habe sogar das Gefühl, daß Mädchen ihn besonders mögen und daß er Mädchen mag. Aber anders, als man das gewohnt ist. Andererseits hat er mit mindestens einem Mädchen geschlafen. Das war vor zwei Jahren. Er war knapp siebzehn damals. Ich habe ihm und ihr meine Dachkammer überlassen. Ich nehme jedenfalls an, daß sie es getrieben haben. Natürlich habe ich nicht auf der Bettkante gesessen.*

*Was er heute in seinem Zimmer treibt, weiß ich genausowenig. Es ist immer der gleiche Freund, der nachts dableibt. Meist ist es zu spät für den Bus, und die beiden gehen sowieso auf die gleiche Schule. Also sind auch meine Eltern einverstanden. Meine Mutter fragt sogar oft, ob er denn nicht bleiben wolle, es sei doch schon so spät…!*

*Zwischen meinem Bruder und seinem Freund herrscht ein Einverständnis, das mich stutzig macht. Mein Gott, ich rede schon wie eine hysterische Mutter, die ausflippt bei dem Gedanken, ihr Sohn könnte schwul sein. Dabei möchte ich nur Klarheit. Ich denke mir, daß es einfacher wäre für ihn, wenn man offen darüber sprechen würde. Und für mich wäre es auch einfacher. Ich möchte einfache und klare Beziehungen und keine verlogenen. Auch zu meinem Bruder. Für mich gibt es nur ein Problem mit der Homosexualität. Ob ich es von einem Menschen weiß oder nicht weiß, entscheidet, ob meine Beziehung zu ihm ehrlich oder verlogen ist.*»

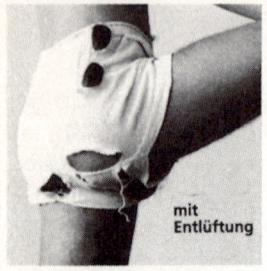

Es wäre so einfach für Ulrike. Warum fragt sie ihren Bruder nicht? Oder ist das gar nicht so einfach?

Wenn auch die verschiedenen wissenschaftlichen Annahmen über die Entstehung der Homosexualität sich widersprechen oder nur Teilerklärungen liefern, siedeln doch alle ernstzunehmenden wissenschaftlichen Theorien die Entstehung in der Zeit vor der Geburt oder der frühen Kindheit an.

Ob wir homo- oder heterosexuell sind, liegt außerhalb unserer Einflußmöglichkeiten und hat nichts mit unserem Willen zu tun. In der Pubertät, wenn wir anfangen, uns für Menschen des anderen oder des eigenen Geschlechts zu interessieren, ist die Entscheidung längst gefallen. Jetzt kommt es nur darauf an, vom Glück, das möglich ist, etwas abzubekommen, und um das Glück, das uns vorenthalten ist, zu kämpfen.

«Na, hast du schon eine kleine Freundin?» Spätestens wenn jemand so kommt und so fragt, beginnt einem Jungen, der sich nach der Zärtlichkeit eines gleichaltrigen Jungen oder eines älteren Mannes sehnt, zu dämmern, daß seine sexuellen Träume vom «Üblichen» abzuweichen scheinen. In diesem Dämmerzustand wissen die meisten noch nicht, daß sie homosexuell sind. Sie ahnen nur, daß sie anders sind, Klarheit kommt oft erst Jahre später. Mädchen, die für Frauen und Mädchen sexuell empfinden, geht es nicht anders.

Jede und jeder von euch weiß, wie kompliziert es ist, sich in diesem Alter zurechtzufinden. Es fällt schwer, eigene Interessen gegen die Eltern durchzusetzen und Anerkennung bei Erwachsenen zu finden. Es fällt schwer, sich vom Elternhaus abzunabeln. Man verliert alte Freunde und findet neue. Oft auch nicht. Dann ist man einsam. In der Schule stehen Entscheidungen an. Weitermachen oder abgehen? Schon stellt sich die Frage, welchen Beruf man erlernen soll. Angst kommt dazu, ob man überhaupt eine Lehrstelle findet. Und zu allem kommt die Liebe. Verdammt komplizierte Zeiten. Viel Unsicherheit, Unklarheit und Suche. Immerhin, die meisten wissen, wonach und nach wem sie zu suchen haben. Sie suchen Mädchen, wenn sie Jungen sind, und Jungen, wenn sie Mädchen sind. So läuft das Spiel doch, und doch läuft es so nicht für alle. Um euch herum und mit euch zusammen wachsen Mädchen und Jungen auf, mit denen ihr befreundet seid oder verfeindet, die euch etwas bedeuten oder die euch gleichgültig sind. Sie sind klein oder groß, dick oder dünn, blond oder schwarzhaarig, auffällig oder unauffällig. Ihre Eltern sind locker oder bieder, fortschrittlich oder reaktionär, besitzen Häuschen mit Garage und Alarmanlage oder sitzen in einer Sozialwohnung.

Es wäre schon wichtig, und es wäre auch richtig, wenn Ulrike mit ihrem Bruder redete. Nicht, weil er Mitleid braucht oder einen Therapeuten. Wahrscheinlich braucht er nicht einmal Trost. Was er braucht, wie jeder in seiner Lage, ist die Erfahrung, daß andere seine Besonderheit sehen, anerkennen und vielleicht sogar schätzen, selbst wenn sie seine Art zu lieben nicht nachempfinden können. Das erwartet im übrigen auch kein Homosexueller von einem Heterosexuellen; das sollte kein Heterosexueller von einem Homosexuellen erwarten.

**Kai-Uwe:** «*Hat nicht irgendwie jeder einen Schuß Homosexualität abbekommen? Ich habe mal gehört, daß eigentlich jeder Mensch bisexuell ist.*»

**Ulrike:** «*Man müßte sich erst mal darauf einigen, was Bisexualität ist. Ich habe zum Beispiel sexuelle Erfahrungen mit einer Frau und mit Männern. Bin ich deshalb bisexuell? Ich will meine homosexuelle Erfahrung nicht abwerten, aber ich bin sicher, daß ich heterosexuell bin. Meine sexuellen Wünsche und meine Tagträume kreisen einfach mehr um Männer als um Frauen.*

*Manchmal allerdings denke ich mit ziemlicher Lust an die Frau, mit der ich geschlafen habe. Ich wußte vorher, daß sie lesbisch ist. Als sie mir vorschlug, zu ihr nach Hause zu kommen, das war nach einem Konzert, wußte ich, daß sich etwas zwischen uns entwickeln könnte. Ich wußte es, und ich wußte, daß ich es wollte, wenn es wirklich pas-*

*sieren würde. In allen Einzelheiten will ich die Geschichte nicht be-*
*schreiben. Auch weil ich weiß, daß Männer das lesen werden. Ich*
*finde es ekelhaft, wie sich einige Männer an lesbischen Situationen*
*aufgeilen. Ich sage nur soviel: Alles ist unwahrscheinlich locker ge-*
*laufen. Von wem die Aktivität ausging, kann ich nicht sagen. Für mich*
*ist es sowieso nichts Ungewöhnliches, sehr nahe und sehr eng mit*
*Frauen zusammenzusein.*
*Aber an einem Punkt wurde es mehr als Streicheln und Küssen. Ich*
*wurde ganz einfach scharf, und es wäre lächerlich gewesen, wenn ich*
*plötzlich ausgestiegen wäre mit irgendeinem blöden Spruch: ‹Ach*
*nein, ich will das nicht. Das nicht!› Ich wollte genau das! Verstehst*
*du? Und wenn ich wieder eine Frau treffen werde, auf die ich so ab-*
*fahre wie damals, dann werde ich genau das wieder machen. Und*
*trotzdem halte ich mich nicht für bisexuell.»*

Wenn wir anfangen, uns konzentriert auf unsere Kindheit zu besinnen,
dann wird fast jeder und jede Erinnerungen rauskramen, die zumindest
dafür sprechen, daß wir als Kinder nicht darauf geachtet haben, mit

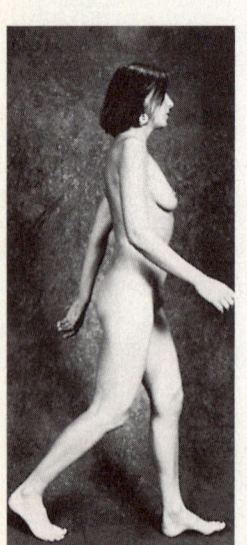

wem wir unsere kleinen Schweinereien machten.
Hauptsache, es war schön säuisch. Auch unsere
Streicheleinheiten haben wir uns geholt, wo wir sie
bekamen. Auf das Geschlecht der Streichler haben
wir nicht geachtet.

Wenn also Wissenschaftler behaupten, wir seien
alle einmal bisexuell gewesen in unserer Kindheit,
dann können sie sich auf unzählige Beobachtungen
stützen, die fast jeder und jede einzelne für sich bestätigen kann. Doch bleibt uns die wilde Wahllosig-
keit unserer Kindheit nicht erhalten. «Leider», sagen die einen, «Gott sei Dank» die anderen.

Die sexuellen Rollen sind festgelegt. Manche bäu-
men sich gegen diese Endgültigkeit auf. Sie fragen
sich, was dagegen sprechen würde, wenn man als
Mann – wie früher vielleicht schon – zu einem
Mann zärtliche sexuelle Beziehungen hat?
Warum sollte ein Mädchen keine sexuellen Bezie-

hungen zur Freundin haben, mit der sie alles zusammen macht. Warum sollten Frauen und Männer nicht gleichgeschlechtliche Beziehungen haben, auch wenn sie eigentlich heterosexuell sind? Ja, warum nicht? Es gibt nichts dagegen zu sagen. Eine erhebliche Zahl heterosexueller Männer und Frauen hat solche Erfahrungen bewußt erlebt und so gewollt. Und selbstverständlich gibt es auch homosexuelle Männer beziehungsweise Frauen, die Beziehungen zu heterosexuellen Männern beziehungsweise zu Frauen haben. Die Frage ist: Braucht man dafür unbedingt einen Begriff? Darum wurde in den 70er Jahren erbittert gestritten. Damals gab es nämlich so etwas wie eine Bisexualitätsmode. Superpotente Alleskönner bestätigten sich als Party-Unterhalter, die sich mit ihren bisexuellen Erfahrungen großtaten und andere aufforderten, es ihnen nachzutun. Ob hetero oder homo, sei doch sowieso egal und alles dasselbe.

Da wagen sich die Schwulen und die Lesben selbstbewußt an die Öffentlichkeit und bekennen sich zu ihren homosexuellen Wünschen und Gefühlen. Sie pochen auf das Recht, anders zu sein – und was geschieht? Man sagt ihnen, es sei alles dasselbe.

Leg deinen Kopf zwischen die Beine eines Mädchens. Leg deinen Kopf zwischen die Beine eines Jungen. Mach's dir bequem. Fühlst du es? Du willst doch nicht behaupten, das sei dasselbe. Hör zu, wenn ein Mädchen mit dir spricht. Hör zu, wenn ein Junge mit dir spricht. Du willst doch nicht behaupten, das sei dasselbe. Es ist *anders*. Das ist es. It's just natural.

**Kai-Uwe:** *«Aber wann erkennt man, wenn man homosexuell ist, daß man homosexuell ist?»*

Spät. Oft sehr spät. Manchmal zu spät. Das gefühlsmäßige Klima dieser Gesellschaft ist antihomosexuell. Und oft verhalten sich auch die Menschen, die einem nahestehen, unbeabsichtigt antihomosexuell. Mädchen und Jungen, die zu ahnen beginnen, daß sie homosexuell sein könnten, bieten deshalb alles auf, was sie zur Abwehr ihrer Homosexualität aufbringen können. Aber jeder Tag, an dem sie noch nicht wissen, daß sie homosexuell sind, ist ein verlorener Tag.

**Kai-Uwe:** «*Gehen wir einmal davon aus, daß man eines Tages weiß, daß man homosexuell ist. Es muß doch auch dann wahnsinnig schwer sein, einen zu finden, der auch schwul ist. Schließlich laufen ja die anderen nicht mit einem Schild um den Hals rum ‹Schwuler sucht schwulen Freund›.*»

Auch wenn homosexuelle Beziehungen zwischen erwachsenen Männern nicht mehr bestraft werden, ist die Angst vor Entdeckung und die Angst, sich bloßzustellen und lächerlich gemacht zu werden, bei fast allen Homosexuellen noch immer vorhanden.

Solange sie sich von dieser Angst nicht befreien können, werden sie ewig unzufrieden und unglücklich sein und oft auch andere unglücklich machen. Denn wer beispielsweise um der «Normalität» willen eine Scheinehe führt, ist nicht nur selbst Opfer von Homosexuellen-Unterdrückung, er macht auch seinen Ehemann bzw. seine Ehefrau zum Opfer.

**Ulrike:** «*Schon deshalb finde ich, daß gerade Frauen ein Interesse daran haben müßten, daß in der Gesellschaft eine positive Einstellung zur Homosexualität entsteht. Ich möchte jedenfalls nicht mit einem Mann verheiratet sein oder zusammenleben, der mich nur als Schutzschild benutzt. Und sexuell stell' ich mir das auch nicht gerade lustig vor. Und dann glaub' ich eben auch, daß es homosexuelle Frauen noch schwerer haben als Männer, ihre wirklichen Bedürfnisse zu entdecken. Viele Männer fragen doch gar nicht danach, ob die Frau beim Geschlechtsverkehr was davon hat. Und rein kriegen sie ihr Ding immer. Wenn eine Frau dabei nicht zum Orgasmus kommt, kriegt sie oft zu hören, das sei ihre Schuld. Sie macht sich dann vielleicht noch Gedanken, was sie falsch macht. Auf die Idee, daß sie lesbisch sein könnte, kommt sie erst gar nicht, weil sie vielleicht noch nie was davon gehört hat.*»

In fast keinem Land werden homosexuelle Frauen per Gesetz bestraft. Desinteresse kann auch eine Strafe sein. Genau das geschieht mit der weiblichen Homosexualität. Sie ist ein Sonderfall weiblicher Sexualität, etwas, worum man sowieso nicht allzuviel Aufhebens macht.

**Kuss (m). Grußform.**
*a)* Gehört neben dem Händeschütteln und Nasenreiben zu den verbreitetsten Formen der Begrüßung. *b)* **Küster.** Erfinder des Zungenkusses. *c)* **Küstrin.** Stadt an der Oder, in der das Küssen erfunden wurde. *d)* **Küste.** Meereslandschaft, die besonders zum Küssen reizt / s. a. Reizklima.

*e)* **Kussine** (w), **Kussin** (m). Nahe Verwandte, mit denen man die ersten **Kussübungen** macht. *f)* **Spartakus.** Spartanische Art des Küssens. *g)* **Kuss-Kuss.** Arabisches Gericht, das man vor dem Küssen ißt. *h)* **Luftikuß.** Besonders raffinierte Art des Küssens.

Kaum ein Junge oder Mann ist begeistert, wenn er das erste Mal merkt, daß es ihn nicht zu Frauen, sondern zu Männern zieht. Merkt er es, dann trifft ihn der Gedanke, möglicherweise schwul zu sein, aber nicht wie ein Blitz aus trübem Himmel. Homosexualität als die *andere* Möglichkeit ist jedem Mann geläufig, auch wenn er sicher zu sein glaubt, sie habe nichts mit ihm zu tun. Frauen aber wird beigebracht, erst einmal die Schuld bei sich zu suchen, wenn sie mit Männern nichts empfinden. Die Idee, homosexuell zu sein, liegt für viele Frauen in weiter Ferne.

**Ulrike:** «*Wenn Frauen sich aber mit Homosexualität auseinandersetzen, dann verhalten sie sich, glaube ich, anders als Männer. Und zwar in jeder Hinsicht. Ich habe das Gefühl, daß Frauen dann auch eher bereit sind als Männer, sich zu fragen, ob sie es nicht auch einmal mit einer Frau treiben sollten. Ich finde das auch natürlich. Eine Frau kennt meinen Körper besser als ein Mann, weil sie ihren Körper kennt. Das war ja gerade das, worauf ich so abgefahren bin. Sie faßte mich fest an, wo ich fest angefaßt werden wollte, sie berührte mich zart, wo ich zart berührt werden wollte.*
*Dann glaube ich auch, daß Frauen mehr Verständnis für homosexuelle Männer haben. Klar, es gibt auch Frauen, die so eine Art Bekehrungsfimmel haben, weil sie denken, sie müßten einen Schwulen umdrehen. Das ist aber bei Männern, wenn sie zwei Lesbierinnen sehen, viel verbreiteter. Die meisten Männer können sich doch gar nicht vor-*

*stellen, daß Frauen irgendwelche Lust verspüren, wenn nicht ein Mann mit der Stange im Nebel rumfuchtelt.»*

**Kai-Uwe:** *«Das kann ich mir auch schlecht vorstellen. Wie machen es denn die Lesben?»*

Wie die Witwe Bolte. Die machte es bekanntlich, wie sie wollte. Sonst noch eine Frage?

Vielleicht ein Tip für Kai-Uwe und alle, die sich das wirklich nicht vorstellen können: Vergeßt mal euer Wunderhorn und überlegt euch, wozu Finger und Lippen und Zunge benutzt werden können. Auf diese Weise erhaltet ihr nicht nur eine Antwort, wie es homosexuelle Frauen machen, sondern auch einen Hinweis darauf, was jede Frau liebt, wenn sie es mit einem Mann treibt.

**Kai-Uwe:** *«Und wie machen es homosexuelle Männer? Von wegen Arschficken und so? Machen die es so?»*

So und anders!

So allerdings weniger, als die meisten heterosexuellen Männer sich das vorstellen. Was die sich vorstellen, kann man sich denken: Irgendwo muß das Ding reingesteckt werden. Alles andere übersteigt ihr Vorstellungsvermögen.

Hast du mal den Finger in den Hintern gesteckt? Kein ungeiles Gefühl,

156 HOMOSEXUALITÄT

oder? Dann kannst du dir auch vorstellen, wie es ist, wenn Homosexuelle es so machen. Der anale Verkehr (in den Hintern bumsen) ist eine der vielen Möglichkeiten gleichgeschlechtlicher sexueller Beziehungen unter Männern. Es ist aber kein Unterscheidungsmerkmal für richtige oder falsche Homosexuelle. Denn viele Homosexuelle empfinden dabei keine Lust. Also lassen sie es. Und viele Heterosexuelle empfinden dabei Lust. Also machen sie es.

**Ulrike:** *«Was würde ich eigentlich erreichen, wenn ich mit meinem Bruder sprechen würde? Vielleicht kommt er von selbst raus damit? Das könnte doch sein!»*

Es dauert seine Zeit, bis Jungen oder Mädchen, die von sich wissen, daß sie homosexuell sind, damit rauskommen. Einige wagen diesen Schritt nie im Leben. Sie verschanzen sich hinter der Fassade eines «normalen, anständigen» Lebens. Aber keiner sondert sich freiwillig von den andern ab.

Es ist wahr. Viele Homosexuelle führen ein trauriges Leben. Nicht weil sie homosexuell sind, sondern weil sie zu einem Doppelleben gezwungen sind, das ihnen verbietet, in aller Öffentlichkeit aufzutreten und zu sagen: «Schaut her, ich bin schwul, und das ist schön.»

Als einzelner schaffst du das nicht. Du mußt mit Leuten reden können, die in der gleichen Lage sind wie du. Wie sind die anderen damit fertig

geworden, als sie merkten, daß sie schwul sind? Haben sie mit ihren Eltern gesprochen? Solltest du mit deinen Eltern sprechen? Oder besser vorher mit Freunden? Oder deinen Geschwistern? Kann man es sich leisten, gegenüber den Kollegen oder Schulkameraden offen als Schwuler aufzutreten?

Wer die Möglichkeit hat, zu einer Homosexuellen-Gruppe zu gehen, wird es einfacher haben, auf solche Fragen Antworten zu finden. In vielen Städten der Bundesrepublik gibt es Gruppen von Homosexuellen, die nicht nur den Erfahrungsaustausch über das Leben als Homosexuelle in einer heterosexuellen Gesellschaft oder die Organisation von Selbsthilfegruppen im Programm haben. Der Paragraph 175, der homosexuelle Beziehungen ohne Ausnahme unter Strafe stellte, wurde 1969 reformiert – nachdem bereits ein Jahr zuvor der entsprechende Paragraph in der DDR reformiert worden war. Aber auch heute noch sind Homosexuelle von Strafe bedroht, wenn beispielsweise ein über achtzehnjähriger Mann es mit einem unter achtzehnjährigen Jungen macht. Auch heute noch erhalten Homosexuelle, die die Nazi-KZs überlebt haben, keine Entschädigung oder Rente für die erlittenen Qualen. Viele dieser Gruppen haben sich weitergehende politische Ziele gesetzt. Über sie kann man sich im Einzelfall streiten. Unbestreitbar ist, daß die «Schwulen-Bewegung» vielen Homosexuellen geholfen hat und helfen wird, Selbstbewußtsein zu entwickeln und aus der Heimlichkeit in die Öffentlichkeit zu kommen.

**Ulrike:** *«Unser Freund arbeitet in einer solchen Gruppe. Aus den Gesprächen mit ihm habe ich den Eindruck gewonnen, als ginge es in der Schwulenbewegung um ähnliche Probleme wie in der Frauenbewegung. Soll man in Schwulengruppen arbeiten, oder sollte man in politischen Organisationen als Schwuler, der sich dazu bekennt, arbeiten? Oder vielleicht sogar beides?»*

Darauf gibt es keine allgemeingültige Antwort. Auch in fortschrittlichen demokratischen Organisationen ist es mitunter nicht einfach, als Homosexueller aufzutreten. Zu lange hat man sich in diesen Organisationen an pseudowissenschaftlichen Theorien über Homosexualität orientiert. Allzusehr war man auch hier bereit, sich von Vorurteilen leiten zu lassen. Im Kampf gegen antihomosexuelle Strafgesetze fanden Homosexuelle zwar früh in den Organisationen der Arbeiterbewegung Unterstützung, Verständnis aber fanden sie wenig. Homosexualität wurde lange als Krankheit angesehen oder als Ausdruck «sexueller Übersättigung» und bürgerlicher Dekadenz. Das hat sich seit den 80er Jahren geändert. Selbst die Konservativen haben mitunter ihre «Vorzeige-Schwulen».

**Ulrike:** *«Ich denke darüber nach, wie es wäre, wenn einer in der Jugendgruppe oder auch in der Gewerkschaft als Homosexueller auftreten würde. Es ist ja schon bezeichnend, daß so was bisher noch nie passiert ist. Der hätte es auf jeden Fall ganz schön schwer. Da würde keiner aufstehen und den Raum verlassen. Nein, entweder wüßte man überhaupt nicht, was man sagen sollte, oder man würde sich ungeheuer interessiert zeigen und vielleicht sogar mal einen ganzen Abend drüber sprechen. Aber auf Dauer würden sich die meisten innerlich von ‹so jemand› absetzen. Das würde über ganz kleine Kisten laufen. Wenn man beispielsweise mal Kollegen zu sich nach Hause einlädt mit Ehefrau und Ehemann bzw. Partner oder Partnerin. Ich habe da meine Zweifel, ob es die meisten schaffen würden, einem schwulen Kollegen zu sagen, er solle doch seinen Freund mitbringen. Oder einer Frau, sie solle ihre Freundin mitbringen. Das muß nicht einmal böse Absicht sein. Der Gedanke kommt den meisten wahrscheinlich gar nicht. Aber wie sich da ein Homosexueller in einer Jugendgruppe zum Beispiel wohl fühlen soll, ist mir schleierhaft.»*

Für Homosexuelle gibt es nur zwei Möglichkeiten. Sie passen sich an, oder sie kämpfen. Wer kämpft, will kein Mitleid und braucht kein Mitleid. Aber er braucht Bündnispartner. Das ist eine ebenso persönliche wie politische Frage. Wer für Gleichberechtigung eintritt, kann Homosexuelle von dieser Forderung nicht ausschließen.

Man kann beispielsweise nicht zulassen, daß einem sechzehnjährigen homosexuellen Jungen nicht die gleichen Rechte zugestanden werden wie einem heterosexuellen Jugendlichen im selben Alter.

Noch einmal: **Es gibt keine Verführung zur Homosexualität**, folglich muß auch niemand vor Verführung geschützt werden. Wohl aber

>>Jetzt machen Sie aber mal halblang. Schließlich müssen Jugendliche vor homosexueller Verführung geschützt werden.<<

gibt es Gewalt in sexuellen Beziehungen, Ausbeutung und Erniedrigung. Davor müssen Jungen und Mädchen, Homos und Heteros, Alte und Junge geschützt werden. Ansonsten, wer sich, wie es so schön heißt, im geschlechtsreifen Alter auf eine homosexuelle Beziehung einläßt, tut es, weil er weiß, *daß* er homosexuell ist, oder weil er wissen will, *ob* er homosexuell ist, oder weil er erfahren möchte, *wie* es ist, homosexuell zu sein.

## Ulrike, Kai-Uwe und Herr A. sprechen über die Wiedervereinigung von Homosexuellen

**Ulrike:** «*In jüngster Zeit frage ich mich immer öfter, ob die Schwulen heute nicht wieder genau dort stehen, wo sie standen, bevor es eine Schwulenbewegung gab: draußen. Abseits.*
*Seit der Wiedervereinigung kann einem manchmal angst und bange werden.*»

**Kai-Uwe:** «*Wie kommst du denn da drauf? Was soll denn die Wiedervereinigung mit den Homos zu tun haben?*»

**Ulrike:** «*Hast du noch nie von ‹Schwulenklatschen› gehört? Hast du noch nie gehört, daß es Jungs gibt, die losziehen, um Schwulen aufzulauern und sie zusammenzuschlagen? Einfach so. Hast du noch nie gehört, wie abfällig neuerdings wieder in Jugendcliquen über Homosexuelle geredet wird? Und nebenbei: Du solltest dir selbst einmal zuhören, wenn du von ‹Homos› sprichst.*»

**Kai-Uwe:** «*Sorry, war nicht so gemeint. Was das aber mit der Wiedervereinigung zu tun haben soll, hast du immer noch nicht gesagt.*»

**Ulrike:** «*Das ist auch gar nicht so einfach zu erklären. Was ich jedenfalls nicht sagen will, ist, daß so etwas nur in den neuen Bundesländern vorkommt. Im Westen wie im Osten der Bundesrepublik werden Homosexuelle angegriffen, verprügelt, zusammengeschlagen.*
*Mit der Wiedervereinigung und dem Zusammenbruch staatssozialistischer Gesellschaften sind männliche ‹Werte und Tugenden› völlig ungebrochen in den gesellschaftlichen Alltag zurückgekehrt. ‹Deutschland, einig Vaterland›, die Parole sagt doch schon alles. In meinen Ohren ist das eine Gewaltparole.*»

**Kai-Uwe:** «*Ist das nicht ein bißchen sehr feministisch gedacht?*»

**Ulrike:** «*Das kann schon sein. Ich habe als Frau, und nicht nur als Schwester eines Bruders, der wahrscheinlich schwul ist, viele Gründe, so zu denken. Ich weiß, wie man sich fühlt, wenn man als Frau in einer abgelegenen Straße einer Horde junger Typen, die auf Abenteuer aus sind, begegnet. Ich weiß damit auch, was in einem Schwulen vorgeht, wenn er in einer ähnlichen Situation ist.*»

**Herr A.:** «*Ausländer, Juden, Schwule, Lesben und sogar behinderte Menschen, da wird gerade ein altes Feindbild neu zusammengenagelt. Noch ist es kein geschlossenes Weltbild. Die meisten von denen, die losziehen, um Schwule zu klatschen, wollen gar nichts. Jedenfalls nichts Politisches. Sie wollen Spaß haben, sich als Männer beweisen. Da ist es am einfachsten, wenn ich auf die einprügele, die mich in meinem Anspruch, ein normaler heterosexueller Mann zu sein, verunsichern. Ich schlage ein auf das Homosexuelle in mir und knüppele es nieder.*

*Trotz der furchterregenden Zunahme von Gewalt gegen Schwule sollte man aber auch von den positiven Veränderungen reden. Die gibt es nämlich auch.*»

**Kai-Uwe:** «*In Dänemark dürfen die Schwulen sogar heiraten.*»

**Ulrike:** «*Um ehrlich zu sein, damit habe ich Probleme. Wo man hinschaut, krachen die Ehen der Heterosexuellen – und da fällt den Schwulen nichts anderes ein, als ein ‹Recht auf Ehe› zu fordern.*»

**Herr A.:** «*Wir sollten uns bei diesen Ehe-Streitigkeiten nicht lange aufhalten. Auch ich finde die Schwulen-Ehe grotesk. Daß aber homosexuelle Paare benachteiligt werden gegenüber heterosexuellen Paaren, wird wohl niemand bestreiten wollen. Und daß Schwule und Lesben nach einer Regelung suchen, die ihnen als Paar die gleichen Rechte garantiert wie allen heterosexuellen Paarbeziehungen auch, ist mehr als verständlich. Es geht dabei um ganz praktische Fragen und Probleme.*»

**Ulrike:** «*Probleme, die mir erst im Zusammenhang mit Aids wirklich bewußt geworden sind.*

*Ich denke da an das Beispiel eines Schwulen, der – auf Druck der Verwandtschaft – von den behandelnden Ärzten nicht an das Sterbebett seines aidskranken Freundes gelassen wurde mit der Begründung, er sei mit dem Sterbenden weder verheiratet noch sonstwie verwandt. Und das nach einer jahrelangen Beziehung.*»

**Kai-Uwe:** «*Das ist eine Sauerei.*»

**Herr A.:** «*Und kein Einzelfall.*»

**Ulrike:** «*Aber muß man gleich heiraten, um ein Menschenrecht wahrnehmen zu dürfen?*»

**Herr A.:** «*Vergiß das doch einfach. Ich sage es noch einmal: Im Kern*

geht es um rechtliche Regelungen. Alles andere ist Garnitur. Unter Schwulen gibt es Typen, die sich an den gleichen Kitschträumen durchs Leben hangeln wie viele Heteros auch. Und bei den Lesben ist es nicht anders.»

**Kai-Uwe:** «Ich finde ziemlich daneben, was ihr da an ehefeindlichen Sprüchen rauslaßt. Mich könnt ihr damit jedenfalls nicht überzeugen. Ich werde heiraten, und ein Spießer bin ich damit noch lange nicht.»

**Ulrike:** «Und schon sind wir mitten in einer Diskussion über den Sinn und Zweck einer Ehe. Muß das sein?»

**Herr A.:** «Den Verfechtern der Homosexuellen-Ehe kommt diese Diskussion durchaus entgegen. Sie verstehen ihre Forderung als Angriff auf den Tempel der Heterosexuellen, wie ich in einer Schwulen-Zeitschrift gelesen habe.

Leidenschaftliche Verfechter der Ehe als Institution werden sich in der Tat daran gewöhnen müssen, daß es zukünftig vielerlei Beziehungsformen nebeneinander geben wird. Jedem sei gestattet, seine Beziehung vor Gott und/oder der Welt feierlich zu besiegeln. Und wer glaubt, das Standesamt sei dafür der richtige Ort, der soll meinetwegen zum Standesamt marschieren.

Das Absurde ist doch nur, daß die Hälfte aller Brautpaare gut beraten wäre, mit dem Aufgebot gleich einen Termin beim Scheidungsrichter zu buchen.»

**Ulrike:** «Man sollte sich nichts vormachen: Unter Heteros wie unter Homos gibt es den Traum vom ewig währenden zweisamen Glück. Unter Heteros wie unter Homos gibt es Beispiele, wo dieser Traum in Erfüllung gegangen ist. Soweit ich solche Beispiele kenne – es sind nur wenige –, handelt es sich aber um alles andere als eine kuschelige Harmonie-Veranstaltung. Das sind Leute, die sich ihr Leben lang auseinandergesetzt – auch gestritten und gefetzt – haben, das sind Leute, die durch Krisen und Zerwürfnisse gegangen sind, Leute mit und Leute ohne Trauschein.»

**Herr A.:** «Und es sind Leute, die nebenbei auch noch Steuerzahler, Versicherungspflichtige und Versicherungsberechtigte, Mieter und Vermieter, Erblasser und Erbberechtigte sind. Und darum, ich sage es noch einmal, geht es im Kern bei der Diskussion um die Homosexuellen-Ehe.»

**Ulrike:** «Sie sind auch Väter und Mütter. Das sollten wir nicht vergessen.»

**Herr A.:** «Genau das aber hat man ‹vergessen›, auch in den Ländern, die registrierte Partnerschaften gesetzlich eingeführt haben. In Dänemark wie in den Niederlanden, neuerdings in Norwegen und demnächst in Schweden haben homosexuelle Paare die Möglichkeit, ihre Partnerschaft in einer zivilen Zeremonie registrieren zu lassen. Sie werden damit rechtlich und finanziell heterosexuellen Paaren gleichgestellt, steuer- und versicherungsrechtlich; was Pensionsansprüche und das Erbrecht betrifft, gelten für sie die gleichen Rechte und Pflichten wie für verheiratete heterosexuelle Paare. Als Adoptiveltern werden schwule und lesbische Paare jedoch nicht akzeptiert.»

**Kai-Uwe:** «Jetzt mal langsam. Tretet ihr etwa dafür ein, daß schwule und lesbische Paare, wenn sie registriert sind, auch Kinder adoptieren dürfen?»

**Ulrike:** «Warum sollen sie das nicht dürfen?»

**Kai-Uwe:** «Weil es für Kinder einfach besser ist, wenn sie von einem Mann und einer Frau erzogen werden und nicht von zwei Frauen oder zwei Männern. Da fehlt doch etwas.»

**Herr A.:** «Einmal unterstellt, es wäre richtig, was du da sagst, realistisch ist es auf keinen Fall. Denn allein in Deutschland, Österreich und der Schweiz wachsen Millionen von Kindern in Familien auf, die durch Scheidung oder den Tod eines Elternteils halbiert wurden. Darüber hinaus gibt es Frauen, die zwar ein Kind wollen, für die aber von Anfang an klar ist, daß sie dieses Kind ohne Vater und Ehemann aufziehen werden. Es gibt keine rechtliche Bestimmung, die das untersagt, und es sollte auch keine geben. Die Vater-Mutter-Kind-Idylle, die du im Kopf hast, gibt es immer weniger.»

**Ulrike:** «Mir jedenfalls leuchtet nicht ein, warum nicht einem Frauenpaar gestattet sein sollte, was auch einer alleinerziehenden Frau erlaubt ist – und zwar mit allen Rechten und Pflichten.»

**Kai-Uwe:** «Alleinerziehende Männer gibt es ja wohl auch noch.»

**Ulrike:** «Für die gilt das gleiche, was auch für Frauenpaare gelten sollte.»

**Herr A.:** «Eben diese Diskussion wäre vor zwanzig Jahren einfach undenkbar gewesen. In weniger toleranten Ländern wirkt sie auch heute noch wie eine Provokation. Doch sie wird auch da geführt. Kontrovers, aber immerhin. Die Schwulen sind also weiter als zu Beginn der Schwulenbewegung in den 70er Jahren. Auch in den beiden Deutschlands, in Österreich und in der Schweiz, deren Gesetzgebung hinter den skandinavischen Ländern herhinkt, hat sich die Einstellung der Bevölkerung gegenüber Homosexuellen seitdem verändert. Wer das bestreitet, hat einfach keine Ahnung von den Zuständen in den 50er und 60er Jahren.»

**Kai-Uwe:** «Jetzt haben wir aber immer noch nicht geklärt, was die Wiedervereinigung der beiden deutschen Staaten den Schwulen und Lesben gebracht haben soll.»

**Ulrike:** «Mach du nur deine Witze. Die Wiedervereinigung hat den Schwulen tatsächlich etwas gebracht. Anders als die Frauen der DDR, die mit dem Urteil des Bundesverfassungsgerichts etwas verlieren – nämlich das Recht auf Abtreibung –, haben die Schwulen in der BRD etwas gewonnen, nämlich die Anpassung der Homosexualitätsgesetzgebung an das Niveau der DDR. Die Schwulen im wiedervereinigten Deutschland sind den berüchtigten Paragraphen 175 endlich los.»

**Herr A.:** «Ganz soweit ist es noch nicht. Aber es ist damit zu rechnen, daß der Bundestag demnächst homo- und heterosexuelle Jugendliche gleichstellen und das Sonderrecht für beziehungsweise gegen Homosexuelle abschaffen wird.»

**Kai-Uwe:** «Das würde heißen, die DDR hatte den entsprechenden Paragraphen abgeschafft?»

**Herr A.:** «Sie hatte ihn auf Beschluß der Volkskammer im Frühjahr 1989 abgeschafft. Das Wort Homosexualität kam im Strafrecht der DDR nicht mehr vor. Damit wurde eine Forderung erfüllt, die schon in den 20er Jahren nicht nur von den Schwulen selbst und von liberalen Juristen, sondern auch von den Organisationen der Arbeiterbewegung erhoben worden war. Und selbstverständlich stand die Abschaffung des Paragraphen 175 auch ganz oben auf der Forderungsliste der westdeutschen Schwulenbewegung.»

**Ulrike:** «Ich glaube, man sollte die rechtliche Lage der Schwulen in der DDR nicht gleichsetzen mit ihrer tatsächlichen Lage. So gut ging es den Schwulen in der DDR nun wirklich nicht. Ich jedenfalls habe die DDR eher als schwulenfeindlich erlebt.»

TOTGESCHLAGEN
TOTGESCHWIEGEN
DEN
HOMOSEXUELLEN OPFERN
DES
NATIONALSOZIALISMUS

**Herr A.:** «*Das ist ein heikles Thema. Wenn man die Schwulen-Subkultur zum Maßstab nimmt, dann haben die Homosexuellen in der DDR sicher auf manches verzichten müssen, was vielen Schwulen in der BRD als selbstverständlich gilt. Unmittelbar nach dem Anschluß an die BRD war die Euphorie unter den DDR-Schwulen angesichts der vielen und vielversprechenden Möglichkeiten groß. Heute, das ist mein Eindruck, ist die Euphorie verflogen – auch die der Schwulen.*»

**Ulrike:** «*Mich würde interessieren, wie diese Reform des Sexualstrafrechts in der DDR begründet wurde.*»

**Kai-Uwe:** «*Vergiß es. Das ist vergangen und vorüber.*»

**Herr A.:** «*Ist es das wirklich? Zumindest die Begründung ist es wert, in Erinnerung zu bleiben. Denn der zuständige DDR-Minister hatte die Abschaffung des Paragraphen 151 – der dem 175 in der BRD entsprach – mit der Anerkennung von Menschenrechten begründet. Die am Gesetzgebungsverfahren beteiligten Experten und Expertinnen stürzten sich auf den sexualwissenschaftlichen Erkenntnisstand. Aber auch die Geschichte der Homosexuellen-Verfolgung unter den Nazis spielte bei der Entscheidung eine Rolle. Eine späte Einsicht, denn bis weit in die 70er und 80er Jahre wurden Schwulengruppen in der DDR daran gehindert, an Gedenkveranstaltungen für die Opfer des Naziterrors teilzunehmen. Ihre Forderung, den im KZ ermordeten Schwulen ein Denkmal zu setzen, wurde von der politischen Führung störrisch zurückgewiesen. Keine Frage, auch in der DDR wurden Schwule ausgegrenzt. Aber es gab auch in der DDR eine Schwulenbewegung; nicht ganz so bunt und nicht ganz so spektakulär wie in westlichen Ländern, aber es gab sie. Ihre beharrlichen Aktivitäten haben auch dazu beigetragen, daß so zu sein, wie sie sind, als Menschenrecht anerkannt wurde.*»

Eine Anmerkung an dieser Stelle: Ich bin mir bewußt, daß ich Leserinnen und Leser in Österreich und in der Schweiz mit dieser Diskussion um das deutsche Sexualstrafrecht möglicherweise langweile. Ich füge deshalb hinzu, daß es auch in Österreich und in der Schweiz eine Geschichte der Ausgrenzung und Diskriminierung von Homosexuellen gibt und daß beide Staaten ein Anti-Diskriminierungsgesetz so nötig haben wie ihr Nachbar im Norden.

Von einem Rechtsstaat kann man nämlich nur dann sprechen, wenn garantiert ist, daß niemand wegen seiner Hautfarbe, seines Geschlechts, seiner sexuellen Orientierung, seines Alters, seiner Religion und seiner Weltanschauung diskriminiert wird.

Das ist schon eine merkwürdige und nervende Erfahrung: Es vergeht praktisch kein Tag, an dem man euch nicht darauf stoßen würde, zu jung zu sein für irgendwas, worauf ihr scharf seid. Im Zweifelsfall werden Gesetzestexte herangezogen, die beweisen sollen, warum ihr im Unrecht seid und sie – die Erwachsenen – im Recht sind. Jugendschutz nennt sich das.

Im Streit um die Rechte von Eltern und die Rechte von Kindern macht bereits das Sprachhickhack überdeutlich, welche Absichten ein Teil der Jugendschützer verfolgt. Während die einen darauf drängen, die Rechte der Eltern mit dem Begriff des «elterlichen Sorgerechts» zu umschreiben, beharren die anderen auf dem Begriff «elterliche Gewalt». Und die meinen *Gewalt*, wenn sie von Gewalt sprechen. Notfalls auch körperliche Gewalt.

Selbstverständlich beanspruchen Erwachsene auch das Recht für sich, Jugendlichen vorzuschreiben, ob sie Sexualität haben dürfen. Wenn ja, welche und in welchem Ausmaß. Verbote jedoch sind nur durchsetzbar, wenn man kontrollieren kann, ob sie befolgt werden, und wenn man diejenigen bestrafen kann, die sie übertreten. Dabei kommen die Sittenwächter ins Schleudern. Vorbei sind die Zeiten, wo man mit Folterinstrumenten der «Seuche der Selbstbefriedigung» entgegentrat, wo man bereits die Körperhaltung der Jugendlichen durch entsprechende Werkzeuge zu regulieren versuchte. So etwas wäre heute kaum noch möglich. Weil es nicht nötig ist. Entweder kommen die Schuldgefühle von selbst, oder Psychohämmer der chemischen Industrie regulieren die Triebe. Im Jugendstrafvollzug, in Erziehungsheimen und in mancher Jugendherberge gehören chemische Triebdämpfer zum festen Bestand der «Sexualerziehung». Über Hängolin in Bundeswehr-Kantinen gibt es nur Gerüchte. Was Genaues weiß man nicht.

Mancher Vater und manche Mutter wären froh, hätten sie eine Pille zur Hand, die das jugendliche Temperament etwas *dämpfen* würde.

«Wir gehen hierbei am sichersten mit der allgemeinen Regel: daß sowohl alle unedlen und unmoralischen als auch alle niederdrückenden Leidenschaften… immer sofort durch Ablenkung oder direktes Niederkämpfen im Keime erstickt werden müssen.»

Das hat 1858 ein einflußreicher Erzieher geschrieben. Man muß wohl nicht näher ausmalen, welche Leidenschaften da im Keime erstickt werden sollten.

«Sexuelles Verhalten zwischen den Geschlechtern hat in der Pubertät ähnliche Ursachen wie die Masturbation. Es scheint zwar in einer heterosexuellen Einstellung zu gründen, dürfte aber zumeist Ausdruck autoerotischer Verfaßtheit des Pubertierenden sein, also Selbstbefriedigung zu zweit anstreben.»

Das hat 1979 ein nicht minder einflußreicher Erzieher geschrieben. Aus dem Katholischen ins Deutsche übersetzt, will dieser Text der Bayerischen Bischofskonferenz folgendes sagen: Wenn Jungen und Mädchen in der Pubertät es miteinander machen, dann hat das ähnliche Ursachen wie die Selbstbefriedigung. Es scheint zwar daran zu liegen, daß Mädchen und Jungen sich mögen, dürfte jedoch in Wirklichkeit nichts anderes sein als der Wunsch, sich einen runterzuholen, also Selbstbefriedigung zu zweit. Mehr kann man die Liebesbedürfnisse von Jugendlichen kaum mißachten.

**reif** adj. *Reife.* Menschlicher Zustand, der sich nach dem richtet, was gesellschaftlich für **reif** gehalten wird. Ist an Alter und Erfahrung gebunden. Ausnahme: *Früh*reife. Bezeichnet den Zustand von Jugendlichen, die sehr früh nach der **Reife** der Erwachsenen streben. Umgangssprachlich: **Früh***reifer Bursche.* Beispiel: *Schüler, die im Auftrag des Verfassungsschutzes Gleichaltrige ausspähen.* **Frühreife** erfreuen sich beim **Reifen** besonderer Beliebtheit. Sie bezeichnen den **Reife**-Prozeß *(Verkäsung)* als Jugend. **unreif** neg. von **reif**: *Unreife(r) N. Krankhafter Zustand von Menschen, die sich* weigern, die gesellschaftliche Wirklichkeit, so wie sie ist, anzuerkennen.* **Unreife** sind von dem Drang besessen, die gesellschaftlichen Verhältnisse zu ändern. Dieses Krankheitsbild ist weit verbreitet. Heilungschancen bestehen bei Jugendlichen. Therapie: *Erziehung zur Anpassung.* *Für von* **Unreife** *befallene Erwachsene sind die Heilungschancen geringer.* Vorbeugende Maßnahme, um epidemische Folgen zu vermeiden: *Strikte Trennung von Jugendlichen und erwachsenen* **Unreifen***, um die Verkäsung* **(Reifungsprozeß)** *der Jugend nicht zu erschweren.*

Unreif, das ist eines ihrer Lieblingswörter. Unreif ist, wenn man noch nicht bereit ist, seine Pläne und Hoffnungen an die Wirklichkeit anzupassen. Unreif ist, wenn man es vorzieht, auf krummen und holprigen Wegen zu stolpern und hinter jeder Ecke Überraschungen zu suchen. Wenn man sich noch dafür interessiert, was hinter den Büschen lauert. Unreif ist, wer noch selbst entdecken will, wo's langgeht. Unreif ist, wer mit der Zeit umgeht, als wäre sie eine Postkutsche, in der man sitzt und die Aussicht genießt, auch mit der Gefahr, daß sie verbaut ist. Liebe ist unreif, solange sie grün ist. Wer Liebe wie eine Sturzflut über sich kommen läßt, ist unreif. Unreif ist, wer sich weigert, Liebe mit List zu erobern und mit Tricks zu erhalten.

Um von der Unreife zur Reife zu gelangen, muß man dem Ernst des Lebens begegnet sein: Zeit der Anpassung.

Vielen Jugendlichen treten die Normen der Erwachsenenwelt so brutal und unmenschlich entgegen, daß sie sich verzweifelt an ihre Jugend klammern und sich weigern, erwachsen zu werden. «Du wirst wohl nie erwachsen», stöhnen Eltern, Meister und Lehrer Haare raufend. Doch dem Erwachsenwerden ist nicht zu entgehen, denn die Wirklichkeit ist stärker als die Kraft der Weigerung. Irgendwann muß man sich vom Elternhaus lösen und eigene Gefühlsbeziehungen aufbauen, irgendwann muß man für seinen eigenen Lebensunterhalt sorgen, und irgendwann *will* man die Rechte haben, die einem Erwachsenen zustehen. Es ist eine Zeit, in der man sich wie in einem Schaubstock eingeklemmt fühlt. Was soll mehr erschrecken, der Vorwurf, unreif zu sein: «Du wirst wohl nie erwachsen», oder die Drohung, reif zu werden: «Werde du erst mal erwachsen!»? Da wird ein Widerspruch aufgebaut, der nicht sein muß. Denn was man erwachsen oder kindlich, reif oder unreif nennt, ist an Alter nicht gebunden. Was wir tun oder zu tun unterlassen, sollte nicht an solchen Gegensatzpaaren gemessen werden, sondern einzig an der Frage, ob wir damit unserer Sehnsucht nach einem Zustand der Zufriedenheit und des Glücks näherkommen. Glück ist kein Zufall, auch

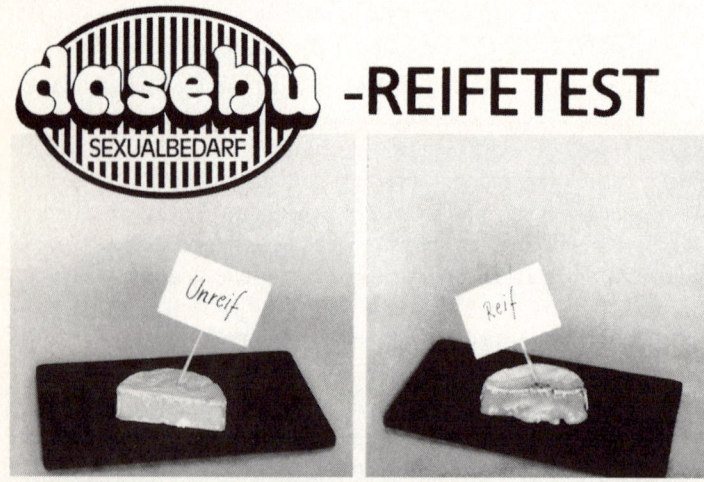

wenn es wie ein Zufall daherkommt. Glück empfinden zu können ist eine Fähigkeit, die uns bereits in früher Kindheit ermöglicht oder entzogen wird. Wärme, Nähe, Vertrauen und Offenheit sind Quellen der Glücksfähigkeit. Wo Not ist und Mangel an Zuwendung, wo Furcht und Mißtrauen bereits die Kindheit beherrschen, werden die Weichen gestellt für Härte, Unnachgiebigkeit und Kälte und die Flucht in das Ersatzglück des Geldes, des Ruhms und der Macht. Deshalb gibt es nur eine Verantwortung des Erwachsenen gegenüber den Kindern. Ihr Glück zu ermöglichen, was heißt: dafür zu kämpfen. Vom Glück des Kindes hängt das spätere Glück des Erwachsenen ab.

Wer andererseits Kindheit als eine heile Welt des unbefangenen Spiels vom Tagesanbruch bis in die Dunkelheit darzustellen versucht, verfälscht die Welt der Kinder.

Auch glückliche Kinder sind unglücklich, auch Kinder wissen, was entfremdete Arbeit ist. Lernen, vor allem organisiertes Lernen, ist Arbeit. Wo Armut herrscht und Mangel, machen Kinder bereits die Erfahrung der Lohnarbeit und bekommen nicht einmal was dafür. Aber auch in der Schweiz, in Österreich und in der Bundesrepublik arbeiten Kinder

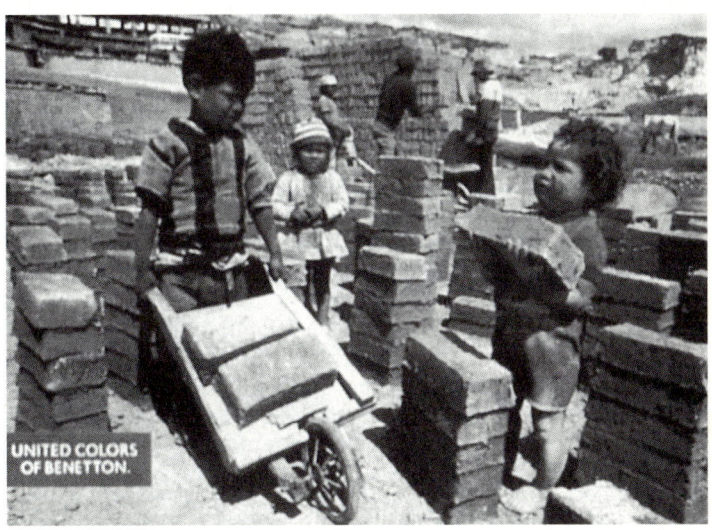

UNITED COLORS
OF BENETTON.

auf Bauernhöfen etwa, in kleinen Handwerksbetrieben und im Gaststättengewerbe, trotz Abschaffung der Kinderarbeit per Gesetz.

Auch dort, wo Kinder von entfremdeter Arbeit ferngehalten werden, haben sie Probleme und Ängste. Kinder haben ihre Sorgen, die sich von denen der Erwachsenen nicht unterscheiden. Kinder sind klein, die Erwachsenen groß. Kinder sind unwissend, die Erwachsenen wissen alles. Kinder sind machtlos, die Erwachsenen besitzen die Macht. Erwachsene können entscheiden, was man spielt, womit man spielt, mit wem man spielt und wie lange man spielt. Zu allem Unglück wird den Kindern auch noch gesagt, daß sie glücklich zu sein haben. Das ist es, was man als Dank von ihnen erwartet.

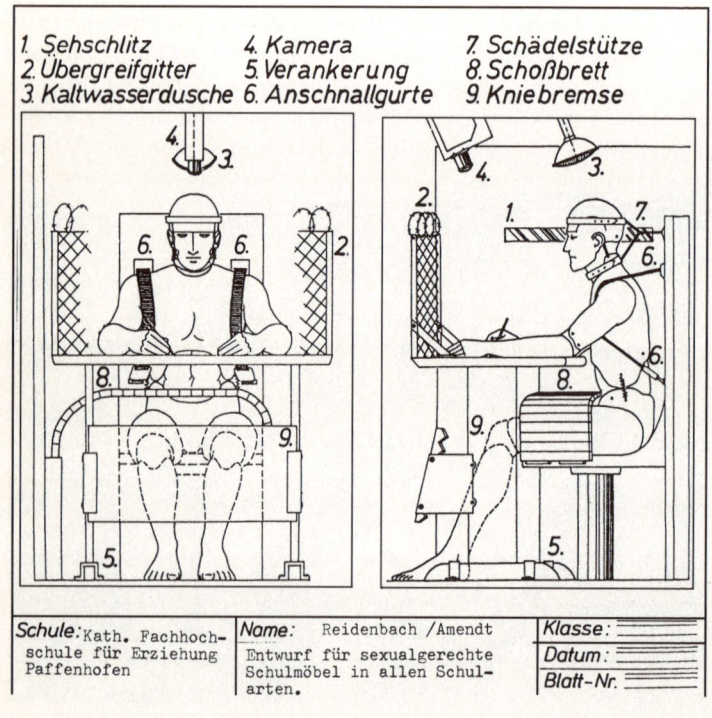

1. Sehschlitz    4. Kamera         7. Schädelstütze
2. Übergreifgitter  5. Verankerung    8. Schoßbrett
3. Kaltwasserdusche  6. Anschnallgurte  9. Kniebremse

| Schule: Kath. Fachhochschule für Erziehung Paffenhofen | Name: Reidenbach /Amendt Entwurf für sexualgerechte Schulmöbel in allen Schularten. | Klasse: Datum: Blatt-Nr. |

Und doch gibt es kaum Erwachsene, selbst unter denen, die im Elend groß wurden, die, wenn sie ihr Leben überblicken, an ihre Kindheit nicht mit einer Art unbestimmter Sehnsucht zurückdenken. Denn erst jetzt stehen sie völlig unter dem Gesetz der Arbeit, erfahren sie täglich, daß nur zählt, was sie in ihrer Arbeit bringen. «Jetzt ist keine Zeit für große Gefühle. Ich habe zu tun.» Wer so redet, kann allgemeiner Zustimmung sicher sein. Ja, «mit siebzehn hat man noch Träume, da wachsen noch alle Bäume in den Himmel der Liebe», heißt es in einem alten Schlager. «Mit siebzehn hat man noch Träume...» Wieso *noch*? Die Zeit der Jugend – zwischen Kindheit und Erwachsensein als eine Art Schwebezustand angesiedelt – läßt in uns zwei Wahrheiten aufeinanderprallen, die unser Leben bestimmen: die Lust an spielerischen Beziehungen ohne Planung und die Notwendigkeit entfremdeter Arbeit mit der Unlust, die sie in uns aufrührt. Beide Wahrheiten kämpfen um ihre Anerkennung. Doch ist der Übergang vom Kinder- zum Erwachsenenalter kein Häutungsvorgang, bei dem die dünne Haut der Jugend abgestoßen und durch den undurchlässigen Panzer des Erwachsenseins abgelöst wird. Zu den Erfahrungen unserer kindlichen und zufälligen Liebesbeziehungen stößt plötzlich die Erfahrung einer an einen bestimmten Menschen gebundenen Liebe und der mit ihr verbundenen sexuellen Wünsche. Die «erste» Liebe: Aus der Sicht eines geordneten Lebens verläuft sie chaotisch. Ist sie sicher, dann trägt sie einen fort in den Zustand eines ziellosen Rauschs. Ist sie unsicher, wühlt sie Angst in uns auf, leidenschaftliche Eifersucht und Einsamkeit. Meist ist sie sicher und unsicher in einem. Nur Erwachsene mit Gedächtnisverlust werden diese Zeit der unerfahrenen Liebe *unreif* nennen.

Aus der Sicht der Erfolgreichen aber, die sich bedingungslos den Regeln des Arbeitslebens unterworfen haben, die nach Karriere streben und ihre Kollegen niedertrampeln, ist die Weigerung, um diesen Preis reif zu sein, *Unreife*. In ihrer Welt ist nur Gefühllosigkeit und stumpfe Geilheit zu Hause, Zärtlichkeit hat in ihr nichts verloren. Was zählt, ist Abgeklärtheit, Selbstkontrolle, Kasse und Erfolg. Das alles sind Merkmale für das, was sie Reife nennen.

In welcher Welt ihr euch schließlich wiederfindet, hängt auch davon ab, ob ihr zur «Unreife» eurer ersten Liebeserfahrungen steht. Auch die

Wut über Ungerechtigkeit und der Ekel vor Verlogenheit zählen zu den Merkmalen eines Unreifen. Was in dieser Gesellschaft als reif betrachtet wird, ist oft nur der Ausdruck von Stillstand und Leblosigkeit. Nur die Unreifen leben wirklich. Wer sich für diese Unreife entscheidet, wird noch im Alter zu neuen und überraschenden Erfahrungen fähig sein, Erfahrungen, die eingefahrene Gewohnheiten ins Wanken bringen.

### Was ist «pervers»?

Und wer ist «pervers»? Fangen wir von hinten an (hahaha). Im Zweifelsfall sind alle anderen «pervers», nur ich nicht. «Pervers» meint eigentlich Verdrehung oder Umkehrung der Triebbedürfnisse. In der Alltagssprache wird das Wort «pervers» nicht nur für Leute benutzt, deren Sexualverhalten man für nicht normal hält, sondern auch ganz allgemein für ein abweichendes Verhalten, das man aufs äußerste mißbilligt. «Pervers» ist oft auch als Vorwurf oder gar als Beschimpfung und Beleidigung gemeint. «Das ist ein Perverser», mit solchen Einordnungen sind wir schnell bei der Hand. Wollen wir es dann genauer wissen und fragen nach, warum diese oder jene «pervers» sein sollen, dann stellen wir fest, daß so ziemlich jeder seine private Vorstellung von «Perversen» und «Perversion» hat. Dem einen sind männliche und weibliche Homosexuelle «Perverse», dem anderen nicht; für die einen ist der Exhibitionist, der seine Geschlechtsteile unter dem Mantel hervorzaubert, ein «Perverser», für die anderen ist er ein harmloser Spinner oder ein bedauernswerter Kranker.

Allein im Zeitraum der letzten Jahrzehnte hat sich die allgemeine Auffassung über das, was eine «sexuelle Perversion» ist, drastisch gewandelt. Die Zeit liegt nicht allzuweit zurück, wo Geschlechtsverkehr und jede sexuelle Handlung, die nicht der Fortpflanzung diente, als abnorm und widernatürlich, also «pervers», betrachtet wurde.

Auch wenn solche Auffassungen in der Machtzentrale der katholischen Kirche fortbestehen, hält man sich bei offiziellen Stellungnahmen zurück. Veröffentlichungen des Vatikans zu Fragen der Sexualität wagen es heute nicht mehr, den Geschlechtsverkehr ohne Zeugung rundweg als «pervers» zu beschimpfen. Weniger zimperlich ist man aller-

dings, wenn es um die Einordnung von Selbstbefriedigung und Homosexualität geht. Man sollte im ürbigen nicht vergessen, daß in einigen US-Bundesstaaten noch heute bestimmte sexuelle Handlungen zwischen Mann und Frau geächtet sind und unter Strafandrohung stehen. Stünde der Staatsanwalt im Kleiderschrank, er müßte bei Mund-zu-Mösen- und Schwanz-zu-Mund-Beatmung einschreiten. Für uns eine absurde, eine «perverse» Vorstellung.

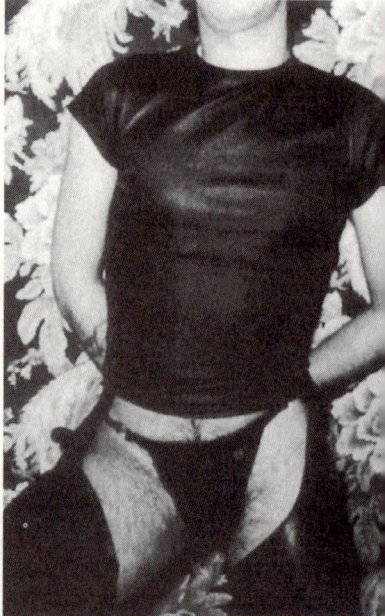

Was beabsichtigen wir überhaupt, wenn wir uns bemühen, ein bestimmtes Sexualverhalten auf den Begriff «pervers» zu bringen?

Wir wollen jemanden *einordnen* und danach *ausschließen*, ihm was *anhängen*, sie oder ihn mit einem Schild versehen, numerieren, katalogisieren und dann *ablegen*. Wer sagt, «das ist ein Perverser», will auch sagen, «damit und mit dem oder der habe ich nichts zu tun».

Auch unter Wissenschaftlern herrscht keine Einigkeit über das, was sie als «pervers» ansehen und behandeln sollen. Oft tarnen sie nur ihre privaten Meinungen und Vorurteile als Wissenschaftlichkeit. Oder sie bestimmen Begriffe so, wie es ihre Auftraggeber von ihnen verlangen. Kein Wunder, daß sich Juristen und Mediziner, die in der Zeit der Naziherrschaft für die «Reinheit» der «arischen Rasse» eintraten, auch bereit fanden, Homosexualität als krankhaft «pervers» zu befinden und für die Weiterbehandlung und Ausmerzung der «Krankheit» in den KZs zu sorgen. Allein diese jüngste geschichtliche Erfahrung sollte uns warnen, Menschen auszugrenzen, abzuschieben und mit Begriffen wie «abnorm» oder «pervers» zu belegen.

Was «pervers» ist, wird weder von einer außerirdischen Instanz noch von einem göttlichen Schiedsgericht festgelegt. Menschen bestimmen, was als normal oder unnormal, natürlich oder «pervers» zu gelten hat. Ein Maßstab für gesellschaftlichen Fortschritt aber ist die Bereitschaft, Minderheiten in die gesellschaftliche Entwicklung einzubeziehen, ihre Eigenarten anzuerkennen und ihnen ohne Angst und Haß zu begegnen.

Unter dieser Voraussetzung kann man sich verhältnismäßig schnell darauf einigen, was und wen man für «pervers» hält. Wenn zwei Menschen – Frau und Mann, Mann und Frau, Mann und Mann, Frau und Frau – sexuelle Beziehungen haben, ohne den andern in der Beziehung niederzumachen, zu schädigen und zu schänden, dann können wir von einer normalen Beziehung sprechen. Asoziales oder unsoziales Verhalten wäre demnach eine «Perversion»; Ausbeutung oder Unterdrückung des Sexualpartners eine Form der «sexuellen Perversion».

Die Art, *wie* es zwei miteinander machen, die sexuellen Techniken, sind dabei völlig unerheblich, wenn beide darin Befriedigung finden.

Auf Ausbeutung beruhende, den Sexualpartner verachtende Beziehungen finden wir bei Homosexuellen wie bei Heterosexuellen. Heterosexualität an sich ist nicht «pervers», sowenig wie Homosexualität an sich «pervers» ist.

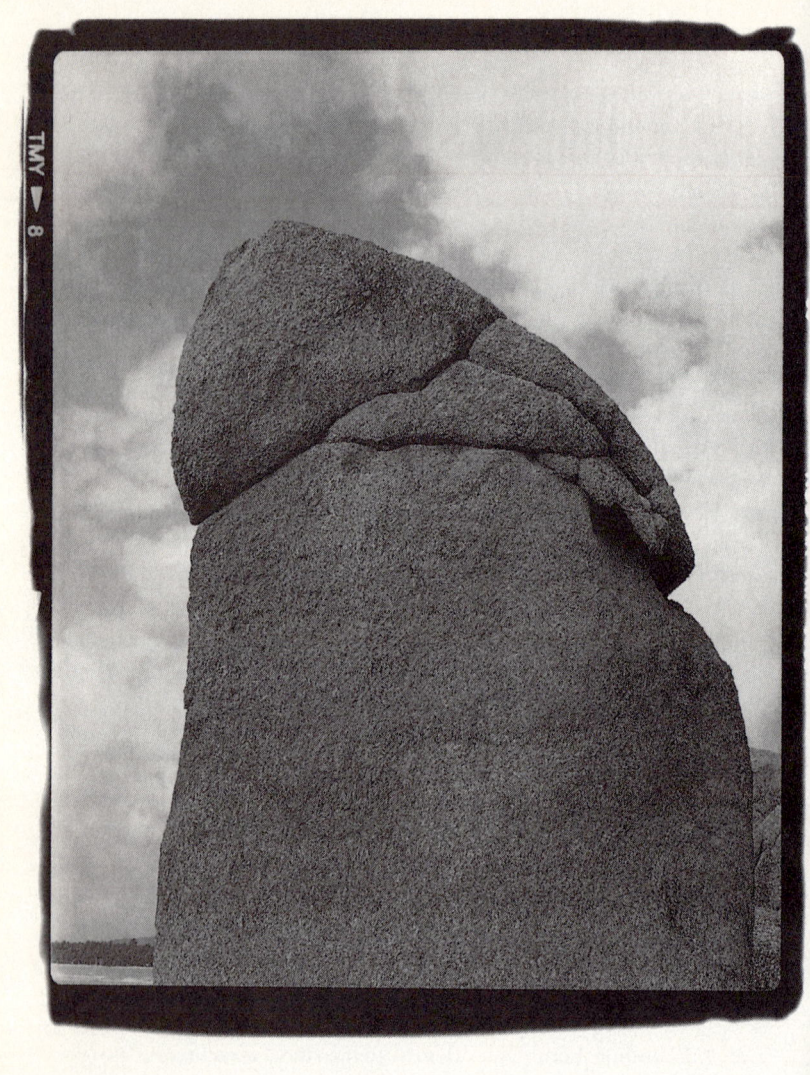

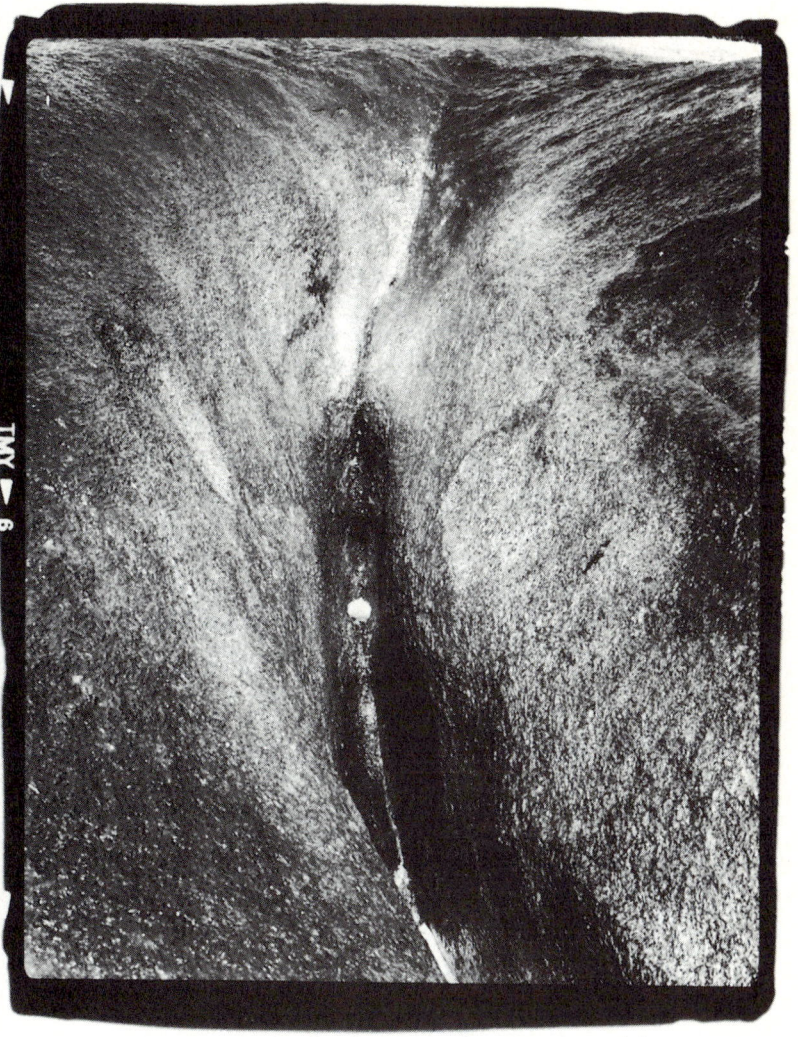

Täuschen wir uns nicht: In uns allen sind heimliche Wünsche, die manchmal in Träumen preisgegeben werden für ein paar Takte der Nacht. Die Grenzen zwischen dem, was als «pervers» betrachtet wird, und dem, was als normal gilt, sind fließend. Die hautengen Jeans, unter denen sich der Schwanz abzeichnet wie das Klappmesser eines Pfadfinders, der hochgeschnürte Pulliausschnitt, aus dem die Titten hervorquellen, verraten den heimlichen Exhibitionisten bzw. die heimliche Exhibitionistin in uns. Auch der Gedanke, beim Geschlechtsverkehr sich mit Hilfe von Gewalt zu holen, was man nur mit Zärtlichkeit zu bekommen gewohnt ist, schießt manchem und mancher gelegentlich durch den Kopf. Es ist das Stück Sadismus in uns, das solche Gedanken in uns frei werden läßt, wenn auch nur für Sekundenbruchteile.

Wir wehren uns gegen solche Gedanken, verdrängen sie, weil sie uns unheimlich sind. Gerade weil solche Regungen mit den Vorstellungen über menschliche Beziehungen, die wir im Kopf haben, in Konflikt geraten, fühlen wir uns durch alle offen «Perversen» angemacht und bedroht. Sie erinnern uns an heimliche Wünsche und Regungen, sie halten uns einen Spiegel verdeckter Sehnsüchte vor, die wir lieber nicht hochkommen lassen wollen. Aber es ist gut, von dem Sumpf zu wissen, der in uns wabert. Das verhindert, mit dem Finger auf Leute zu zeigen, bei denen die Kacke am Dampfen oder die Scheiße schon am Brodeln ist.

Zum «Perversen» wird man gemacht. Jede Form der Unterdrückung sucht sich ihr Ventil. «Perversionen» sind solche Überdruckventile. Wer Kinder quält und prügelt, wer Jugendliche mit tausend miesen Tricks an der Kandare hält, wer die körperliche Gewalt der Erwachsenen gegen die Ohnmacht der Kinder ausspielt, sollte nicht erstaunt tun, wenn auch kleine Kinder kaputte, liebesunfähige, «perverse» Erwachsene werden.

Weil kaum einer von uns das Wort «pervers» gebraucht, ohne daß dabei Mißachtung und Haß gegen Abweichende mitschwingen, habe ich «pervers» in Anführungsstriche gesetzt. Ich will damit sagen: Das Wort sollte nicht benutzt werden. Es richtet zuviel Schaden an und sagt nichts.

Der Feststellung, daß Mann und Frau in ihren sexuellen Beziehungen gleichberechtigt sein sollten, wird wohl niemand offen widersprechen. Es kostet auch nichts, sich ab und zu entsprechend zu äußern, kann man doch darauf vertrauen, daß sich sexuelle Praxis hinter verschlossenen Türen abspielt und damit vor öffentlicher Kritik geschützt ist. Besonders männliche Befürworter der Gleichberechtigung wähnen sich oft schon auf den höchsten Gipfeln des Himalayas, von wo aus sie die verlockende Aussicht der Gleichberechtigung verkünden. Von ihrer überhöhten Warte aus übersehen sie nur zu gerne die banalen Alltäglichkeiten, an denen Gleichberechtigung zu messen wäre, ist sie wirklich ernst gemeint.

Auch Kai-Uwe ist ein Fortschrittsmann. Neulich war er mal wieder bei mir. Er kam spät, und man sah ihm an, daß er erbost war: «Jetzt habe ich die Schnauze endgültig voll. Ich zieh' aus.»
Immer wenn er mit diesem Spruch kommt, weiß ich, daß er ein Überlaufbecken sucht. So auch diesmal. Dabei haßt er Sprüche, was ihn jedoch nicht daran hindert, von Zeit zu Zeit markige Sprüche rauszulassen.
Ist er aufgebracht und verärgert, dann beginnt er seine Sätze mit Vorliebe mit: «Ich hasse…» Er haßt mal dies und mal das; diesmal haßt er seine Mutter.

**Kai-Uwe:** *«Ich kann diesen Spruch nicht mehr hören. Jedesmal, wenn sie nach Hause kommt, stöhnt sie: ‹Ich möchte einmal nach Hause kommen, und alles ist aufgeräumt.»›*

Kai-Uwe beginnt aufzuzählen, welche häuslichen Pflichten er übernommen hat, seit er mit der Schule fertig ist. Kai-Uwe ist sechzehn und lebt mit seiner Mutter, oder, um es in seinem Sinne zu sagen, er lebt bei seiner Mutter. Vor einem halben Jahr hat er die Schule beendet. Jetzt wartet er auf den Beginn seiner Lehrzeit als Autoschlosser. Sein Vater ist gestorben. Sein Bruder ist Bauschreiner und selten zu Hause. Kai-Uwes Mutter arbeitet als Verkäuferin.
Wenn man ihm so zuhört, dann muß er der perfekte Hausmann sein. Er kocht und putzt, kauft ein und räumt auf. Ich muß zugeben, daß ich erst

nach einigem Überlegen verstand, warum es trotzdem zwischen ihm und seiner Mutter immer wieder zu Auseinandersetzungen kommt.

«Ich habe zugesagt», argumentiert er, «im Haushalt zu helfen. Aber wann ich anfange und wann ich aufhöre, das sollte meine Mutter mir überlassen.» Das sieht dann so aus: Kai-Uwe macht zunächst die Küche zur Geschirrsammelstelle. Das Frühstücksgeschirr seiner Mutter, sein eigenes, Teller und Töpfe vom Mittagessen, Pfannen und Schüsseln vom Abendessen – alles hoch gestapelt in der Spüle und auf dem Küchentisch. Irgendwann abends, wenn seine Mutter vorm Fernseher sitzt oder bereits im Bett ist, macht er sich an die Arbeit. Kommt seine Mutter am nächsten Morgen in die Küche, ist der Berg abgebaut und in Schränken und Regalen verstaut.

Kein Grund zur Beschwerde, denkt man. Was will die Frau eigentlich? Warum beklagt sie sich? Ist doch schön, daß Kai-Uwe ihr die Arbeit abnimmt.

**Kai-Uwe:** *«Ich hasse das Gejammere. Es ist so kleinlich, daß sie mir vorschreiben will, wann ich was zu tun habe.»*

Kai-Uwe fühlt sich schikaniert. Doch ebenso schikaniert fühlt sich seine Mutter. Im Konflikt zwischen Mutter und Sohn ist der zwischen Mann und Frau angelegt. Da geht es um mehr als um Geschirrabwaschen. Es geht aber auch darum.

Denn wenn Kai-Uwes Mutter abends von der Arbeit nach Hause kommt, findet sie nicht nur einen Berg dreckigen Geschirrs vor, sondern mit ihm einen Haufen unerledigter Arbeit. Der Geschirrberg signalisiert Arbeit. In den Augen der Mutter eine Demonstration des Sohnes: «Schau mal, Mutter. Das hat sich alles angesammelt, und ich werde diesen Berg abtragen.»

Kai-Uwe benutzt – wohl eher unbewußt – den Berg unerledigter Arbeit zur Demonstration seiner Großzügigkeit. Wenn er schon was tut, dann soll seine Mutter auch sehen, daß er was tut. Sie soll seine Arbeit würdigen und dabei nicht vergessen, daß es eigentlich ihre wäre. Daß heute viele Männer bereit sind, im Haushalt mitzuarbeiten, beruht weniger auf Freiwilligkeit und der Einsicht in die Gleichberechtigung zwischen den Geschlechtern als auf der Überlegung, daß andernfalls kein Essen auf den Tisch kommt. Es hat sich eine Art Arbeitsteilung herausgebildet, weil immer mehr Frauen ihrer Berufstätigkeit auch dann noch nachgehen, wenn sie verheiratet sind oder in einer eheähnlichen Beziehung leben. Die Mithilfe des Mannes erweist sich als notwendig, die Weigerung zu helfen, muß zu Auseinandersetzungen führen. Aber es bleibt fast immer bei *Mit*hilfe und der Bereitschaft, die Frau zu *ent*lasten. Sich zu gleichen Teilen mit der Verantwortung für das Leben zu

Hause zu *be*lasten, kommt den wenigsten Männern in den Sinn. Das spürt jede Frau täglich. Haushalt bleibt letztlich Frauensache – wie Kindererziehung und Kinderpflege auch –, selbst wenn Männer bestimmte Aufgaben übernehmen.

Würde der Mann die Mitarbeit kündigen, dann würde weder der Haushalt verrotten noch die Kinder verlottern. Er kann sich darauf verlassen, daß seine Frau als Einsatzreserve funktioniert. Man wird ihm vielleicht im Freundeskreis vorhalten, er sei ein schlechter Ehemann oder kein emanzipierter Partner, aber niemand würde ihm Verantwortungslosigkeit vorwerfen.

Umgekehrt aber: Eine berufstätige Ehefrau, die Haushalt oder gar Kinder vernachlässigt, wird nicht nur als «Schlampe» abgestempelt, sondern auch bei «ihrer» Verantwortung genommen. Bedenkenlos wird die Umwelt ihr Verhalten als verantwortungslos brandmarken.

Wer die Unterdrückung der Frau durch den Mann (Bruder, Ehemann, Partner und Sohn) leugnet, ist ein Narr. Wer die Unterdrückung der Frau *nur* als Ausbeutung in der Lohnarbeit sieht, hat von den gesellschaftlichen Zusammenhängen wenig verstanden.

**Ulrike:** «*Es gibt tausend kleine, scheinbar nebensächliche und unpolitische Gründe, sich mit seiner Rolle als Frau auseinanderzusetzen. Warum gehen denn immer mehr Frauen zu Frauengruppen? Ich werde immer sauer, wenn man beim Stichwort ‹Frauengruppen› und ‹Emanzipation› zu hören bekommt, das sei etwas typisch Studentisches. Von unbefriedigten Studentinnen, wie man auch hören kann. Von wegen! Bereits in Alltagssituationen wird man dauernd drauf gestoßen, was es heißt, Frau zu sein. Fahr mal als Frau, womöglich nachts, im Zug von Hamburg nach Köln. Da spielt es keine Rolle, ob du Sekretärin, Arbeiterin, Schülerin oder Studentin bist. Da bist du Frau und damit mögliches Opfer einer Gewaltanwendung. So sieht es aus. Oder das Stichwort ‹Betriebsausflug›. Einige Kollegen, und zwar aller Altersstufen, glauben wohl, im Verzehrbon sei die Benutzung der Kolleginnen eingeschlossen. Oder wenn ich ab und zu hoch ins Personalbüro muß. Der Weg führt durch ein Großraumbüro, in dem überwiegend Männer arbeiten. Was da abgeht, kann man nur schwer beschreiben. Da wirst du nicht offen angemacht mit blöden Sprüchen. Aber du spürst, wie sie dir mit Blicken folgen, wie sie dich ausziehen. Für die ist die ideale Kollegin eine Nackte zwischen Akt und Akte.*»

Viele Frauen suchen die solidarische Gemeinschaft der Frauen, um Schutz und Wärme, aber auch den Austausch von Erfahrungen zu finden.

**Ulrike:** «*Wenn du so etwas ununterbrochen erlebst, wenn du die Benachteiligung im Betrieb kennst, die geringen Chancen im Ausbil-*

dungsbereich, wenn du die Schwierigkeiten im gewerkschaftlichen Bereich erlebt hast, wenn du vielleicht unter der Fuchtel eines tyrannischen Vaters und der Bevormundung großmäuliger Brüder aufgewachsen bist, wenn die Typen, die du kennenlernst, immer den Hengst spielen wollen, dann kannst du eines Tages die Schnauze so voll haben von Männern, daß du dich in eine Frauengruppe flüchtest, die jeden Kontakt zu Männern ablehnt. Auf mich trifft das in dieser geballten Häufung nicht zu. Ich habe einfach Glück gehabt. Und ich sehe in der Abkapselung auch eine politische Sackgasse. Aber ich kann Frauen mit solchen Erfahrungen verstehen, die lieber mit Frauen zusammen sind als mit Männern.

Ich selbst bin in keiner Frauengruppe. Das sagt aber so gut wie gar *nichts. Ich könnte ebensogut in einer Frauengruppe sein. Etwa in der Gewerkschaft. Oder bestreitet jemand, daß die Gewerkschaften Männervereine sind?*

*Nun sagen männliche Kollegen, wenn mehr Frauen gewerkschaftlich organisiert wären, dann wären auch mehr Frauen in verantwortlichen Positionen. Mal abgesehen davon, daß der Anteil der politisch verantwortlichen Frauen schon heute größer sein müßte, trotz des geringeren Organisationsgrads von Frauen, so könnte man auch sagen: Wenn mehr Frauen sichtbar und spürbar in Leitungsfunktionen der Gewerkschaften tätig waren, dann würden sich auch mehr Frauen organisieren. Aber so sagen viele nichtorganisierte Kolleginnen, auch bei uns im Betrieb, zu den männlichen Kollegen: ‹Macht ihr mal. Ihr könnt das besser!› Da spielt auch mit, daß viele Kolleginnen mit ihrer Rolle als berufstätige Frauen nur schwer klarkommen. So als hätten sie ein schlechtes Gewissen, berufstätig zu sein. In meiner Abteilung arbeitet eine Kollegin seit fünfzehn Jahren. Sie ist eine gute Arbeiterin und eine solidarische Kollegin. Sie kommt mit zu Demonstrationen und Veranstaltungen. Fragt man sie, ob es nicht langsam mal Zeit wäre, in die Gewerkschaft einzutreten, dann sagt sie, das sei sinnlos, weil sie nur vorübergehend arbeite. Seit fünfzehn Jahren arbeitet sie ‹vorübergehend›.»*

In Schweden und in anderen europäischen Ländern wurden Gesetze verabschiedet, die es Frauen und Männern möglich machen, «Mutterschafts»-Urlaub zu nehmen. Eltern können sich den gesetzlich garantierten Urlaub teilen. Das Baby hat den für seine Entwicklung nicht zu unterschätzenden Vorteil, bereits in den ersten Monaten Mutter und Vater als gleichwertige Bezugspersonen zu erleben. Gleichzeitig verhindert diese Lösung die berufliche Abqualifizierung der Frauen.

**Ulrike:** «*Wir haben dieses Modell in der Gewerkschaftsgruppe an einem konkreten Beispiel diskutiert. Uns interessierte, wie dieses Gesetz in der Bundesrepublik funktioniert.*
*Die Frau eines Kollegen ist schwanger. Ich kenne sie nicht, ihn dafür um so besser. Augenzwinkernd hat er sich einmal als Feminist bezeichnet. Jedenfalls ist er interessiert an der Frauenfrage, und wenn es*

in der Gewerkschaft um Fragen geht, die speziell Frauen betreffen, dann kann man mit seiner Unterstützung rechnen.

Er wäre bereit, wochenweise wechselnd den Mutterurlaub mit seiner Frau zu teilen. Dann haben wir durchgerechnet, wie das lohnmäßig aussehen würde. Wir waren uns einig darin, daß es für das Kind am besten wäre, wenn man die Zeit des ‹Mutter›-Urlaubs verlängern und auf das erste Lebensjahr ausdehnen würde. Als Modell eben. Er oder sie würden dann in gewissen Abständen jeweils Haus und Kind versorgen bzw. die Kohle ranschaffen. Am Ende unserer Rechnung wurden wir schnell nüchtern. Man muß noch dazu sagen, daß beide im Verpackungsbereich arbeiten. Sie kontrollieren jeweils zwei Verpackungsmaschinen. Eine körperlich leichte Arbeit, die allerdings starke Konzentration erfordert. Ohne Streß ist eigentlich nur eine Maschine zu kontrollieren. Zwei sind auf jeden Fall zuviel. Obwohl beide die gleiche Arbeit machen, ging unsere Rechnung nicht auf. Denn wir sind einfach davon ausgegangen, daß der Haushalt sich mit der Hälfte seiner bisherigen Einnahmen begnügen müsse. Dabei sind wir von seinem Einkommen ausgegangen. Dieses halbierte Einkommen haben wir dann mit den festen Ausgaben für Wohnen, Auto, Heizung, Essen usw. verglichen und uns gefragt, ob es das bringt, zugunsten des Kindes und natürlich auch aus Spaß am Kind auf Konsum zu verzichten. Es bringt es, war die einhellige Meinung. Bis dahin war alles klar.

Aber dann haben wir angefangen, die Lohnstreifen zu vergleichen. Wir haben einfach den Lohn unseres Kollegen zugrunde gelegt. Aber eins und eins ist nicht zwei, sondern eindreiviertel. Seine Frau verdient nämlich knapp ein Viertel weniger als er. Bei gleicher Arbeit, wie gesagt. Wenn sie zu Hause bleibt, verlieren beide die Hälfte des Lohns; bleibt er zu Hause, dann verlieren sie erheblich mehr als die Hälfte. Und das hätten sich die beiden nicht leisten können.

Nebenbei: Trotzdem hatte diese Modell-Rechnung ihren Sinn. Ein Kollege sagte nämlich, bevor wir auseinandergingen, jetzt habe er kapiert, warum unsere Forderung ‹Gleicher Lohn für gleiche Arbeit› auch eine Forderung der Männer sein muß.»

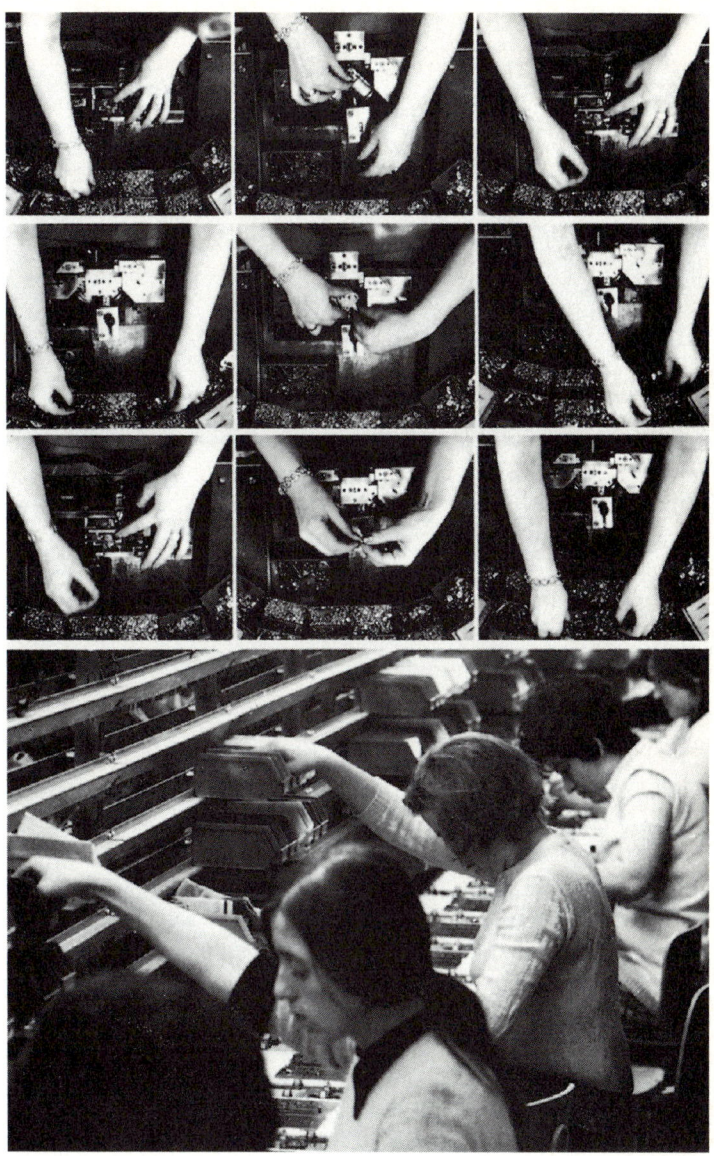

Frauenemanzipation ohne wirtschaftliche Gleichstellung der Frauen ist nicht möglich.

Bei der Diskussion um Emanzipation geht es immer auch um die wirtschaftliche Gleichstellung der Frau. An der Grundsatzfrage, daß Mann und Frau wirtschaftlich voneinander unabhängig sein müssen, kommt die Diskussion nicht vorbei.

**Ulrike:** *«Uns ist nicht immer bewußt, daß es sich bei vielen Auseinandersetzungen im Betrieb eben auch um diese Grundsatzfrage handelt, wo also unsere wirtschaftlichen Interessen untrennbar mit unseren Interessen als Frauen verbunden sind.*

*Daß gewerkschaftliche Arbeit zum Teil sehr konkret mit der besonderen Situation der Frau zu tun hat, weiß jeder, der einmal von der Forderung ‹Gleicher Lohn für gleiche Arbeit› gehört hat.*

*Bei uns im Betrieb – ich rede schon, als würde der Betrieb wirklich uns gehören –, also, in dem Betrieb, in dem ich arbeite und Betriebsrätin bin, habe ich ein besonders deutliches und tolles Beispiel erlebt. Es gibt da eine Abteilung, in der mit leicht entzündbaren Gasen gearbeitet wird. Die Maschinen sind verhältnismäßig alt, und es kommt häufiger zu Kurzschlüssen. Kleinere Brände sind üblich, nach Auf-*

fassung des Betriebsrates sogar einkalkuliert. Bisher blieben sie immer unter Kontrolle. Bis es dann zu einem Brand kam, der zwei Kolleginnen lebensgefährlich verletzte. Die Sicherheitsvorkehrungen, für die der Betriebsrat seit Jahren kämpft, wurden nicht eingehalten, oder sie bestanden ganz einfach nicht.

Ein halbes Jahr vor diesem Brand wurden im Betrieb neue Kittel eingeführt. Die alten waren aus Baumwolle, die neuen aus irgendeinem Plastikzeug, das wie Zunder brennt. Wir haben sofort protestiert und gefordert, daß die alten Baumwollkittel wieder ausgegeben werden. Die Betriebsleitung bestand aber auf dem Kunststoffkittel, weil der leichter zu reinigen sei. Man hat uns eine Rechnung aufgemacht, die in der Tat beeindruckend war. Aus Hygienegründen muß bei uns jede Schicht mit frischen Klamotten antreten. Da läppert sich schon einiges an Reinigungskosten zusammen. Für den Betriebsrat war klar,

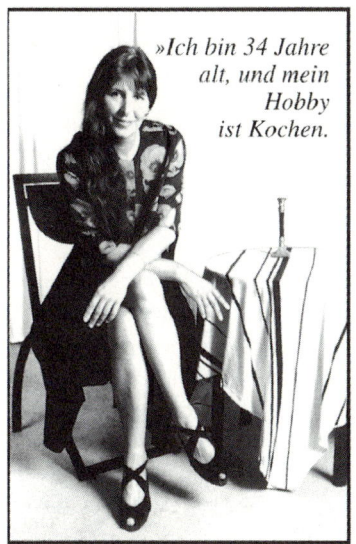

*daß an der Sicherheit nicht gespart werden darf. Die Betriebsleitung blieb nicht nur bei ihrem Standpunkt – der für Sicherheit zuständige Direktor hat sich auch noch eine besondere Frechheit erlaubt. Die neuen Kittel seien doch in kräftigen Farben gehalten und modisch zugeschnitten. Das würde doch sicher den Kolleginnen (in dieser Abteilung sind 90 Prozent Frauen beschäftigt) gefallen. Frauen seien doch für so etwas empfänglich.*

*Ich könnte jetzt noch einen Wutanfall kriegen, wenn ich daran denke, daß meine beiden Kolleginnen aus Modegründen verbrannt und für ihr Leben entstellt worden sind. Auf Anweisung des Sicherheitsexperten sind jetzt wieder Baumwollkittel ausgegeben worden.»*

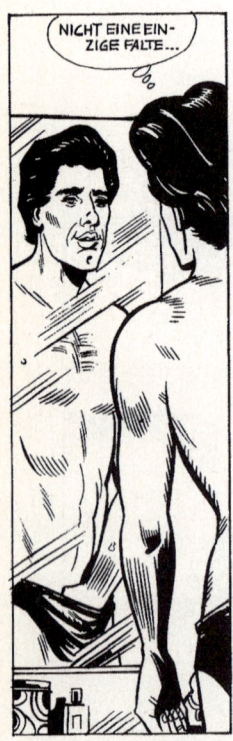

Trotzdem gilt der Vorschlag, die Frauenfrage auch als Klassenfrage zu sehen, in einigen Kreisen der Frauenbewegung als geradezu unmodern.

**Ulrike:** *«Du erntest eine Menge Widerspruch, wenn du in einer Frauengruppe beispielsweise einer Frau die Frage stellst, von welchem Standpunkt aus sie eigentlich spricht.»*

Ein Teil der Frauenbewegung sieht als die entscheidende Ursache der Ausbeutung von Frauen die Herrschaft des Mannes über die Frau, egal ob der Mann Sklave oder Sklavenhalter, Lohnarbeiter oder Kapitalist ist. Das ist der Standpunkt vieler *Feministinnen.* Ihre Theorie ist der *Sexismus.* (Herrschaft beruht auf dem Sex [dem männlichen Geschlecht] des Herrschers.)

Aus der Sicht alltäglicher Frauenerfahrungen scheint die Theorie vom Sexismus auszureichen, um die Unterdrückung der Frau zu erklären. Doch diese Theorie reicht nicht aus, um über Alltagserfahrungen hinaus die wirklichen gesellschaftlichen Ursachen der Frauenunterdrückung zu erklären.

**Ulrike:** «*Ich male mir auch gerne aus, wie es wäre, wenn wir Frauen wirklich die gleichen Rechte hätten wie die Männer, und zwar in allen Bereichen. Auch im Bett. Wenn man trotzdem Zweifel äußert und fragt, welche Frauen gerade gemeint sind, dann doch nicht, um ihre Erfahrungen abzuwerten. Aber es bleibt doch die Frage: Wie läßt sich der Wunsch, als Frau ihre Situation zu verändern, für die jeweils betroffene Frau verwirklichen? Die Probleme einer Fabrikarbeiterin unterscheiden sich nun mal von denen einer Büroangestellten, und deren Probleme haben wenig zu tun mit den Erfahrungen einer Künstlerin, einer Ärztin oder auch einer Studentin. Klar, sie machen alle ihre Erfahrungen von Ausbeutung und Unterdrückung. Und oft genug erscheint Unterdrückung in der Gestalt eines Mannes. Das ist eine gemeinsame Erfahrung. Und doch reicht sie nicht aus, um die unterschiedliche Lage der Frauen zu erklären.*»

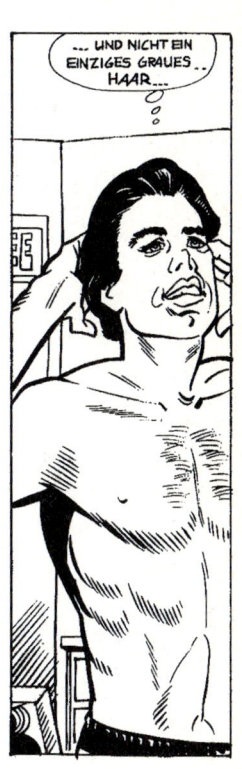

Sosehr über diese Probleme diskutiert wird, diese Auffassungen stehen sich nicht unversöhnlich gegenüber.

Der Teil der Frauenbewegung, der aus der Arbeiterbewegung kommt oder sich ihr zurechnet, sieht als entscheidende Ursache der doppelten Ausbeutung der Frauen die kapitalistische Produktionsweise. Unbestritten ist, daß der Kapitalismus als Männerherrschaft erscheint und Männerherrschaft begünstigt.

Ohne das Ziel einer radikalen Gesellschaftsveränderung aus dem Auge zu verlieren, nehmen auch diese Frauen die Lösung konkreter Frauenprobleme *hier und jetzt* in Angriff. Dabei gehen sie davon aus, daß die wirtschaftliche und soziale Gleichstellung der Frauen nicht automatisch Gleichberechtigung und wirkliche Partnerschaft auch im privaten Bereich schafft. Wirtschaftliche, soziale und politische Gleichstellung ist eine Voraussetzung für die Gleichberechtigung der Geschlechter. Auch dann, wenn diese Voraussetzung erfüllt ist, müssen die Köpfe noch ausgemistet, die Gewohnheiten verändert und Traditionen gebrochen werden. Und was in den Köpfen ist, bewegt sich langsamer als soziale und politische Entwicklungen.

**Ulrike:** «*Nimm doch mal das brutalste Beispiel, daß Frauen von ihren Männern verprügelt werden. Wenn du als Frau von deinem eigenen Mann oder irgendeinem Mann verprügelt wirst, fällt es dir schwer, darüber hinaus zu denken. Da kämpfst du buchstäblich ums Überleben.*»

Frauenhäuser sind eine der Antworten der Frauenbewegung auf männliche Gewalt. Aber Prügel und Vergewaltigung sind lediglich die brutalsten Erscheinungsformen männlicher Gewaltherrschaft, der mehr Frauen ausgesetzt sind, als in Statistiken verzeichnet.
Viele Typen sind von der Ausstrahlungskraft ihrer Männlichkeit so überzeugt, daß sie sich nicht vorstellen können, ein Mädchen wolle es mit ihnen nicht machen.

**Kai-Uwe:** «*Ich muß wohl kaum erwähnen, daß ich eine Vergewaltigung für eine unglaubliche Sauerei halte. Aber auch wenn ich mich damit unbeliebt mache: Manchmal habe ich das Gefühl, Mädchen fordern das etwas heraus. Natürlich wollen sie nicht vergewaltigt werden. Aber ein bißchen sanfte Gewalt hat die eine oder andere ganz gerne.*»

Wer auch nur mit dem Gedanken an sanfte Gewalt *spielt*, ist schon dabei, Ernst zu machen, und unterscheidet sich kaum noch von den Brutalo-Typen, die sich damit brüsten, ein Mädchen *etwas* vergewaltigt zu haben. Im Bewußtsein seiner Kraft und *Herr*lichkeit denkt mancher Mann, Mädchen zierten sich eben und wollten nichts als verführt werden.

**Ulrike:** «*Vielleicht gibt es Frauen, die verführt werden wollen. Ich kenne keine, und ich zähle mich auch selbst nicht dazu. Doch wer weiß, wie viele Typen es gibt, die mich dazu rechnen. Damit kein Zweifel aufkommt: Ich steh auf Sex, und ich bin schon öfters Typen*

wow...

*begegnet, mit denen ich gern was gemacht hätte, wo ich's aber nicht*
*gebracht habe von mir aus.*
*Wie jede Frau habe ich meine Vorstellungen von Männern. Ein Mann*
*gefällt mir, der andere nicht. Ein Mann könnte mir besser gefallen,*
*wenn ich ihn besser kennen würde, der andere wird mir nie gefallen,*
*egal, ob ich ihn kennenlerne oder nicht. Bei Männern scheint das an-*
*ders zu laufen. Bei den meisten Männern jedenfalls. Wenn die eine*
*Frau sehen, die nach dem allgemeinen Geschmack nicht total dane-*
*benliegt, dann starten sie auch schon einen Eroberungsfeldzug.»*

Als mädchenhafte Unschuld noch ein moralischer Wert war, mußten
Mädchen um ihre «Jungfräulichkeit» kämpfen, um nicht ihre Heirats-
chancen zu mindern. Diese Moral ist zusammengebrochen. Jungfräulichkeit ist nichts mehr wert. Daraus ist für viele Frauen das Gefühl eines neuen Zwangs entstanden. Sie fürchten, ihre Chancen zu
verringern, wenn sie zu lange «unberührt» sind, weil sie selbst ihre
Marktchancen daran messen.

**Ulrike:** *«Du bist als Frau in einer total beschissenen Situation. Früher*
*wurden wir von der Umwelt kontrolliert, und die Eltern hielten die*
*Hand über deine Möse.*
*Heute mußt du selber aufpassen, mit der Folge, daß du nur Fehler*
*machen kannst. Aber ohne Fehler machst du keine Erfahrungen. Ei-*
*nerseits seh ich nicht ein, warum ich sexuelle Erfahrungen haben*
*muß. Darauf bauen ja viele Typen. Sie tun so, als würden sie einem*
*einen Gefallen tun, wenn sie es mit einem machen. Da verlier ich*
*gleich die Lust. Andererseits habe ich manchmal Lust und würde*
*gerne von mir aus was bringen. Doch da ziehen sich viele Typen vor*
*Schrecken hinter ihre Vorhaut zurück. Sie wollen immer nur erobern.*
*Es bleibt also ein Spiel mit Risiko. Einfach aufeinander zugehen,*
*ohne sich was zu vergeben, das ist für die meisten Frauen immer noch*
*ein Wunschtraum.»*

Im Verhältnis der Geschlechter ist Gewalt gegen Frauen angelegt. Solange die Vorstellung herrscht, der Mann habe aktiv, die Frau passiv zu sein, ist der Geschlechtsverkehr auch ein Stück Ringkampf, aus dem Sieger hervorgehen und Unterlegene. Will man die Gewalt ermessen, die Frauen angetan wird, dann darf man sich nicht nur an Vergewaltigungen orientieren, die in der Kriminalstatistik erscheinen. In der Beziehung zwischen Mann und Frau gibt es Tatbestände, die außerhalb der Ehe als Körperverletzung, in der Ehe jedoch als Spielregeln gelten und vor Verfolgung sicher sind. Als Spitze des Eisbergs alltäglicher Gewalttätigkeiten im Sexualleben erscheinen dann Vergewaltigungen durch Dritte, die nicht auf einen ehelichen Anrechtsschein pochen können.

Das alles bewegt sich in den Grenzbereichen zwischen dem sogenannten geregelten ehelichen Geschlechtsverkehr, dem mit Tricks erzwungenen Geschlechtsverkehr und der Vergewaltigung. Dabei handelt es sich in der Mehrzahl aller Taten nicht um sogenannte Triebtäter, denen eine Sicherung durchschlägt und die sich halb besinnungslos über eine Frau hermachen, sondern in der Mehrzahl um geplante Taten unter (für den Mann) günstigen Bedingungen, Taten, auf die nur einer kommen kann, der Macht ausüben will über Wesen, die er erniedrigen kann.

Wir haben uns angewöhnt, bestimmte Eigenschaften und Verhaltensweisen als «typisch männlich» oder «typisch weiblich» einzuordnen.

Außer der Tatsache, daß die Frauen eine Möse und die Männer einen Schwanz haben, und der Tatsache, daß Frauen die Kinder zur Welt bringen und stillen können, ist nichts natürlich am Unterschied der Geschlechter. «Typisch männliche» oder «typisch weibliche» Eigenheiten sind keine Erbanlagen. Sie werden uns erst in die Wiege gelegt. Kaum ausgeschlüpft, arbeiten alle daran – Mütter und Väter, Verwandte und Bekannte –, ihren Auftrag zu erfüllen und Männlein oder Weiblein aus uns zu machen. Sie verpassen uns einen Namen. Einen Mädchen- oder Jungennamen und oft genug die dazu passende Babywäsche in Rosa oder Blau. Auch die Spielsachen, die sie uns zustecken, helfen, die Entwicklung in die eine oder andere Richtung zu beschleunigen. Widerstand gegen diese Rollenfestlegung ist fast aussichtslos. Nicht nur die Erwachsenen sagen uns, wer wir sind, auch die Gruppe der gleichaltrigen Spielgefährten achtet streng darauf, daß wir uns so verhalten, wie es unsere Mädchen- oder Jungennamen vorschreiben. Und wehe, einer weicht ab: *«Du bist gar kein richtiger Junge»*, bekommt man zu hören, wenn es einem die Puppenstube der Schwester mehr antut als der Metallbaukasten, der einem zu Weihnachten untergejubelt worden ist. Und versuch mal, als Mädchen an sogenannten Jungenspielen teilzunehmen: *«Was ist denn das für eine?»* fragen sich die besorgten Eltern genauso wie klatschsüchtige Nachbarn.

Es gibt in der Tat keine männliche Tätigkeit, die nicht von einer Frau, keine weibliche, die nicht von einem Mann ausgeführt werden könnte. Auf den ersten Blick läßt die Muskelentwicklung des weiblichen Körpers Frauen für schwere körperliche Arbeiten unfähig erscheinen. Aber dieser erste Blick ist trügerisch. Herausbildung und Entwicklung von Muskeln sind Trainingssache. Es kommt einzig darauf an, was Arbeit dem Körper an Kräften abverlangt.

**Ulrike:** *«Ich bezweifle, daß es wünschenswert ist, im Zuge der Gleichberechtigung die Forderung nach einer Angleichung des männlichen und weiblichen Körpers aufzustellen. Aber das Argument von der natürlichen körperlichen Unterlegenheit der Frau ist leicht zu widerlegen.*

*In einem portugiesischen Fischerdorf habe ich Frauen gesehen, die aufeinandergetürmte Kisten kilometerweit auf dem Kopf schleppten. Abwechselnd halten sie mit dem einen gestreckten Arm den Kistenstapel, während sie den anderen Arm in die Hüfte stemmen, um die Balance zu halten. Unter den schwarzen Halstüchern erkennt man die Nacken- und Schultermuskulatur von Schwerarbeiterinnen.»*

Einem Büro- und Kopfarbeiter hierzulande ist kaum noch etwas an Muskeln geblieben. Arbeitsteilung und die Trennung von Kopf- und Handarbeit bewirken eine Rückentwicklung der Muskeln und damit die Angleichung des weiblichen und männlichen Körpers. Andererseits kommen die Leistungen von Sportlerinnen, die ihre Muskeln trainieren, immer näher an die von Männern ran. Daß schließlich Frauen im Produktionsprozeß zu jeder Art Arbeit fähig sind, ist immer dann unbestritten, wenn Kriegs- und Krisensituationen den Arbeitsmarkt in

wow...

Unordnung bringen. Dann müssen auch die Frauen ran, und zwar an jede Arbeit. Eine ganze Generation – eure Großmütter – hat buchstäblich den Schutt des Faschismus beiseite geräumt, den sie allerdings vorher auch mit angehäuft hat. Mit der Gründung der Bundesrepublik Deutschland wurden sie im doppelten Sinne enteignet. Es kamen nicht nur die Kapitalisten zurück und «übernahmen» die von der arbeitenden Bevölkerung notdürftig reparierten und vorm Zerfall geretteten Produktionsstätten, es kehrten auch die Männer zurück und mit ihnen die alte Arbeitsteilung zwischen Mann und Frau: vom Kohlenklau zur Trümmerfrau über Wiederaufbau in den Drahtverhau der Ehe.

Vergleichbares geschieht gegenwärtig mit den Frauen in den neuen Bundesländern. Sie sind die Hauptverliererinnen der deutschen Einheit. Die Reduzierung der Kinderkrippen- und Kindergartenplätze, die Beseitigung der fortschrittlichen gesetzlichen Regelung des Schwangerschaftsabbruchs in der DDR und vor allem massenhafte Verdrängung der Frauen von ihren Arbeitsplätzen werfen sie sowohl in ihrer wirtschaftlichen und sozialen als auch in der politischen Gleichstellung wieder zurück.

**Ulrike und Herr A. diskutieren das Urteil des Bundesverfassungsgerichts zum Schwangerschaftsabbruch.**

**Ulrike:** *«Und nun? Was soll das alles noch? Wir sprechen hier über die vielen kleinen und die wenigen großen Erfolge der Frauenbewegung, wir unterscheiden fein säuberlich zwischen der Frauenbewegung des Bürgertums und der Arbeiterbewegung, wir reflektieren den Beitrag von Feministinnen zum Frauenkampf um Gleichheit und Selbstbestimmung, und wir freuen uns darüber, daß jetzt auch Frauen, die Frauen lieben, ihre Beziehungen offen und selbstbewußt zeigen.*

*Und was geschieht? Ein Urteil des Bundesverfassungsgerichts spricht allen Frauen, seien sie bürgerlich, proletarisch, feministisch oder sonst was, einfach die Fähigkeit und das Recht ab, über ihr Leben selbst zu bestimmen.»*

**Herr A.:** *«Das ist der Kern des Urteils, zweifellos. Schon die im bisherigen BRD-Gesetz festgelegte Beratungspflicht war ein Verstoß gegen das Selbstbestimmungsrecht der Frau. Das Karlsruher Männerurteil – eine Frau und fünf Herren – hat nun das Ziel der Zwangsberatung so eindeutig festgelegt, daß wir nur noch von einer Zwangsabratung sprechen können.»*

**Ulrike:** *«Damit werden all die Beratungsstellen ins Visier genommen, die Frauen wirklich zu beraten versuchten. Ich kenne Frauen, die als Beraterinnen bei Pro Familia arbeiten. Diese Frauen werden jetzt gezwungen, Schwangeren von einem Abbruch abzuraten ohne Respekt vor deren bereits getroffener Entscheidung. Machen wir uns nichts vor: Die meisten Frauen wissen genau, was sie wollen, wenn sie schließlich dem Gesetz Genüge tun und sich beraten lassen. Als hätten sie nicht Tage und Wochen mit der Entscheidung gerungen, einen Abbruch vornehmen zu lassen. Keine Frau tut das so mir nichts, dir nichts.»*

**Herr A.:** *«Die Karlsruher Richter entmündigen nicht nur die Frauen, sie bevormunden auch das Parlament, dessen mühsam zusammen-*

# Dachverband der EngelmacherInnen neu gegründet!

# Frauen in Deutschland!

Ihr seid schwanger, wollt aber kein Kind zur Welt bringen?
Ihr habt kein Geld, um privat einen Arzt für die Abtreibung
und einen möglichen Klinikaufenthalt zu bezahlen?
Ihr könnt es euch nicht leisten, einige Tage unbezahlten
Urlaub zu nehmen?

NICHT VERZAGEN! WIR HELFEN!

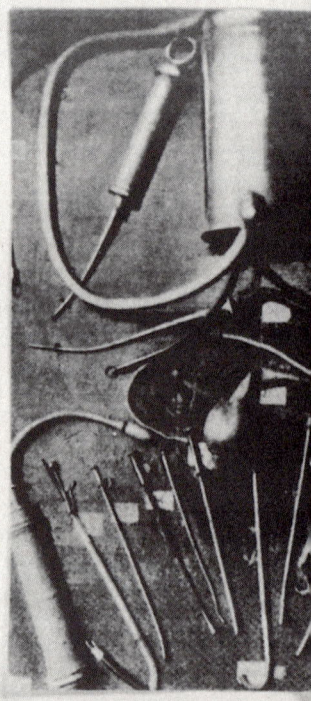

Wir arbeiten nicht in unangenehm sterilen Kliniken, sondern
in heimeligen Hinterzimmern.
Wir benutzen keine kalten modernen Maschinen, sondern
die bewährten volksnahen Stricknadeln, Kürettiermesser
und Giftmischungen nach Großmutter-Art.
Wir garantieren ein unvergeßliches Erlebnis. Wir führen
die Krankenhausreife so geschickt herbei, daß die Krankenkasse die Folgekosten garantiert übernehmen muß,
um Euch wieder arbeitsfähig zu machen. Ihr braucht
keinen Urlaub zu nehmen!
Wir bearbeiten die Leibesfrucht so brutal, daß die eu-
genische Indikation eine staatlich legitimierte Abtreibung ermöglicht, ja erzwingt (für robustere Naturen).

DAS ALLES FÜR EINEN BRUCHTEIL DER PRIVATEN
ARZT- UND KLINIKKOSTEN!

Sonderangebot: Euer embryonales Material vermitteln
wir auf Wunsch an die höchstbietenden Gen-Tech-Labors
in aller Welt. Wir kennen die potentesten Abnehmer.

RUFT UNS AN: AUCH IN EURER NÄHE WIRD ZUR ZEIT EINE
FILIALE UNSERES VERBANDES EINGERICHTET!

Näheres unter: 089/21650 und 0721/91010
Unser Dachverband genießt die ausdrückliche Unterstützung des Bundesverfassungsgerichts und der katholischen Kirche.

Frauen in Deutschland!

# WIR SIND FÜR EUCH DA! IHR SEID NICHT ALLEIN!

*gebrachte Mehrheit ein Gesetz verabschiedet hatte, das sich bereits jenseits des Zumutbaren bewegte und dennoch besser war als das, was nun beschlossen und verkündet wurde.*

*Mit dem nun von den Richtern vorgegebenen Beratungsziel…»*

**Ulrike:** «…*welches nicht offen ist, auch wenn in der Urteilsbegründung irgendwo von ‹ergebnisoffen› die Rede ist…»*

**Herr A.:** «…*soll die Frau gedrängt und manipuliert werden, auf den Abbruch zu verzichten. Damit greift der Staat auch in die berufliche Zuständigkeit von Beraterinnen und Beratern ein. Das ist ein schwerer staatlicher Übergriff, denn der Staat hat kein Recht, Beratungs- oder Therapieziele vorzugeben.»*

**Ulrike:** «*Am Ende werden nur noch katholische Beratungseinrichtungen, die sich einen Dreck um weltanschauliche Unterschiede und das wissenschaftlich begründete Urteil von Fachleuten kümmern, zugelassen werden.»*

**Herr A.:** «*Es ist schwer vorstellbar, wie eine Beratungseinrichtung, die auch soziale Gründe respektiert und grundsätzlich das Beratungsziel offenläßt, weil sie den Willen einer Frau respektiert, weiterarbeiten will.»*

**Ulrike:** «*Damit ist der Karlsruher Spruch auch ein Sieg der katholischen Morallehre und der dazugehörigen repressiven, lustfeindlichen Sexmoral. Ich frage mich, wie unabhängig das oberste Gericht eigentlich ist.»*

**Herr A.:** «*Jedenfalls ist es kein über allem Weltlichen schwebendes Gottesgericht. Verfassungsrichter – und die wenigen Richterinnen – werden von den großen politischen Parteien nominiert und in der Regel dann auch gewählt und berufen. Von da ab gelten sie als unabhängig und frei von politischen Weisungen.»*

**Ulrike:** «*Ach ja? Im Fernsehen läßt sich der Kanzler doch bereits fragen, ob die deutsche Mutter befürchten müsse, daß ihr Sohn demnächst im Zinksarg nach Hause gebracht werde. Es ging da um die neue Rolle der Bundeswehr. Der christliche Kanzler versichert, die Befürchtung sei unbegründet, während seine nicht weniger christliche Familienministerin im Zusammenhang mit der Abtreibungsdiskussion erklärt, Deutschland brauche Nachwuchs, um seine NATO-Verpflichtungen erfüllen zu können. Die hat das tatsächlich gesagt. Und* *jetzt kommt ein Urteil, das Frauen einmal mehr zu unmündigen We-sen macht und auf die Funktion einer Gebärmaschine reduziert. Das alles soll ein Zufall sein?»*

**Herr A.:** «Ich weigere mich, über die politischen Einflüsse, denen das Gericht ausgesetzt war, zu spekulieren. Richtig ist, daß es bei der Ab-treibungsfrage immer auch um Bevölkerungspolitik geht. Wenn das Gericht einen Abbruch zuläßt und finanziert für den Fall, daß der Embryo geschädigt ist, dann ist dahinter der klare Wille zu erkennen, die Gesellschaft nicht mit ‹lebensunwertem› Leben zu belasten. Das ist ein Begriff, den die Nazis eingeführt haben. Im übrigen genügt mir, um das Urteil zu verstehen, daß da ein Männergericht über eine Frau-ensache entschieden hat. Allerdings bestreite ich, daß der Karlsruher Spruch ein totaler Sieg der katholischen Morallehre ist.»

**Ulrike:** «Jetzt bin ich aber gespannt. Kommt nun die große männliche Relativierungsarie? Von wegen alles halb so schlimm?»

**Herr A.:** «Genau hinzuschauen hat mit Abwiegeln und Verharmlosen nichts zu tun. Im Urteil des Bundesverfassungsgerichts, so katastro-phal seine Auswirkung für viele Frauen auch sein wird, steckt eine verkappte Fristenlösung. Damit werden sich fanatisierte Abtreibungs-gegner und -gegnerinnen nie und nimmer abfinden.

*Das Urteil sagt: Will eine Frau die Schwangerschaft abbrechen, dann ist sie gezwungen, vor einem Berater oder einer Beraterin ihre Gründe offenzulegen. Kann sie nicht nachweisen, daß sie sich in einer der vom Gesetz anerkannten Notlagen befindet, wird ihr die zum le-galen Abbruch nötige Bescheinigung verweigert.»*

**Ulrike:** «Wobei man sich immer klarmachen muß, welche Kraftanstren-gung von einer Frau verlangt wird, wenn sie ihrem Zwangsberater oder ihrer Zwangsberaterin gegenübersitzt. Sie ist von deren Wohl-wollen völlig abhängig.»

**Herr A.:** «Eben nicht völlig. Auch ohne die Bescheinigung, die zugleich ein abrechnungsberechtigter Krankenschein ist, kann sie innerhalb ei-ner Dreimonatsfrist abtreiben lassen, ohne dafür bestraft zu werden. Voraussetzung ist: der Nachweis einer Beratung und natürlich die Be-reitschaft einer Ärztin oder eines Arztes, den Abbruch vorzunehmen. Allerdings muß sie in diesem Fall den Eingriff selbst finanzieren. Ich weiß, welche Sprengkraft in diesem ‹allerdings› steckt.»

Das Bundesverfassungsgericht beruft sich
bei der Ablehnung der Fristenlösung auf
den Artikel 1, Abs.1 des Grundgesetzes:
## Die Würde des Menschen ist
# unantastbar

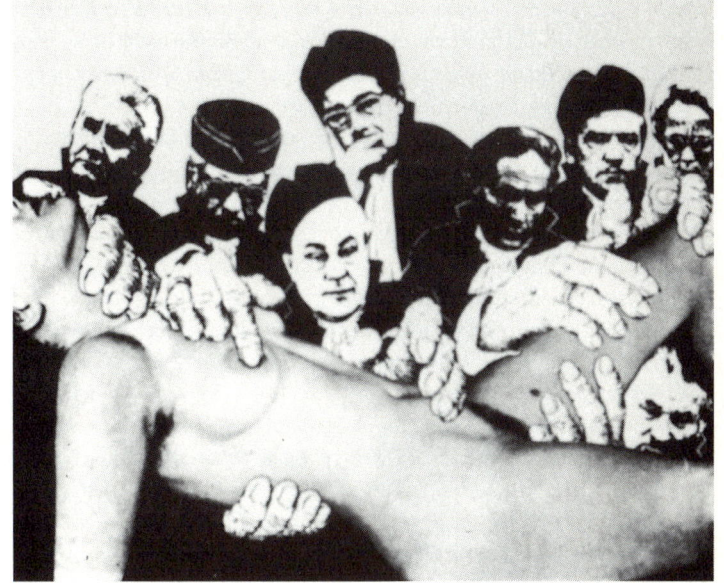

**Ulrike:** «Nur vor dem Hintergrund einer mehr als hundertjährigen Geschichte des Kampfes gegen den Abtreibungsparagraphen bin ich bereit, diese verkappte Fristenlösung als Fortschritt zu akzeptieren. Also: Grundsätzlich unterliegt die Frau auch weiterhin der Pflicht, ein Kind auszutragen. Läßt sie dennoch einen Abbruch vornehmen, ohne daß die gesetzlich nun sogar enger gezogenen Ausnahmeregelungen auf sie zutreffen, dann handelt sie zwar rechtswidrig, wird aber deswegen nicht bestraft. Nicht mehr bestraft!

Wer das als Fortschritt verstehen will, soll es als Fortschritt verstehen. Mehr als diese geschichtliche Bewertung des Karlsruher Urteils interessiert mich aber die soziale Wirklichkeit von Frauen im wiedervereinigten Deutschland.»

**Herr A.:** «Alle Kritikerinnen und Kritiker des Urteils sind sich einig, daß hier ein Zwei-Klassen-Recht beziehungsweise eine Zwei-Klassen-Medizin geschaffen worden ist. Früher sprach man von Klassenjustiz, aber das ist ja heute nicht mehr modern. Tatsächlich werden Frauen, je nachdem, ob sie arm sind oder reich, vom Spruch der hochdotierten Richter unterschiedlich betroffen sein.

Im übrigen streiten sich die Interpreten und Interpretinnen noch immer darüber, ob nicht doch so etwas wie eine soziale Notlagenindikation möglich ist.

Sollte es so sein, dann bevorzugt der Urteilsspruch gebildete und redegewandte Frauen, denen es nicht schwerfällt, in der Beratungssituation ihre allgemeine Notlage deutlich zu machen.

Das Urteil spaltet Frauen nicht nur in arme und reiche, in gebildete und ungebildete, es isoliert auch die jeweils betroffene Frau von ihrem sozialen Umfeld.»

**Ulrike:** «Das ist wirklich der Hammer. Zukünftig müssen Ehemänner, Freunde und andere nahe Personen mit einer Bestrafung rechnen, wenn sie ihrer Frau, ihrer Geliebten oder ihrer Freundin raten, einen Abbruch vornehmen zu lassen. Aber auch Eltern, Großeltern und Geschwister können zur Rechenschaft gezogen werden, wenn sie zu einem Abbruch raten.»

**Herr A.:** «Die Berater dürfen darauf drängen, Personen aus dem sozialen Umfeld der um Rat suchenden Frau hinzuzuziehen. Und sie haben das Recht, einen Mann, der seiner Frau oder Freundin in der

*Beratungssituation beistehen will, nach Hause zu schicken bzw. die Frau aufzufordern, ohne diesen Beistand erneut zu erscheinen.»*

**Ulrike:** *«Und welche Bedeutung hat das Urteil für die in der DDR geborenen Frauen? Sie hatten schließlich eine Fristenregelung, sie hatten ein Recht auf Schwangerschaftsabbruch, sie hatten ein Recht auf Beratung und auf Hilfe, wenn sie sich entschlossen, ein Kind auszutragen.»*

**Herr A.:** *«Das Urteil verschärft auch die deutsch-deutschen Ost-West-Spannungen. Was rechtsgeschichtlich für bundesdeutsche Frauen ein kleiner Fortschritt sein mag, ist für die Frauen der damaligen DDR ein Rückschritt auf ganzer Linie.»*

**Ulrike:** *«In der DDR waren die Voraussetzungen, Beruf und Kind unter einen Hut zu kriegen, günstiger, als sie es jemals in der BRD waren. Allerdings war das Leben von Frauen mit einem Kind oder mehreren auch in der DDR alles andere als streßfrei. Das Wort Doppelbelastung gehörte zum weiblichen Wortschatz in beiden Staaten.*

*Heute jedoch – nach der Wiedervereinigung – leben viele alleinerziehende Frauen in den neuen Bundesländern am Rande des Existenzminimums. Und es werden immer mehr – auch in den westlichen Bundesländern.»*

**Herr A.:** *«Kinder machen arm. Das wurde ebenfalls im Mai 1993 – genau: einen Tag vor dem Karlsruher Spruch – von einem Sozialwissenschaftler vor der Enquètekommission des Stuttgarter Landtages wissenschaftlich bestätigt: In den großen deutschen Städten entwickeln sich Familien mit Kindern immer mehr zu sozialen Randgruppen.»*

**Ulrike:** *«Und was tut der Staat? Er streicht auch noch das Kinder- und Erziehungsgeld zusammen. Und dann auch noch die Kindergartenlüge: Das Milliardenversprechen, für jedes Kind bis 1996 einen Kindergartenplatz zu garantieren, wird rückgängig gemacht beziehungsweise auf eine ferne Zukunft verschoben. Und noch bestehende Kinderkrippenplätze aus DDR-Zeiten werden mit den Betrieben wegsaniert und plattgemacht. Das ist die soziale Wirklichkeit. Vor diesem Hintergrund werden Frauen gezwungen, sich ‹für das Leben› zu entscheiden.»*

**Herr A.:** «*Sicherlich wird es noch einige Zeit brauchen, bis alle sozialen Folgen und alle rechtlichen Auflagen dieses Urteils aufgearbeitet und begriffen sein werden.*»

**Ulrike:** «*Offen ist auch, welche Folgen der Richterspruch für Beratungsstellen wie Pro Familia haben wird. Können die überhaupt weitermachen?*»

**Herr A.:** «*Auf jeden Fall werden sie verschärft kontrolliert werden. Da gibt es eine haarsträubende Formulierung im Urteil. Geprüft werden soll, ob Beratungsstellen nach ihrer Organisation, nach ihrer Grundeinstellung zum Schutz des ungeborenen Lebens, wie sie in ihren verbindlichen Handlungsanweisungen und öffentlichen Verlautbarungen zum Ausdruck kommt, sowie das bei ihnen tätige Personal die Gewähr für eine Beratung im Sinne der verfassungsrechtlichen und gesetzlichen Vorgaben bieten.*»

**Ulrike:** «*Berufsverbot für Pro-Familia-Mitarbeiterinnen und Mitarbeiter?*»

**Herr A.:** «*Darauf könnte es hinauslaufen.*»

**Ulrike:** «*Eines ist jedenfalls sicher: Wenn Beratungsstellen verschärft kontrolliert werden, dann werden Frauen verschärft unter Kontrolle genommen. Womit wir wieder beim Kern des Urteils wären: Es ist eine staatliche Lizenz zur Kontrolle der Frau.*»

**Herr A.:** «*Zu befürchten ist, daß sich besonders in den neuen Bundesländern immer mehr Frauen sterilisieren lassen werden, um diesen Kontrollen zu entgehen und um sich dem Streß der Beratungssituation zu entziehen. Schon vor dem Urteil haben sich alarmierend viele junge Frauen zu diesem Schritt entschlossen. Er ist nicht rückgängig zu machen. Das muß man wissen. Wenn stimmt, was ich gelesen habe, dann wurden Frauen in den neuen Bundesländern auf der Suche nach einem Arbeitsplatz dazu sogar gedrängt.*»

**Ulrike:** «*Und auch damit ist zu rechnen: Engelmacher und Engelmacherinnen, die mit Stricknadeln und giftigen Chemikalien hantieren, werden sich im Abtreibungsgeschäft zurückmelden. Denn staatlichen Kliniken ist nach dem Urteil untersagt, Abbrüche vorzunehmen, und konfessionellen sowieso.*»

**Herr A.:** «*So sicher ist das nicht. Einer der Richter hat in einem Interview erklärt, staatlichen, städtischen und kommunalen Krankenhäu-*

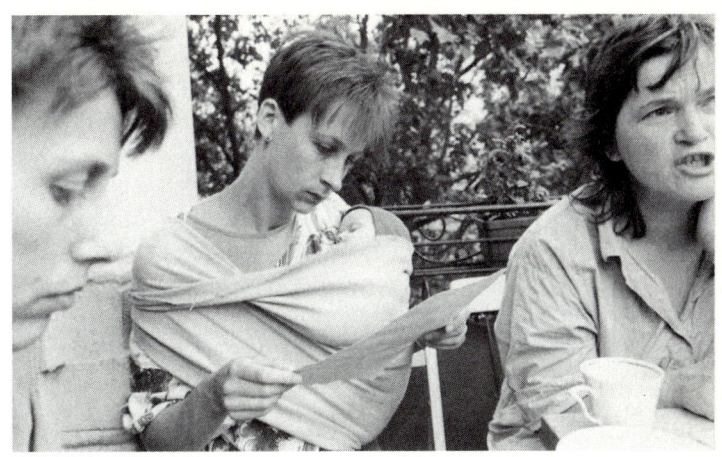

sern sei mit dem Urteil die Durchführung von Abbrüchen nicht ausdrücklich untersagt worden. Es wird wohl so sein, wie es bisher schon war. In sozialdemokratisch regierten Kommunen und Städten werden öffentliche Krankenhäuser Abbrüche vornehmen, während im katholischen Bayern und anderen kirchlich vereinnahmten Regionen ein striktes Verbot herrschen wird.»

**Ulrike:** «Dort wird die Abtreibung privatisiert werden. Von nun an gelten auch hier die Gesetze der Marktwirtschaft. Das heißt: Das Preisniveau orientiert sich an der Arztdichte. Je weiter entfernt von einer großen Stadt, desto höher der Preis für den Abbruch. Frauen, deren Einkommen sich knapp über dem Sozialhilfesatz bewegt, und Sozialhilfeempfängerinnen, die sich scheuen, das Sozialamt über den geplanten Abbruch zu informieren, könnten in Versuchung geraten, den Abbruch von einem ärztlichen Pfuscher einleiten und – mit der Begründung, es handele sich um Blutungen – in einer staatlichen Klinik beenden zu lassen. Dafür zahlt dann die Kasse.»

**Herr A.:** «Nach diesem blutigen und lebensgefährlichen Verfahren wurde in der BRD bis in die 70er Jahre abgetrieben. Tausende von Frauen wurden so psychisch gequält und körperlich verstümmelt…»

**Ulrike:** «…und getötet.

*Ich bin gespannt, wie das, was als Frauenbewegung noch besteht, auf diese Herausforderung reagieren wird. Mir ist spontan durch den Kopf geschossen: Jetzt müssen wir eine Stiftung aufbauen, die bedürftigen Frauen den Gang zum Sozialamt erspart und ihnen hilft, die ganze aufreibende Prozedur von der Beratung bis zum Abbruch zu erleichtern. Doch schon vor dem Urteil war ich nicht gerade optimistisch, was die Frauenbewegung betrifft. Das Urteil ist so demütigend und niederschmetternd, daß viele Frauen resignieren werden.»*

**Herr A.:** *«Möglich, daß es so kommt. Möglich ist aber auch, daß dieses entwürdigende Urteil die kollektive Wut der Frauen über die ungebrochene Herrschaft männlichen Denkens anstacheln wird.»*

**Ulrike:** *«Machst du dir da nichts vor? Es ist doch wie eh und je: In Krisenzeiten ist die Gleichstellung von Frauen nicht angesagt. Mann und Frau treten sich im Kampf um Arbeitsplätze als Konkurrenten gegenüber. Die Frauen fallen raus aus dem Arbeitsprozeß und finden sich isoliert wieder zwischen ihren vier Wänden bei Kindern und Küche. Das ist die Lage.»*

**Herr A.:** *«Auch das, was die Frauen bisher erreicht haben, wurde ihnen nicht geschenkt. Es wäre sicherlich schlimm, wenn gerade die Frauen resignieren würden, die bisher schon aktiv waren im Kampf gegen den Abtreibungsparagraphen. Diese Frauen wissen, daß es immer Gründe gab, ihre Forderungen zurückzuweisen. Mal sind es ökonomische Gründe, mal politische, und manchmal genügt auch schon der Hinweis auf die Wetterlage. Und trotzdem haben sie weitergemacht, und trotzdem hat die Frauenbewegung Spuren hinterlassen im Alltag, die so leicht nicht beseitigt werden können.»*

**Ulrike:** *«Nichts ist sicher, nichts ist garantiert, alles, was erkämpft wurde, muß ständig neu gesichert und verteidigt werden. Auch das ist eine der vielen Lehren aus dem Urteil des Bundesverfassungsgerichts.»*

**Kai-Uwe:** *«Die ideale Liebe? Alles zusammen machen. So oft wie möglich zusammensein. Wie oft? Immer!»*

**Ulrike:** *«Ich meine, am Anfang war es toll, und ich wollte nichts anderes als dauernd mit ihm zusammensein. Aber daran ist unsere Beziehung kaputtgegangen. Weil wir ewig verliebt waren. Ich bekam in dieser Beziehung keine Luft mehr. Solange du verliebt bist, fühlst du dich dauernd zu Liebesbeweisen angetrieben und gierst selbst danach. Du bist unsicher und weißt nicht, ob du wirklich geliebt wirst. Und du weißt manchmal auch nicht, ob du liebst. Du beginnst dich nach Ruhe und Sicherheit zu sehnen. Aber Ruhe willst du auch wieder nicht. Die Ruhe des Friedhofs jedenfalls nicht und auch nicht die Garantie einer Vollkaskoversicherung. Wenn man über Liebe nachdenkt, dann kommen unweigerlich all die abgewichsten Begriffe ins Spiel. Und sie bedeuten dir was. Vertrauen zum Beispiel. Wenn du verliebt bist, dann nagt das Mißtrauen noch an dir. Man kommt in Beweisnot und gerät außer sich. Ich habe lange gebraucht, bis ich herausfand, daß meine erste Liebe nichts war als ein ewig gehetztes Verliebtsein. Wahrscheinlich ist es mit der Liebe so, wie ich es einmal gelesen habe: ‹Ob es Liebe war, weiß man erst hinterher.›»*

Kai-Uwe will *immer* mit der Frau zusammensein, die er liebt, und *alles gemeinsam* machen. Ulrike will es auch, und sie will es auch nicht. Sie will Nähe *und* Abstand. Verschmelzung *und* Eigenständigkeit.

**Ulrike:** *«Mein damaliger Freund brachte so eine Art Pfadfinderromantik in unsere Beziehung: Meine Freunde sind auch deine Freunde und deine sind meine. Das führte dazu, daß ich im Laufe der Zeit alle Freunde und sogar Freundinnen verlor. Anfangs dachte ich, die ziehen sich zurück, weil sie eifersüchtig sind. Doch dann habe ich mich mal gefragt, was ich eigentlich tue, um den Kontakt aufrechtzuerhalten. Das war verdammt wenig. Als wir uns später trennten, saß ich plötzlich alleine da, ohne ein Netz unter mir. Freundschaften sind ein Netz, das einen auffangen kann, wenn man abstürzt aus einem Himmel der harmonischen Zweisamkeit. Typisch war auch, daß die wenigen gemeinsamen Freunde, die wir noch hatten, seine Freunde waren.*

*Als ich ihn einmal darauf ansprach, meinte er, das habe sich so erge-*
*ben. Das sagte er oft, wenn er über Ursachen nicht nachdenken*
*wollte: ‹Das hat sich so ergeben.›»*

Gemeinsame Freunde gehören zu einer Partnerbeziehung. Aber eigene Freunde und Freundinnen eines jeden zeigen auch, daß man sich
Raum läßt für die eigenen Bedürfnisse, die eben nicht in der Beziehung
aufgehen. Diese Eigenständigkeit sollte man sich lassen und nicht versuchen, gewaltsam *alles* in der Beziehung aufsaugen zu wollen, was sich
widersetzt und sperrt und nicht unter einen Hut zu bringen ist. In der
Haltung, unter allen Umständen alles gemeinsam haben und machen
zu wollen, liegt die Wurzel zur Eifersucht.
Viele Beziehungen zerbrechen nicht daran, daß zwei nicht miteinander
sein können, sondern daß sie nicht *allein* sein können. Wir können nicht
ständig in Umarmung und Verzückung beieinanderliegen. Wir brau-

chen Abstand. Andernfalls verliert man sich, verlernt die Wünsche und Bedürfnisse, die man neben der Beziehung auch noch hat, und wird das dem Partner oder der Partnerin irgendwann vorwerfen.

**Ulrike:** *«Ich war eifersüchtig. Aber nicht, wie man vielleicht denkt, auf andere Frauen; dafür gab es keinen Grund, sondern auf alles, was er ohne mich machte. Damals konnte ich nur schwer alleine sein. Wenn er nicht da war, fühlte ich mich einsam und unruhig, verdrossen von morgens bis abends und manchmal verzweifelt. Ich war nicht nur allein, ich fühlte mich allein gelassen. Ich konnte nichts mit mir anfangen, weil ich nichts mit mir anfangen wollte. Ich war wütend und dachte, irgendwas muß falsch sein an unserer Beziehung.*
*Heute sehe ich das anders. Ich spreche jetzt von dem Mann, mit dem ich seit mehr als zwei Jahren zusammen bin; mit dem ich immer zusammen sein werde! Davon bin ich überzeugt. Jetzt jedenfalls, wo ich drüber spreche. Die wichtigste Lehre aus meiner ersten Beziehung ist sehr einfach. Ich muß mich hüten, ins Verliebtsein verliebt zu sein. Man sollte nicht glauben, daß man alleine durch ständige Unternehmungen, indem man mal hierher geht und mal dahin, mal dieses gemeinsam, mal jenes gemeinsam unternimmt, eine Beziehung aufbauen kann.*
*Man macht sich nur was vor. Wehe, wenn dann mal nichts läuft! Mein Spruch damals war: Ohne Aktion bekomm ich 'ne Sonntagsdepression. Aber das habe ich erst hinterher alles eingesehen.»*

Das muß und wird jeder selbst erkennen. Wir alle sind uns nur in einem einig: Wir wollen geliebt werden, und wir wollen lieben. Wenn zwei sich darunter das gleiche vorstellen und sich treffen, dann ist es Liebe, dann *wird* es Liebe. Das ist alles.

| YAŞAMAK | LEBEN |
| BIR AGAÇ GİBİ | EINZELN UND FREI |
| TEK VE HÜR | WIE EIN BAUM |
| VE BİR ORMAN GİBİ | UND BRÜDERLICH |
| KARDEŞÇESİNE | WIE EIN WALD |
| BU HASRET BİZİM | IST UNSERE SEHNSUCHT |

*Nazim Hikmet*
*Türkischer Dichter (geb. 1907, gest. 1963)*

**Ulrike:** *«Man sollte das locker angehen. Und man sollte vor allem sexuelle Anziehung nicht mit Liebe gleichsetzen. Ich habe mit Typen sexuelle Beziehungen gehabt, die habe ich nicht geliebt, und die haben mich nicht geliebt. Und es war trotzdem schön. Allerdings: Wir haben uns gegenseitig auch nichts vorgemacht. Wer ohne Liebe keine sexuellen Beziehungen haben will, der soll es eben lassen. Ist auch in Ordnung. Ich weiß, daß viele junge Mädchen sagen: Sex nur mit Liebe. Aber ich zweifle daran, ob sie es wirklich so meinen. Sie sagen zwar Liebe, aber zuallererst meinen sie ein Mindestmaß an Anerkennung, Rücksicht und Zärtlichkeit. Und wenn ich weiß, wie rücksichtslos sich junge Typen oft den Geschlechtsverkehr mehr oder weniger erzwingen, dann ist es einleuchtend, daß junge Mädchen Liebe fordern, bevor sie sich auf etwas einlassen.*

*Die Beziehung, in der ich heute lebe, hat anders begonnen als alles andere, was ich bis dahin kannte. Wir waren weniger damit beschäftigt, dauernd was zu organisieren, und mehr damit, uns über unser Leben auszufragen. Als ich merkte, daß er von meiner Vergangenheit was wissen wollte, konnte ich mir vorstellen, daß wir eine Zukunft haben werden.»*

**Kai-Uwe:** *«Ich weiß nicht, was das bringen soll, sich dauernd gegenseitig in der Vergangenheit rumzuschnüffeln. Das führt höchstens zu Eifersuchtsszenen. Mit der Ehe geht ein neues Leben los. Bis dahin war man alleine. Jetzt ist man zu zweit. Die Vergangenheit kann man vergessen.»*

Beziehungen, die auf diesem Trugschluß aufbauen, werden scheitern. Denn es geht nicht darum, sich Vergangenes vorzurechnen oder sich gar aufzugeilen an zurückliegenden Geschichten.

Was denkst du heute, was hast du vorher gedacht? Was hast du von der Welt gesehen, und was wolltest du sehen? Was hast du gelernt, und was wolltest du lernen? Warum hast du diesen Beruf und nicht einen anderen? Das fragen wir, wenn wir uns kennenlernen. In einer Beziehung werden sich Fragen anders stellen: Wo teilen wir die Interessen des anderen? Werden wir gemeinsame neue Interessen finden? Wofür wollen wir arbeiten?

Wenn wir uns in die Situation von Paaren vergangener Jahrhunderte versetzen, können wir Entwicklungen feststellen, die den Sinn von Beziehungen veränderten. Abhängigkeiten beginnen zu schwinden. Um unser Bedürfnis nach Nahrung, Wärme und Gesundheit zu befriedigen, sind wir immer weniger auf einen Partner angewiesen. Wohldosierte Dienstleistungen, ein vom Lohn des einzelnen abgezweigtes Versicherungssystem macht uns immer unabhängiger voneinander. Ehe und Familie als ausschließliche Versorgungseinrichtungen verlieren an Bedeutung. Und trotzdem wollen wir nicht alleine sein! Um so weniger wollen wir alleine sein. Wir spüren, daß unsere Unabhängigkeit mit Kälte unter den Menschen erkauft ist. Deshalb denken so viele Menschen darüber nach, wie sie gegen die allgemeine Kälte etwas wie Nähe, Wärme und Vertrautheit in die Beziehung untereinander bringen können.

**Kai-Uwe:** *«Ich weiß nicht, was meine Lehre bringen wird. Noch weniger weiß ich, wie es sein wird, wenn ich später irgendwo arbeite. Vorausgesetzt, ich finde eine Arbeit. Aber ich lauf ja nicht blind rum. Was ich sehe bei meinem Bruder und seinen Kollegen, bei meiner Mutter und ihren Kolleginnen, bei Freunden, die arbeiten oder in der Ausbildung sind, macht mir keine großen Hoffnungen. Sagen wir mal so:*

*Meine Erwartungen sind bescheiden. Ist es da nicht einleuchtend, daß ich mir vorstelle, meine Ehe entschädigt mich für den Scheiß draußen? Ich finde das logisch. Und natürlich werden wir uns gemeinsam einiges anschaffen. Und es uns gemütlich machen, auch wenn das spießig klingt.»*

**Ulrike:** *«Eine Bedingung für eine Beziehung, wie ich sie mir vorstelle, habe ich bereits genannt. Man muß sich gegenseitig seine Eigenständigkeit lassen. Ein Beispiel: Ich gehe einmal in der Woche zum Turnen. Im Handballklub meines Freundes gibt es auch eine Frauengruppe, und die turnt am gleichen Abend, an dem er Training hat. Was läge also näher für mich, als den Verein zu wechseln? Ich könnte Fahrgeld sparen, und alles mögliche würde einfacher. Ich habe es nicht gemacht, und er hat es eingesehen. Warum soll ich meinen Verein wechseln, wo ich dort Frauen seit Jahren kenne, mit denen ich turne? Warum sollte er die Mannschaft verlassen, mit der er seit Jahren spielt und in der er Freunde hat? Eigenständigkeit heißt für mich auch, weiterhin meinen Interessen nachzugehen, auch wenn der Partner sie nicht teilt oder sogar nicht versteht. Ich höre zum Beispiel sehr gerne Folklore. Er hört Blues und Rock 'n' Roll. Wir haben zwar oft über ‹unsere› Musik gesprochen und sind auch auf die Zusammenhänge gekommen, die zwischen den verschiedenen Musikrichtungen bestehen. Trotzdem geht er oft raus, wenn ich eine Platte auflege. Eigentlich erst, um ehrlich zu sein, wenn ich die fünfte Platte auflege. Aber ich fühle mich nicht angemacht, wenn er ins andere Zimmer geht. Und wenn er unbedingt seine Platten hören will – wir haben nur einen Plattenspieler –, dann einigen wir uns eben. Nicht auf Folk-Rock, wie jetzt vielleicht mancher denkt, nein, abwechselnd legt jeder seine Platte auf. Manchmal machen wir uns einen Spaß daraus, auf unser Wahlrecht zu verzichten, und legen die Platte auf, von der wir wissen, daß der andere sie besonders gerne hört. Verstehst du, was ich meine?»*

Die Vorstellung, sich vom gemeinsam erarbeiteten Lohn Gegenstände anzuschaffen, die einem gefallen, ist nicht spießig. Spießbürgerlich eng wird es erst zwischen dem angehäuften Mobiliar, wenn Anschaffungen und Konsum zum *Zweck* einer Beziehung werden, wenn aus dem jungen Paar eine verschworene Raffgemeinschaft wird, die sich hinter Konsumgütern verschanzt und sich den Blick auf die gesellschaftliche Umwelt vermauert. Es ist nicht spießig, sich in einer Wohnung nach seinen Vorstellungen einzurichten. Über unsere Vorstellungen sagt aber ein Bild oder ein Poster mehr aus als eine vorfabrizierte Sitzgarnitur. Richtet euch ein, aber laßt euch nicht einrichten! Oft kann man beobachten: Wenn zwei es nicht schaffen, etwas gemeinsam zu schaffen, beginnen sie anzuschaffen.

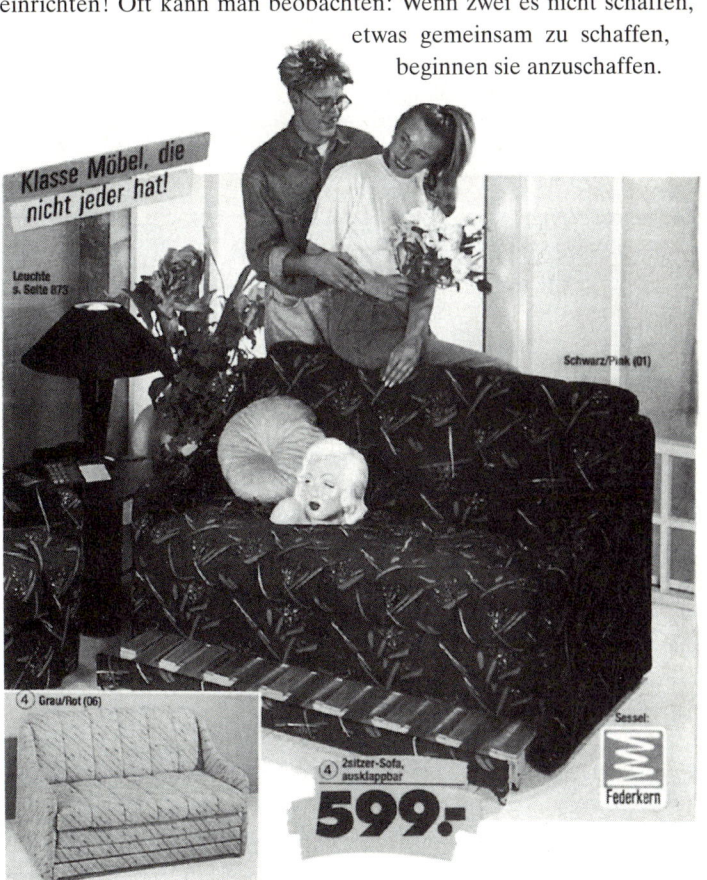

DIE JUGENDGRUPPE HAT MIR NICHTS GEBRACHT, DIE MÄNNERGRUPPE AUCH NICHT. ERST DURCH DIE POLSTERGRUPPE HABE ICH ZU MIR SELBER GEFUNDEN

HOGLI

Die Verspießerung eines Paares setzt ein mit dem Rückzug von allen Freunden und Bekannten.

Sie endet im völligen Desinteresse am Leben der anderen und dem, was «außerhalb» passiert. Genährt wird diese Art Paarbeziehung von dem Glauben, man könnte auf den «Scheiß draußen» mit einem abgeschotteten «Glück drinnen» antworten.

**Kai-Uwe:** «*Bis jetzt hat mir noch niemand erklären können, was eine private Beziehung mit Politik zu tun haben soll. Denn darum geht es doch, wenn es dauernd heißt: Umwelt und politische Verhältnisse bedrohten das private Glück. Ich kann mir nichts Unpolitischeres vorstellen als eine Liebesbeziehung. Das sind zwei Welten. Ich bin nicht* *gegen Politik, auch wenn das so klingt. Zum Beispiel werde ich in die Gewerkschaft gehen. Das ist klar, schon weil es in unserer Familie Tradition ist. Sogar meine Mutter ist in der Gewerkschaft. Nehmen wir mal an, meine künftige Frau geht arbeiten, dann ist es aber ihre Sache, ob sie in der Gewerkschaft ist. Das entscheidet jeder für sich. Darauf würde ich keinen Einfluß nehmen, das wäre ja noch schöner!»*

**Ulrike:** *«Erste Bedingung, wie gesagt: Eigenständigkeit. Zweite Bedingung: Gemeinsamkeit. Wenn man sich liebt, wird man nach Gemeinsamkeiten suchen. Je mehr Gemeinsamkeiten man in wirklich wichtigen Fragen hat, desto größer ist die Chance, daß man sich liebt und die Liebe sich erhält. Ich laß jetzt mal die alltäglichen und für den Ablauf einer Beziehung auch angenehmen Gemeinsamkeiten draußen – Eßgewohnheiten, Schlafgewohnheiten usw. – und rede von dem, was mir wirklich wichtig ist. Ich könnte nie einen Mann lieben, der politisch völlig andere Auffassungen hat als ich. Von all meinen Freunden weiß ich, was sie denken. Sie wissen, was ich denke. Das war und ist nicht immer deckungsgleich. Aber es gibt immer einen Grundstock von gemeinsamen Auffassungen und Überzeugungen.*

*Ich bin sicher, daß meine jetzige Beziehung nur deshalb zustande kam und möglich ist, weil wir, bevor wir unsere Gefühle füreinander entdeckten, bereits eine Menge voneinander wußten. Wir haben uns in der Gewerkschaftsarbeit kennengelernt, und wir haben in unseren politischen Auffassungen fast immer Übereinstimmung gehabt. Das schafft Sympathie und Freundschaft und kann, wie in unserem Fall, zu einer Liebesbeziehung führen.»*

**Kai-Uwe:** *«Selbstverständlich werde ich heiraten. Ich sehe auch keinen Grund, Argumente zusammenzukratzen, die gegen die Ehe sprechen. Schau dich doch mal um. Fast jeder ist verheiratet. Die sind doch nicht alle bekloppt.*

*Ich warte einfach ab, was die Ehe bringen wird. Vorher kann ich mir kein Urteil erlauben. Das einzige, was ich mir schon heute vorstellen kann, ist der geregelte Geschlechtsverkehr. Aber natürlich werde ich nicht gleich die erste beste heiraten. Gewisse Erfahrungen vor der Ehe sind hilfreich für später. Man muß sich die Hörner abstoßen. Das sagt selbst meine Mutter.»*

Vergessen wir nicht, Kai-Uwe ist sechzehn, und er hat noch nie. Es leuchtet ein, daß er sich unter Ehe wenig vorstellen kann und lediglich seine sexuellen Wünsche auf die Ehe überträgt. Daß zum «geregelten Geschlechtsverkehr» zwei gehören, wird er noch rechtzeitig erfahren.

Vor der Ehe will Kai-Uwe sein Horn abstoßen. Damit gibt er treffsicher eine weitverbreitete Meinung über den «vorehelichen» Geschlechtsverkehr wieder. Er wird als eine Art Übungsschießen angesehen. Darüber sollte man nachdenken. So zeitgemäß diese Auffassung klingen mag, sie ist nichts als eine modernisierte Form der alten Doppelmoral. Früher war die geschlechtliche «Unschuld» der Frauen Voraussetzung für eine Eheschließung. Von einer sittenstrengen Umwelt kontrolliert, wurde den Frauen des Bürgertums diese Geschlechtsmoral abverlangt. Prinzipiell galt sie auch für Männer. Ihnen blieb jedoch ein Ausweg offen: das Bordell, der Puff oder das Hurenhaus. Entsorgungsanlage für die Männer des Bürgertums. Die dort gewonnenen Erfahrungen zählten nicht, weil Frauen, die sich dort verkauften, nichts wert waren. Sie waren so ehr- und wehrlos wie alle Frauen, die nicht der bürgerlichen Klasse angehörten: dem bürgerlichen Mann zum Abschuß freigegeben.

Diese Aufteilung der Frauen in ehrlose Weiber und ehrenhafte Damen hielt die bürgerliche Moral aufrecht. Der Mann, der vorher und anderswo seine sexuellen Erfahrungen sammelte, konnte «unschuldig» in die Ehe gehen.

Doppelmoral nennt man diese Haltung deshalb, weil sie nicht eine Moral für alle, sondern eine zusätzliche für den Mann vorsah. In dieser Form ist Doppelmoral untergegangen. In einem neuen Gewand ist sie auferstanden. Denn noch immer glauben viele, die Ehe sei der einzige Ort, wo das Sexuelle eigentlich hingehört, wo es in Ordnung ist. Alles andere wird als «voreheliche» Sexualität betrachtet und ist – gemessen an der ehelichen – minderwertige Sexualität. Wer aber das Sexuelle in voreheliche und eheliche Sexualität unterteilt, wertet alle Beziehungen vor der Ehe ab, macht die nicht- bzw. vorehelichen Partner zu Versuchskaninchen und Sparringspartnern.

**Ulrike:** «*Meine Einstellung zur Ehe hat sich mehrfach geändert. Als kleines Mädchen wollte ich heiraten, weil ich nichts anderes kannte. Im Vergleich mit Freunden und Bekannten bot die Ehe meiner Eltern auch kein abschreckendes Beispiel. Als ich es dann das erste Mal machte, habe ich an alles andere gedacht, nur nicht ans Heiraten.*

*Heute hab ich eine Beziehung, die von meiner Familie und meinen Freunden wie eine Ehe behandelt wird. Aber wir sind nicht verheiratet und denken auch im Augenblick nicht ans Heiraten. Im Augenblick! Wir haben die Diskussion auf den Zeitpunkt verschoben, wo die Frage des Kinderkriegens reinkommt. Damit will ich nicht sagen, daß wir dann automatisch heiraten werden. Wir wollen lediglich dann das Thema Ehe neu diskutieren.*

*Die sexuellen Erfahrungen, die ich bis jetzt gemacht habe, sah ich nie als Vorstufe für eine spätere Beziehung an. Sagen wir mal so: Der erste hätte auch der beste sein können. Und jeder nächste konnte der beste sein. Ich habe jedesmal dem Mann und mir selbst eine Chance gegeben. Daß es nicht zu einer dauernden Beziehung gekommen ist, lag bestimmt nicht daran, daß ich im Hinterkopf dachte, das ist sowieso nur eine Trockenübung. Ich wußte ja noch gar nicht genau, was meine Interessen sind. Ich habe mich ja noch entwickelt, und ich entwickle mich noch immer.*

*Wie soll man bei seiner eigenen Entwicklung gleich in der Lage sein, gemeinsame Interessen zu entwickeln, die ausreichen für die eine Dauerbeziehung? Den Typen, mit denen ich sexuelle Beziehungen hatte, ging es genauso.*

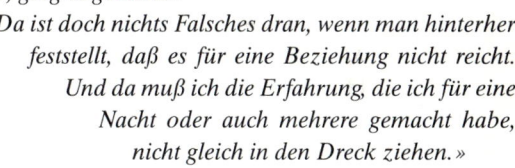

*Da ist doch nichts Falsches dran, wenn man hinterher feststellt, daß es für eine Beziehung nicht reicht. Und da muß ich die Erfahrung, die ich für eine Nacht oder auch mehrere gemacht habe, nicht gleich in den Dreck ziehen.*»

Staatliche Familienpolitik unter kapitalistischen Bedingungen verfolgt Ziele, die mit den unmittelbaren Interessen der Menschen nichts zu tun haben. Es geht darum, die Bevölkerungsentwicklung so zu steuern, daß der Arbeitsmarkt versorgt, das Rentensystem gesichert und die Militärverpflichtungen eingehalten werden können. Deshalb ist Familienpolitik unter kapitalistischen Bedingungen großen Schwankungen ausgesetzt, weil die politischen Interessen wechseln und von Konjunktur und Krise des Systems abhängig sind.

Beispielsweise lag es im Interesse des monopolistischen Staats in der Aufbauphase der BRD, so viele Arbeitskräfte wie möglich lockerzumachen. Das Interesse an Arbeitskräften beeinflußte die Familienpolitik. Steigende Berufstätigkeit von Frauen wurde nicht nur gefordert, sondern auch gefördert, indem das Bild von der selbständigen und selbstbewußten berufstätigen Frau als musterhaftes Beispiel entworfen wurde. Selbst die Bildungschancen der Frau wurden zu diesem Zweck erhöht und Änderungen im Ehe- und Familienrecht durchgesetzt. Im Augenblick erleben wir eine Gegenentwicklung.

Angesichts des Arbeitskräfteüberschusses sind die Bestrebungen staatlicher Familienpolitik an einer Umverteilung der Arbeitslosigkeit zu Lasten der Frau interessiert.

Um die wirtschaftliche Krise in den Griff zu bekommen und den Arbeitsmarkt lenken zu können, wird den Frauen der Weg zurück zu Herd, Küche und Kindern gewiesen. Dabei vollführen die staatlichen Wirtschaftslenker einen Balanceakt. Denn langfristig können sie auf Frauen im Produktionsprozeß nicht verzichten. Würden Frauen sich in ihrer Mehrheit wirklich wieder am häuslichen Elektroherd einrichten und sich gar weigern, jemals in die Produktion zurückzukehren, könnte man sie auch nicht mehr als Lohndrücker und Reservearmee benutzen.

Die alten Familienvorstellungen vom Vater als Mittelpunkt und der Frau und den Kindern, die um ihn kreisen, haben keine Chance. Sie reichen aber aus, um viele Frauen unsicher zu machen. Genau das streben die Lobredner der Familie und Propagandisten der Ehe an.

Was aus dieser Ecke kommt, sollte man schnell vergessen. Der Sinn der Ehe und die Aufgabe der Familie sind aber auch für diejenigen fragwürdig und zum Problem geworden, die sich von den Interessen und Wünschen der Menschen leiten lassen, die Familie und Ehe nicht als Instrument staatlicher Politik mal so, mal so einschätzen. Ist die Familie Ort der gefühlsmäßigen Sicherheit? Kann die Ehe das Bedürfnis nach Zärtlichkeit, Zuwendung und befriedigender Sexualität erfüllen? Das sind keine Fragen von Verpackungskünstlern, die nur an Hüllen interessiert sind, sondern Fragen an den Inhalt der Ehe, Fragen nach dem Sinn, den eine durch einen Trauschein verbundene Paarbeziehung hat oder nicht hat.

**Ulrike:** «*Ganz unabhängig von meinen persönlichen Auffassungen zur Ehe nehme ich natürlich zur Kenntnis, daß die Mehrheit der Menschen offensichtlich eine andere Einstellung zur Ehe hat als ich. Ich muß es annehmen, weil die Mehrheit, im Gegensatz zu mir, verheiratet ist.*

*Den Entschluß zu heiraten kann man für falsch halten und für sein eigenes Verhalten entsprechende Schlußfolgerungen ziehen. Wie man aber mit Verachtung auf die herabsehen kann, die sich anders entscheiden, ist mir unverständlich. Mich reizt es gerade herauszufinden, warum sich die Mehrheit so und nicht anders verhält.*

*Es gibt eine Menge Gründe. Man heiratet, weil jeder heiratet und weil man nichts anderes kennt. Man heiratet, weil man sich davon wirtschaftliche Vorteile und soziale Anerkennung verspricht. Man heiratet, weil man als nicht berufstätige Frau Anrechte erwirbt für den Fall einer Scheidung. Man heiratet, weil man den Kindern Schwierigkeiten ersparen will. Man heiratet, weil man vom Ehevertrag auch eine Garantie für Treue erwartet.*»

Alle Heiratsgründe haben ihr Für und Wider. Die wirtschaftlichen «Vorteile», die der Staat über Steuergesetzgebung und Wohnungspolitik «gewährt», sind eine schwache Entschädigung für die Leistungen, die die Familie für Staat und Gesellschaft erbringt. Wie man zur Ehe steht, ist nicht nur eine Frage der theoretischen Einstellung. Die Familie zu unterstützen ist eine praktische politische Forderung, um den wirtschaftlichen Verzicht auszugleichen, der für die meisten mit Gründung einer Familie verbunden ist. Andererseits gibt es Beispiele, wo die Entscheidung, eine Paarbeziehung durch den Ehevertrag zu binden, mit krassen wirtschaftlichen Nachteilen verbunden ist. Studentische Paare riskieren die Kürzung ihrer Ausbildungsbeihilfe; alte Paare die Streichung einer Rente; Sozialhilfeempfängern wird die Unterstützung gekappt, und ihre Ehepartner müssen für sie aufkommen.

Wenn von bestimmten konservativ-reaktionären Kreisen immer wieder die Stärkung von Ehe und Familie gefordert wird, dann sind immer bürgerliche Familien und bürgerliche Ehen gemeint und mit ihnen das Herrschaftssystem der väterlichen Gewalt über Frau und Kinder sowie die wirtschaftliche Abhängigkeit der berufslosen Frau vom Lohn des Mannes. (Der Hausfrauen«beruf» ist keiner, weil er der Frau kein eigenes Einkommen mit den entsprechenden sozialen Absicherungen verschafft. Hausfrau sein heißt: im Dienste des Mannes für dessen leibliches Wohl zu sorgen, ihn körperlich und seelisch zu erhalten für den Arbeitsprozeß und für die Aufzucht der Kinder zu sorgen!) Zur traditionellen Vorstellung von der bürgerlichen Ehe gehört deren Unauflöslichkeit, «bis daß der Tod euch scheidet». In diesem Sinne befindet sich die bürgerliche Ehe in einem fortschreitenden Auflösungsprozeß.

Die Gründe, die früher Menschen in die Ehe zwangen, beginnen ihre Bedeutung zu verlieren: wenn durch die Entwicklung und Verbreitung von Verhütungsmitteln eine Schwangerschaft kein Heiratsgrund mehr ist; wenn das Recht auf gleiche Bildung für alle und eine garantierte und qualifizierte Berufsausbildung Frauen vom Einkommen oder Lohn eines Mannes unabhängig macht.

Schließlich ist die Ewigkeitsklausel «bis daß der

Tod euch scheidet» durch die in das Eherecht eingebaute Sollbruch-
stelle der Scheidung bereits derart gelockert und durchlöchert, daß die
heutige Ehe mit der früheren bürgerlichen Ehe nur noch den Namen
gemeinsam hat. Bestrebungen, Frauen zurück in den Haushalt zu treiben, Sexualaufklärung und Informationen über Verhütungsmittel zu
verhindern, Schwangerschaftsabbrüche zu verbieten, die Ehescheidung
zu erschweren und Gleichberechtigungsforderungen der Frauen zu
hintertreiben und sie lächerlich zu machen, sind Einfallstore für die
alten bürgerlich-reaktionären Ehevorstellungen. Diese Gefahr ist keineswegs gebannt.

Am fragwürdigsten von allen Argumenten für die Ehe ist die angebli-
che Treuegarantie.

**Kai-Uwe:** *«Mir muß niemand erzählen, daß die Ehe keine Treuegarantie bietet. Wenn einer absolut nicht will, dann wird er machen, was
er will, und auf Treue pfeifen. Und trotzdem hat die Ehe auch in dieser Situation Vorteile. Sie verhindert zwar nicht, daß einer Scheiße
baut, aber sie verhindert, daß man bei jedem Furz gleich auseinan-
derrennt.»*

**Ulrike:** *«Als Frau lernst du irgendwann, daß bestimmte Traditionen
immer nur Vorteile für Männer und Nachteile für Frauen bringen.
Vielleicht kommt daher meine innere Abwehr gegen die Ehe. Wenn
du das erst mal durchschaut hast, dann wirst du auch in deinen Liebesbeziehungen nichts für selbstverständlich nehmen. Wahrscheinlich
wäre es einfacher, sich anzupassen und den
Traditionen zu vertrauen. Einfacher auch
für den Mann, den du liebst. Aber für
mich wäre der Gedanke unerträglich,
daß ein Mann nur aus Gewohnheit
bleibt oder zurückkommt, weil
es der Ehevertrag verlangt.
Das würde mich kaputt-
machen.*

*Treue bedeutet mir nur was, wenn ich mich für meinen Partner ent-
scheide und er sich für mich, und zwar, weil wir uns lieben, und nicht,
weil wir durch einen Vertrag aneinander gebunden sind. Das wäre
nichts als Heuchelei.*

*Und langfristig ändert auch der Ehevertrag nichts, denn was zuviel
ist, ist zuviel. Einmal wird auch die katholischste Ehe brüchig. Dann
bleibst du freiwillig im Ehegefängnis, oder du brichst aus und läßt
dich scheiden.»*

Für die Liebe gibt es keinen anderen Grund als die Liebe. Für die Ehe
gibt es viele Gründe, und Liebe ist oft nur noch ein untergeordneter.

**Ulrike:** *«Man spricht oft vom Hafen der Ehe. Wieso eigentlich ‹Hafen›? Ehe oder Partnerschaft sind für mich mehr eine Seilschaft in der
Eigernordwand oder meinetwegen ein Schiff auf hoher See. Flaute
und Windstärke 10 gehören dazu.»*

Ehe oder nicht Ehe ist nicht die Frage. Welche Vorstellungen man über
eine Liebesbeziehung hat, wie man sich sieht und wie man den anderen
oder die andere in dieser Beziehung sieht, das ist die Frage.

**Ulrike:** *«Ich kenn einige Ehen von älteren Leuten, von denen würde ich
sagen, wenn das Ehe ist, dann könnte ich auch heiraten. Beispielsweise die Ehe meiner Eltern.*

*Wenn ich diese Leute aber frage, was das ‹Geheimnis› ihrer Ehe ist,
dann sagen die meisten, daß ihre Beziehung nicht anders gelaufen
wäre, wenn sie nicht verheiratet gewesen wären. Da bist du so klug wie
vorher.*

*Wenn ich aber daran denke, was einige meiner Freunde mit und bei
ihren Eltern erlebt haben, wenn ich an das denke, was junge Kolleginnen erzählen, dann verstehe ich ihre Ablehnung der Ehe. So wie
ihre Eltern wollen sie es auf keinen Fall machen. Und ein anderes Beispiel kennen sie nicht.»*

Letztlich kreist die ganze Diskussion «Ehe oder nicht Ehe» um die Frage: Bin ich für eine feste und verbindliche Beziehung zwischen Mann und Frau, Frau und Mann und Partnern des gleichen Geschlechts?

Dahin kommt jeder früher oder später und unabhängig davon, wie diese Paarbeziehung aussehen soll und auf welchen Verabredungen sie beruhen wird. Paarbeziehung heißt, eine Beziehung mit gemeinsamer Zukunft zu entwickeln, Kinder zu haben oder keine, zusammenzuleben oder getrennt. Gerade dann, wenn der Entschluß zusammenzubleiben gründlich überlegt und ausführlich besprochen ist, stellt sich bei vielen die Angst ein, der Ehevertrag mache die Verabredungen hinfällig und verführe zur Nachlässigkeit und Gleichgültigkeit in der Beziehung. Gegner der Ehe, die zugleich die Paarbeziehung befürworten, lehnen das mit der Ehe übertragene Besitzrecht am Körper und am Gefühlsleben des Partners ab. Oft werden sie in dieser Ablehnung bestärkt durch den Anschauungsunterricht, den ihnen die Ehen ihrer Eltern oder anderer Erwachsener lieferten. Liebe, die über die Ehe zum Besitzanspruch wird, ist keine mehr. Sie ist zu einer mehr oder weniger anstrengenden Gewohnheit geworden. Liebe ohne Sicherheit und Vertrauen ist auch keine.

**Ulrike:** *«Ich habe mal einen Satz aufgeschrieben, der mich wahnsinnig beeindruckt hat. Das sagt eine Frau über die Beziehung zu einem Mann, ‹ihrem› Mann: ‹Ich wußte, durch ihn würde mir nie ein Leid zugefügt werden, es sei denn, er stürbe eher als ich.› So sicher möchte ich mal sein. Sicher ist nur, daß wir versuchen, dahin zu kommen, so vom anderen reden zu können.*

*Wir lieben uns, das habe ich gesagt. Auch sexuell läuft alles gut. Und trotzdem kann ich nicht ausschließen, daß ich auch sexuelle Beziehungen zu einem anderen Mann haben werde. Vielleicht auch eine Beziehung zu einer Frau, wer weiß? Und ich kann nicht ausschließen, daß er sexuelle Beziehungen mit anderen haben wird. Es ist nicht so, daß ich losrenne, um jemanden fürs Bett zu finden. Und er tut das genausowenig. Aber es gibt Situationen, wo ich Männern begegnet bin, die mich interessierten, weil sie etwas sind, was ich bisher noch nicht kannte. Und es gab Situationen, wo ich mit ihnen ins Bett gegangen wäre, wenn es möglich gewesen wäre. Zum Teil war es nicht möglich, weil ich Angst davor hatte, meine Beziehung zu belasten. Und das, obwohl zu unserer Verabredung gehört, daß so etwas möglich sein sollte. Würde er leiden? Würde ich leiden, wenn er mit einer anderen Frau schlafen würde? Es ist komisch. Treue, wie man das früher verstand, lehnen wir ab. Aber Eifersucht oder zumindest Angst davor können wir nicht abschaffen.»*

Es gibt wohl kaum jemanden, der nicht zugeben würde, dieses Gefühl zu kennen: Eifersucht. Unter den Eifersüchtigen sind die allerdings eine Minderheit, die selbstbewußt die Arme in die Hüften stemmen, herrisch auf den Fußboden stampfen und unumwunden sagen: «Selbstverständlich bin ich eifersüchtig. Man hat ja wohl ein Recht drauf, eifersüchtig zu sein!»

Meistens sind sie «Kaufleute» und fast immer männlich, die so reden. Ihr Weltbild ist schlicht: Alles ist käuflich. Eine Partnerschaft, insbesondere die Ehe, ist nichts als ein Kaufvertrag. Gibt ihnen die Frau Grund, eifersüchtig zu sein, dann bestehen sie auf Einhaltung des Vertrages. Das meint, wer sagt, er habe ein «Recht darauf, eifersüchtig zu sein». Das Recht auf Mängelrüge.

Für die meisten Menschen aber zählt Eifersucht zu den eher «unedlen» Gefühlen. Man hat um sich herum zu viele Eifersüchtige toben gesehen, um nicht Angst davor haben zu müssen, selbst einmal die Rolle des Eifersüchtigen vor den Augen der anderen zu spielen. Ist man dann selbst von Eifersucht besessen, scheinen alle Beobachtungen vergeblich und alle Vorsätze vergessen. Blind verrennt man sich in all die schrägen Handlungen, über die man später selbst nur verwundert sein wird. Doch was hilft das schon, *später? Jetzt* bin ich einsam. Mal eine Sekunde neben sich zu treten, sich zu beobachten und zu fragen, wie man sich und die Welt morgen sehen wird, dazu ist man gerade jetzt nicht fähig.

Ganz Schnelle haben beim Stichwort Eifersucht sofort einen Konter parat: Eigentumsdenken. Und das Beispiel zeigt, daß es tatsächlich diese plumpe Form von «Liebes»beziehungen gibt, die das Verhältnis zwischen Mann und Frau auf die Grundlage einzelner Absätze eines Kaufvertrages stellt. «Eigentumsdenken», der Einwand ist richtig und reicht trotzdem zur Erklärung von Eifersucht nicht aus. Die gewöhnliche Eifersucht, die uns alle irgendwann mit ihren Nadelstichen plagt, übernimmt in unserem Gefühlsleben eine merkwürdige Aufgabe. Einerseits ist auch sie Ausdruck von Besitzdenken, andererseits stößt sie uns hartnäckig darauf, daß wir denjenigen oder diejenige, die wir lieben, eben nicht besitzen mit Alleinbenutzungsrecht und Dauersiegel versehen.

Egal, ob unsere Beziehungen durch einen Vertrag abgesichert sind oder «nur» auf Verabredungen beruhen, ob sie bereits seit Jahren bestehen oder ob sie noch jung sind: Wenn uns die Eifersucht befällt, erweisen sich alle Vorsätze und Verabredungen als wertlos. Wir sehen uns in einen Zustand zurückversetzt, der dem Beginn unserer Beziehung gleicht. Eifersucht macht uns klar, daß eine Beziehung nicht selbstverständlich ist, daß wir um die Liebe und Anerkennung des anderen ständig kämpfen müssen. Es fällt schwer, aber wir müssen uns damit auseinandersetzen, daß es da noch einen oder eine andere gibt, welche die Sicherheit unserer Beziehung bedrohen. Wir müssen kämpfen. Und wir kämpfen, um Vertrauen wiederherzustellen. Das ist eine Art, eifersüchtig zu sein.

**Ulrike:** *«Ich habe selbst und buchstäblich am eigenen Leib einen ‹Fall› erlebt, den man fast schon als krankhafte Eifersucht bezeichnen könnte.*

*Mit kleinen Streitereien hatte die Auseinandersetzung zwischen ihm und mir begonnen. ‹Eifersüchteleien›, wie er es damals selbst noch nannte. Die Wortgefechte wurden lauter und schriller und endeten oft mit Drohungen; die Androhung körperlicher Gewalt eingeschlossen: ‹Gib nur acht, daß du dir keine fängst!›*

*Er hatte tatsächlich einen Grund für seine Eifersucht, denn ich war mit einem anderen Jungen befreundet. Weil die meisten unserer Freunde das wußten, hatten sie auch Verständnis für seine Situation. Einige begannen sogar, auf mir rumzuhacken. Nach ihrer Meinung zeigte ich zuwenig Verständnis für seine Versuche, die Beziehung zu halten oder wieder ins Gleichgewicht zu bringen. Aber dann änderte sich das Bild. Seine rasenden Auftritte wurden immer peinlicher für alle, die Zeugen waren. Auch unsere Freunde, die irgendwie vermitteln wollten, sahen, daß er sich verrannte und überhaupt nicht bereit war, auf ihre Ratschläge zu hören. Auf Ratschläge reagierte er nur mit Wut. Er begann, seine engsten Freunde als Teilnehmer einer finsteren Verschwörung zu sehen. Nicht nur ich zog mich zurück. Daß der Liebesentzug, den er überall spürte und über den er sich beklagte, mit seinem eigenen Verhalten zu tun haben könnte, kam ihm nicht in den Sinn. Noch weniger war er imstande, den Typen, um den es ging und*

*den er als seinen Konkurrenten ansah, mit meinen Augen zu sehen. So konnte er auch nicht verstehen, was den anderen liebenswert und begehrenswert machte. Er wollte es auch nicht verstehen. Er sah die Welt nur noch durch die Brille des Mißtrauens.*

*Ich empfand nichts mehr für ihn, ich hatte nur noch Angst vor ihm. Nach Feierabend begann er, mir aufzulauern. Er folgte mir bis zu meiner Wohnung und lungerte stundenlang auf der Straße in der Nähe des Hauseingangs herum. Anfangs hatte er sich sogar vor meiner Wohnungstür niedergelassen, bis ihn mein Vater aufforderte, das kindische Spiel zu unterlassen. Im Verein – wir waren beide Mitglieder eines Sportklubs – machte er anzügliche Bemerkungen, wenn andere dabei waren. Beleidigungen, die ihm sofort wieder leid taten, gehörten zu den Schlägen, die er mir zu versetzen versuchte. Hatte er mich den Tränen nahe, dann überkam ihn oft ein Stimmungsumschwung. Er versuchte einzulenken, freundlich zu sein, bis ihn erneut seine Wahnvorstellungen überrannten. Dann wurde ein liebes Wort zum Beweis, daß man ihn nur täuschen und in Sicherheit wiegen wollte. Ein hartes Wort war nichts als Bestätigung für den Versuch, ihn zu verletzen und letztlich zu vernichten.*

*Er war blind vor Eifersucht. Jeder um uns herum hatte längst kapiert, daß unsere Beziehung von starken Rissen zerfressen war und keiner Belastung durch Druckverstärkung standhalten würde. Allen, die auf die eine oder andere Weise in dieses Eifersuchts‹drama› verwickelt waren und mit Ratschlägen beteiligt, war die Erfahrung von Eifersucht nicht fremd. Hier aber wurden wir Zeuge eines Zerstörungsprozesses, der seine Energie aus nacktem Besitzanspruch bezog. Was er für seine Rechte hielt, hatte längst keine Grundlage mehr. Die Drohungen und Erpressungen, mit denen er mich überzog, hatten so gründlich den Rest an Vertrauen und Gemeinsamkeit vernichtet, daß außer ihm niemand mehr einen Sinn in Versöhnung sehen konnte.»*

EIFERSUCHT IST EINE LEIDENSCHAFT, DIE MIT EIFER SUCHT, WAS LEIDEN SCHAFFT.

Wenn sich schließlich die Leiden des Verlassenen mit der Rachsucht des Unterlegenen paaren, verliert er auch die Sympathie seiner Freunde. Seine Eifersucht treibt ihn in eine totale Vereinsamung, die gräßlichste und auswegloseste Einsamkeit, die man sich vorstellen kann. Das ist eine andere Art, eifersüchtig zu sein.

Das *Spiel mit der Eifersucht* ist eine weitere Art, eifersüchtig zu sein.

Um sich gegenseitig anzustacheln, aber auch, um sich ununterbrochen zu wechselseitigen Liebesbeweisen zu zwingen, werden Situationen künstlich herbeigeführt und Nebensächlichkeiten aufgebauscht, die den Partner oder die Partnerin in Zugzwang bringen sollen.

Er oder sie soll Grund zur eigenen Eifersucht geben oder selbst Eifersucht zeigen, damit man sich hinterher unter großen Liebesbeteuerungen wieder versöhnen kann.

In diesem Spiel sind die Spielmacher meistens männlich. Sie scheuen sich nicht, zu Lasten des Mädchens oder der Frau, mit der sie «gehen» oder verheiratet sind, eine kleine Schau aufzuführen. Kann man seine Wirkung auf andere deutlicher machen als im Licht einer kleinen Eifersuchtsszene?! Das steigert den Kurswert und drückt so nichts anderes als ein umgekehrtes Besitzdenken aus. Nicht: Ich bin eifersüchtig, weil ich dich besitzen will. Sondern: Damit du mich besitzen darfst, mußt du eifersüchtig sein.

Als Gesellschaftsspiel weit verbreitet, zu zweit oder vor größerem Publikum zu spielen, erfreut sich diese Art der Eifersucht bei solchen Personen größter Beliebtheit, die einer toten Beziehung neues Leben einhauchen wollen. Es gibt viele Gründe für Eifersucht. Gründe, die sofort einleuchten, Gründe, über die man immer rätseln wird. Wenn es uns gutgeht, haben wir Angst, daß es uns schlechtgehen könnte. Wenn wir jemanden lieben und glücklich sind, mißtrauen wir dem Glück. In allen Beziehungen schleppen wir die Angst vor einer Trennung mit.

Eifersucht ist aber vor allem Angst vor Vergleich. Je unsicherer wir uns fühlen, je weniger selbstbewußt wir sind, desto mehr fürchten wir, daß einer kommt, der besser, stärker, größer und bedeutender als wir sein könnte. Diese Furcht nährt die Eifersucht.

Solange wir Liebe gleichsetzen mit dem ausschließlichen Besitzanspruch auf diejenige oder denjenigen, die oder den wir lieben, tappen wir zwangsläufig in die Falle der Eifersucht.

Untreue und Eifersucht sind die häufigsten Gründe, die ein Paar vor den Scheidungsrichter bringen oder zu einer Trennung ohne großen formalen Aufwand führen.

**Kai-Uwe:** «*Treue vor der Ehe, nein! In der Ehe, ja! Ich erwarte Treue, weil ich eifersüchtig bin. Das gebe ich ganz offen zu.*

*Im übrigen bin ich überfragt, wenn ich jetzt sagen soll, ob ich unter Umständen eine Scheidung wegen Eifersucht in Kauf nehmen würde. Was soll das überhaupt? Ich habe wirklich andere Probleme. Ich überlege, wie ich ein Mädchen finden kann, das ich liebe, mit dem es sexuell läuft und mit dem ich zusammenbleiben möchte, das ich irgendwann einmal heiraten werde. Ich habe keine Lust, mich zu fragen, ob ich mich unter Umständen wieder von ihr scheiden lassen würde.*»

**Ulrike:** «*Eine Trennung habe ich hinter mir. Wären wir verheiratet gewesen, dann wäre ich heute eine geschiedene Frau. Denn so oder so, es wäre nicht weitergegangen. Nun habe ich nur die eine Seite, sein*

*Verhalten nämlich, geschildert. Das könnte so klingen, als sei die Trennung ohne irgendwelche Wirkung an mir vorübergerauscht. In Wirklichkeit war es anders. Ich war damals knapp zwanzig, wir waren seit einem Jahr zusammen, und wir hatten eine gute Zeit. Ich will die ganze Geschichte nicht noch mal ausgraben, weil die Art, wie unsere Beziehung auseinanderging, mich immer noch traurig macht. Mir war die Trennung jedenfalls nicht gleichgültig, und ich würde sogar behaupten, sie war nicht nötig.*

*Sein unduldsamer Besitzanspruch hat alles beschleunigt und es mir einfach gemacht, mich gefühlsmäßig von ihm zu lösen. Aber ich habe gelitten. Zumindest am Anfang, obwohl ich ja eigentlich den Grund für die Trennung und seine Eifersucht geliefert habe. So etwas wie damals wäre heute nicht mehr möglich, vor allem nicht mehr mit dieser aufgeputschten Dramatik. Ich habe gut reden, klar. Denn nur weil ich*

*diese negative Erfahrung gemacht hatte, konnte ich mit meinem
Mann, also dem Mann, mit dem ich jetzt lebe, sozusagen im Vorfeld
reden: Was wäre, wenn...»*

Kai-Uwe will den Gedanken an eine mögliche Scheidung oder Trennung erst gar nicht an sich ranlassen. Angesichts seiner Situation –
schließlich ist er alleine und auf der Suche – eine scheinbar verständli-
che Reaktion. Und doch ist sie falsch. Sie ist falsch, auch wenn viele
Menschen mit dem Vorsatz leben, sich über den Umgang mit «ungeleg-
ten Eiern» keine Gedanken zu machen. Sie ist falsch, weil es im Leben
jedes Menschen leidvolle Erfahrungen gibt, an denen er nicht vorbei-
kommen wird. Sie ist falsch, weil jeder auf Veränderungen, die ihn
früher oder später, aber unweigerlich erreichen werden, vorbereitet
sein sollte. Solche unausweichlichen Erfahrungen sind Krankheit, Alter, Tod, Trennung durch Tod, Trennung durch Krankheit und Trennungen, die man selbst beeinflußt, die man will oder die einem auf-
gezwungen werden.
Trennungen werden deshalb oft als Katastrophen erlebt, weil man
darauf nicht vorbereitet ist, weil man sich sich selbst und anderen
gegenüber als Versager empfindet. Nur Kitschromane handeln von
Paaren, die auf ewig «füreinander bestimmt» waren.
Von wem für was bestimmt? Es ist der Zufall, der Menschen zusam-
menbringt und zu Paaren macht. Liebe ist, wenn man den Zufall des
Verliebtseins überwunden hat. Zufall stiftet Glück und Unglück. Weder ist es eine Schande noch ein persönliches Versagen, wenn man feststellen muß, daß die Bedürfnisse zweier Menschen für eine kurze Zeit
der Verliebtheit ausreichen und übereinstimmen, für Dauer und Liebe
aber nicht zusammenpassen. Die Angst vor Schande und die Angst, als
Versager angesehen zu werden, sind oft so stark, daß Menschen bereit
sind, nach außen den Schein einer harmonischen Beziehung zu wahren,
während drinnen Porzellan zerschlagen wird und die Fetzen fliegen.
Eine Beziehung, an der man hängt, ohne Kampf und Auseinandersetzung aufzugeben, ist leichtfertig. Eine Beziehung aufrechtzuerhalten,
in der alles gelaufen ist, weil nichts mehr läuft, ist so lähmend, daß sie
alle Energien verbraucht um eines schönen harmonischen Scheins willen.

GEH WEG VON MEINEM FENSTER

ICH BIN'S AUCH NICHT!

COMIC-REVUE MIT ZWEI LIEDERN VON BOB DYLAN
©Karl v. Meysenbug 1979

GEH SO SCHNELL WIE DU WILLST ABER GEH.

ICH BIN NICHT DER, DEN DU WILLST, ICH BIN NICHT DER DEN DU BRAUCHST

U SAGST, DU SUCHST EINEN, DER IMMER STARK IST

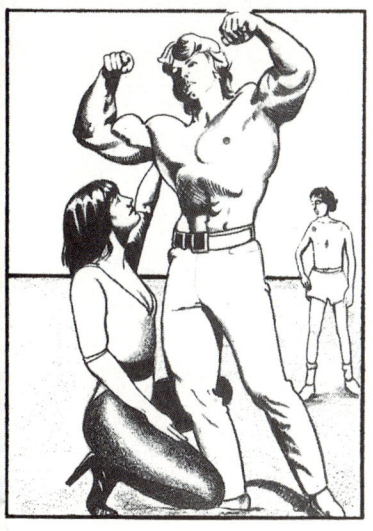

EINEN, DER DICH BESCHÜTZT, OB DU RECHT HAST ODER NICHT,

EINEN, DER DIR JEDE TÜR ÖFFNET

..JEDES MAL WENN DU FÄLLST

DU SAGST, DU SUCHST EINEN, DER DICH AUFHEBT...

DER DIR STÄNDIG BLUMEN PFLÜCKT

UND GERANNT KOMMT..

# ABER:

Mit der Familie ist es wie mit der Ehe. Sie ist umstritten und dauernd im Gerede. Die einen preisen sie als Insel der Geborgenheit, der Harmonie und des Glücks. Andere sehen beim Stichwort Familie hinter hoch aufragenden Fassaden nur einen Trümmerberg voller Schutt und Gerümpel.

Was wir heute unter Familie verstehen, bezeichnet die Verwandtschaftsbeziehungen zwischen Eltern und Kindern, zwei Generationen also, in Ausnahmefällen drei, die unter einem Dach bzw. in einem Haushalt leben. Bereits die Großeltern gehören nicht mehr zum eigentlichen Kern der Kleinfamilie, noch weniger andere Verwandte wie Tanten, Onkel, Cousins und Cousinen usw.

Gleichzeitig wird die Familie aber auch als kleinste Zelle der Gesellschaft bezeichnet. Darin liegt der Zündstoff der Familiendiskussion. Denn wenn die Familie kleinste Zelle der Gesellschaft ist, dann ist sie auch deren Spiegelbild. Gibt es in der Gesellschaft Herrscher und Beherrschte, dann muß es folglich auch in der Familie Herrscher und Beherrschte geben. Also nichts mit Insel der Geborgenheit, der Harmonie und des Glücks.

Die heutige Form der Kleinfamilie nahm ihren Ursprung mit dem Aufstieg des Bürgertums um die Mitte des achtzehnten Jahrhunderts. Die bis dahin übliche Großfamilie löste sich auf, als der Kapitalismus begann, die Lebensverhältnisse der Menschen entscheidend zu verändern. Bestimmend für die Eheschließung und Grundlage für die Familie war seit der Herausbildung des Privateigentums das wirtschaftliche Interesse. Nicht Liebe zwischen den Partnern war gefragt, sondern Besitz und Stammbaum und in den Adelshäusern politischer Nutzen.

Als sich die kapitalistische Produktionsweise durchsetzte und alle überlieferten Vorstellungen vom Sockel stürzte, wurden auch neue ökonomische Grundlagen für die Familie geschaffen. Die wirtschaftlichen Interessen von Eltern und Verwandten reichten nicht mehr aus, um über Ehen und Familiengründungen der Kinder zu entscheiden. Die kapitalistische Produktion hat alle Dinge in Waren verwandelt und «kein anderes Band zwischen Mensch und Mensch übriggelassen als das nackte Interesse, als die ‹gefühllose bare Zahlung»›, sagt Marx. Recht hat er – mehr denn je.

Das aufkommende Bürgertum hat die Freiheit der Vertragsschließung auch für die Ehe mehr und mehr anerkannt. Waren damit also die Beteiligten von nun an frei in der Wahl ihrer Partner? Waren Ehe und Familie von nun an Ort der Liebe und gegenseitiger Achtung? Vielleicht in Ausnahmefällen. In der herrschenden Klasse, der Bourgeoisie und allen Klassen, die Produktionsmittel besitzen, blieb die Liebesehe eine Seltenheit. Von Anbeginn ihrer Herrschaft trat die bürgerliche Klasse mit einem hohen moralischen Anspruch auf. Sie wurde nicht müde, das Hohelied von der einzig sittlichen, zärtlichen Liebe der Ehegatten füreinander und für ihre Kinder zu singen, die Treue als Grundlage der Ehe zu preisen und überhaupt die höchsten moralischen Ansprüche zu formulieren. Aber Hauptmotiv und festeste Kette für Ehe und Familie war weiterhin ökonomisches Interesse. Der Besitz an Produktionsmitteln mußte erhalten und vermehrt, der Nachwuchs in diesem Sinne aufgezogen werden.

Nur dort, wo – mangels Masse – kein Interesse an der Vermehrung des Eigentums und seiner Weitergabe an die Kinder vorhanden war, hatte gegenseitige Zuneigung als wichtigstes Motiv für Ehe und Familie eine Chance. Diese Voraussetzung traf auf die Arbeiterklasse zu. Sie verfügte nicht über Eigentum an Produktionsmitteln und hatte folglich auch nichts zu vererben.

Ehe und Familie besitzender Klassen und Schichten und Ehe und Familie der Arbeiter unterscheiden sich durch die ökonomischen Bedingungen, unter denen sie sich entwickeln. Macht und Einfluß des Bürgertums und seiner Moralvorstellungen blieben jedoch nicht ohne Wirkung auf die Arbeiterklasse. Bürgerliche Moralvorstellungen und Erziehungsziele, und vor allem die Unterdrückung der Frau, prägen auch die Arbeiterfamilie.

Soviel mit der Herausbildung des Kapitalismus von väterlicher Liebe und Fürsorge, von der Mutter als Seele der Familie und den Kindern als dem behüteten Augapfel geschwärmt wurde, so nüchtern nimmt sich aus, nach welchen Prinzipien eine solche Familie «funktionierte».

Die neuentstehende bürgerliche Familie scharte sich um das Eigentum des Mannes an Produktionsmitteln. Als Bürger und *Eigentümer* arbeitete er mit seinem Kapital, indem er andere für sich arbeiten ließ. Als Bürger und *Vater* übte er zugleich Macht aus über Frau und Kinder.

*Deutsche Kleinbürgerfamilie gibt einem Bettler die Reste ihrer Mahlzeit*
Kupferstich von D. Chodowiecki (18. Jahrhundert)

Bürgerliche Familie war nie etwas anderes als ein abgestuftes Herrschaftsverhältnis mit unterschiedlichen Folgen für die Beherrschten. Die vom Vater geforderte Unterordnung wurde dem ältesten Sohn erträglich gemacht durch die Aussicht auf die Übernahme des väterlichen Betriebs. Schon weniger einsichtig war der bedingungslose Gehorsam für den zweiten und alle folgenden Söhne, die sich mit einem Erb*anteil* zu begnügen hatten. Sie teilten das Schicksal ihrer Schwestern, die zwar ebenfalls das Recht auf einen gewissen Erbanteil hatten, jedoch nie zur Übernahme des Betriebes anstanden.

Die Erwartung auf das Erbe und die Hoffnung, doch noch in der Erbfolge aufzurücken, verhinderten die Rebellion der Kinder gegen einen strengen, unduldsamen Vater.

Denn ein raffiniert konstruiertes Erbrecht garantierte die Macht des Vaters auch gegenüber den Söhnen, die eigentlich nichts zu gewinnen hatten. Solange der Vater über das Eigentum verfügte, behielt er immer das Druckmittel der Enterbung in der Hand. Mit dem Erbrecht zog der Psychoterror in die bürgerliche Familie ein. Wesentliche Gefühlsmomente in der Beziehung zwischen Vater und Sohn waren die Angst vor Enterbung und ein entsprechendes Wohlverhalten des Sohnes. Die Chance, in der Erbfolge aufzurücken – sollte der älteste Bruder enterbt werden –, zwang auch den zweiten und alle folgenden Brüder zum Gehorsam. So kam neben der Angst auch die Konkurrenzbeziehung der Geschwister in die bürgerliche Familie.

Die Erziehungsziele in den Familien der Besitzenden sind von dem Willen zur Erhaltung der eigenen Klasse bestimmt. Bildung und staatsbürgerliche Haltung. Moral und Umgangsformen, Lebensgewohnheiten und gesellschaftliche Beziehungen sollen nahtlos den Wechsel der Generationen ermöglichen.

Mädchen, von Anfang an minderwertig und gegenüber ihren Brüdern benachteiligt, lernten, dem Haushalt vorzustehen und darüber hinaus gesellschaftliche Zurückhaltung zu üben und sich der Führung ihres künftigen Mannes anzuvertrauen. Das heißt, sie lernten sich so zu verhalten, wie es auch ihre Mütter taten. Frauen waren verpflichtet, Kinder zu gebären und sie so großzuziehen, daß sie die Erwartungen der Väter erfüllten. Frauen waren über ihren häuslichen Wirkungskreis hinaus zu keinerlei geschäftlicher Tätigkeit berechtigt. Sie durften nicht selbst Verträge unterzeichnen und durften nach damaligem, frühkapitalistischem Recht auch keinen eigenen Wohnsitz gründen. Sie waren zu Enthaltsamkeit vor der Ehe, Treue während der Ehe und zum Geschlechtsverkehr, wenn der Mann ihn wünschte, verpflichtet. Aus ihrer Stellung als Ehefrau und Mutter ergab sich lediglich die rechtliche Forderung nach Kost und Wohnung und anderen zum Leben notwendigen Versorgungen über die Zeitdauer ihrer engeren Gebär- und Erziehungsaufgaben hinaus. Voraussetzung war allerdings, daß sie sich nichts «zuschulden» kommen ließen.

Mit der Entstehung des Proletariats im Verlauf des Industrialisierungsprozesses wuchs das Interesse der bürgerlichen Klasse, das Recht der Familiengründung auch auf jene auszudehnen, die keine Produktionsmittel besaßen, sondern nur über ihre Arbeitskraft verfügten. Neu war zu dieser Zeit, daß der Lohnabhängige niemandem mehr gehörte, der ihn wie früher, als er noch Landarbeiter war oder Handwerksgeselle

**Familie** (*Klein*familie, *Groß*familie, **Familienalbum**, **Familien***politik*). Unter **Familie** versteht man eine Gruppe von Menschen (*Vater, Mutter, Schwester, Bruder* = *Klein*familie), die durch **Bluts**bande entsteht. **Familie** wird durch Liebe zusammengehalten. Geht die Liebe zu weit, spricht man von **Blut***schande*. **Familie ist nicht zu verwechseln** mit *Vanille: Gewürz*, das in Verbindung mit Zucker eine süße breiige Soße ergibt, die jeden Bittergeschmack zudeckt. Den Zusammenschluß von *Klein***familien** nennt man Verwandtschaft. Zuständige Behörde: *Standesamt*. Den Zusammenschluß großer **Familien** nennt man *Aktiengesellschaft* (ital. *Mafia*). Zuständige Behörde: *Kartellamt*.

oder auch nur nicht erbberechtigter Geschwisterteil, an der Eheschließung hätte hindern können. Mit der Entstehung des kapitalistischen Warenmarktes entstand auch der Arbeitsmarkt, an dem jeder seine Arbeitskraft anbieten konnte und mußte. Dieser Arbeitsmarkt muß, um die Preise für die Ware menschliche Arbeitskraft niedrig zu halten, immer mit frischem Blut versorgt werden. Man hatte nicht länger ein Interesse daran, nur noch denen die Ehe zu gestatten, die aufgrund ihrer Besitzverhältnisse in der Lage waren, eine Familie zu ernähren.

War früher der Eigentümer eines Hofes – wollte er eine Magd oder Landarbeiterin am Hofe halten – gezwungen, deren «Bastard» mit zu ernähren, so besorgte nun die neu entstehende Klasse «freier» Lohnarbeiter die Aufzucht des Nachwuchses und damit den Nachschub für den Arbeitsmarkt gratis. Vom Hungerlohn mußten die Kinder mit ernährt werden, bis sie selbst in der Lage waren zu arbeiten.

Die Aufhebung der Ehebeschränkungen für den besitzlosen Bevölkerungsteil hatte eine enorme Geburtenzunahme und entsprechende Überbevölkerung zur Folge. Die Verelendung ganzer Bevölkerungsschichten lag durchaus im Sinne der Kapitalistenklasse, denn Überbevölkerung und Verelendung bedeutet für den Kapitalisten freie Auswahl unter den überschüssigen Arbeitskräften bei niedrigsten Löhnen. (Allein das macht deutlich, warum konservative bürgerliche Kreise mit

Hilfe der Kirche noch heute daran interessiert sind, unter dem Vorwand, den allgemeinen «moralischen Zerfall» aufhalten zu wollen, Sexualerziehung und Aufklärung über Verhütungsmittel zu verhindern. Selbstbestimmte Geburtenkontrolle durch die Massen der Lohnabhängigen beraubt die Kapitalistenklasse eines wirksamen Instruments zur Kontrolle und Regulierung des Arbeitsmarktes.)

Zu dieser Zeit begann sich die proletarische «Familie» herauszubilden. Der Preis für die Freigabe sexueller Beziehungen war die kostenlose Aufzucht von Kindern, die später sogar auf dem Arbeitsmarkt als Konkurrenten um Arbeit auftraten. Besonders hart betroffen von dieser Entwicklung war die Arbeiterfrau: Wie der Mann war auch sie auf den Verkauf ihrer Arbeitskraft angewiesen. Sie genoß also nicht die Vorteile von Frauen der besitzenden Klasse, die ausschließlich die Aufgabe des Gebärens und der Erziehung zu erfüllen hatten und nicht auch noch für den Lebensunterhalt sorgen mußten.

Erst als die Arbeiter sich zu organisieren und als Klasse zu verstehen begannen, gelang es der Arbeiterbewegung, in zähen Kämpfen die krassesten Formen der Ausbeutung und der Benachteiligung der proletarischen «Familie» abzubauen. Im Prinzip hat sich jedoch nichts geändert. Familienpolitik und Familiengesetzgebung orientieren sich noch immer an den Interessen der herrschenden bürgerlichen Klasse; die mit der Herrschaft des Bürgertums entstandene Familienform bildet noch immer das Grundmuster des Zusammenlebens der Geschlechter und Generationen.

Indem man die Familien als Ausdruck einer «gottgewollten Ordnung» (Richtlinien zur Sexualerziehung des Landes Bayern) darstellt, versucht man, die Lebensgewohnheiten und Lebensauffassungen der Besitzenden zur Richtschnur auch für die Arbeiterklasse und die nichtbesitzenden Schichten zu machen. Schutz der Familie, wie ihn das Grundgesetz garantiert, gilt nur, solange er den wirtschaftlichen und politischen Interessen der Herrschenden dient. Trautes Familienleben auf Glanzpapier, in jeder Wahlschlacht tonnenweise unters Volk gebracht – aber welcher Politiker interessiert sich für das Familienleben türkischer, griechischer oder marokkanischer Arbeiter, denen es per Gesetz verboten ist, ihre Familie mit ins Land zu holen? Welcher Aufsichtsratsvorsitzende interessiert sich für das Familienleben von

Schichtarbeitern? Wo wird nach dem Familienleben gefragt, wenn Überstunden angeordnet werden? Was ist mit dem Familienleben von Montagearbeitern, die oft wochenlang unterwegs sind? Wird es nicht heute für «zumutbar» gehalten, die Familien von Arbeitslosen auseinanderzureißen, um die Arbeitslosigkeit in den Griff zu kriegen? Familie, Nachbarschaft, Freunde: wen interessiert das?

Aber umgekehrt: Für den Aufsichtsratsvorsitzenden, den Manager,

den leitenden Angestellten, den Offizier und hohen Beamten, der an einen neuen Arbeitsplatz «versetzt» wird, scheint die Trennung von der Familie unzumutbar. Ihnen werden Wohnungen beschafft, der Umzug bezahlt und Einrichtungsbeihilfen gewährt. Ihren Kindern werden Schulen angeboten, egal in welcher Stadt oder in welchem Land. Eine Frau, die sich weigert, ihrem Mann zu folgen, gefährdet dessen Karriere, eine Offiziersfrau, die sich der Versetzung ihres Mannes widersetzt, liefert einen Scheidungsgrund. So wichtig ist die Familie. So wichtig ist das Familienleben der Bürger.

Und trotzdem wird vom Niedergang der Familie gesprochen. Ist es nicht verwegen, vom Zerfall der Familie zu reden, wo doch ein Blick auf die Umstände, unter denen wir (fast alle) leben, das Gegenteil zu beweisen scheint?

Ist das «Ende der Familie» überhaupt wünschenswert, wo andere Formen des Zusammenlebens sowenig erprobt sind?

Fortbestand oder Auflösung von Ehe und Familie hängen nicht von unseren Wünschen ab und sind nicht durch unseren Willen beeinflußbar. In der Geschichte der menschlichen Entwicklung haben wir vom Leben in Horden über Sippen und Gruppenfamilien bis zur bürgerlichen Kleinfamilie viele Formen des Zusammenlebens studieren können.

Der Zerfall bürgerlicher Familienstrukturen ist auch von den Lobrednern der Familie nicht aufzuhalten. Der Zerfall der Familie und die Herausbildung neuer Lebens- und Beziehungsformen gehen einher mit dem Zusammenbruch der väterlichen Autorität. Weil sich im Verlauf der kapitalistischen Entwicklungsgeschichte das Eigentum in immer weniger Familien konzentrierte und wenige Familien immer mächtiger wurden, entstand zwischen den wenigen Kapitalisten und der Klasse besitzloser Proletarier eine Mittelschicht abgestiegener und enteigneter Bürger.

Mit dem Verlust seines Eigentums begann der bürgerliche Vater seine angestammte Macht über Kinder und Ehefrau zu verlieren.

Warum soll man sich unterordnen, wenn dabei nichts rausspringt? Das ganze auf Gehorsam und Unterordnung beruhende bürgerliche Familiensystem ist ins Wanken geraten. Womit soll der Vater seine Macht durchsetzen? Was hat er zu vererben? Nichts! Wem sollte er da mit Enterbung drohen?

Gut, vielmehr schlecht: Er kann mit Taschengeldentzug drohen und ab und zu eine Drohgebärde ablassen: «Solange du deine Füße unter meinen…» Wenn es um grundsätzliche Fragen geht, ist das alles nicht sehr wirkungsvoll. Oft klaffen die politischen Auffassungen und die Vorstellungen, wie man das Leben leben will, zwischen Eltern und Kindern so weit auseinander, daß jedes Familiengespräch und jede Gemeinsamkeit abstirbt.

Bürgerliche Wert- und Moralvorstellungen und die daraus erwachsenden Konflikte prägen aber auch die Beziehungen in den meisten Arbeiterfamilien. Trotzdem sind in diesen Familien die Keimformen neuer Beziehungen zwischen den Geschlechtern, zwischen Eltern und Kindern vorhanden. Trotz aller Abhängigkeit von bürgerlichen Wertvorstellungen und Ehegesetzen haben die Familien des Proletariats seit ihrem Entstehen auf der Grundlage der ökonomischen und politischen Stellung der Arbeiterklasse eine neue Moral entwickelt. Beide – Arbeiter und Arbeiterin – müssen ihre Arbeitskraft verkaufen, beide besitzen keine Produktionsmittel. Daraus erwächst die Möglichkeit der Gleichberechtigung.

Auch in den untergegangenen staatssozialistischen Gesellschaften Osteuropas wurde die Gleichberechtigung von Frau und Mann nie wirklich durchgesetzt. Rechtlich waren zwar die Frauen in der DDR weiter als die in der BRD und in vielen gesellschaftlichen Bereichen auch faktisch. Doch die DDR-Gesellschaft war, obwohl sie sich gerade auch in der sogenannten Frauenfrage von der BRD unterscheiden wollte, bis in ihre feinsten Verästelungen von patriarchalischen Strukturen durchdrungen und von männlichem Denken geprägt. Sie ist unter anderem auch daran gescheitert. Das gilt für die damalige Sowjetunion doppelt und dreifach.

In der Geschichte der Arbeiterbewegung spielte die Auseinandersetzung mit bürgerlichen Moralvorstellungen eine herausragende Rolle. Bis heute ist das Schul- und Ausbildungswesen eine der stärksten Waffen in den Händen des Bürgertums zur Durchsetzung seiner Moral und zur Sicherung seiner Macht. Doch mehr als durch die Schule wird heute das Wissen, das Denken und das Fühlen von Heranwachsenden durch die Massenmedien – Rundfunk, Fernsehen, Film, Presse – geprägt.

**Ulrike:** «*Daß die Politiker, die dauernd das Hohelied der Familie singen, nichts Gutes im Schilde führen, ist mir klar, trotzdem verstehe ich auf der anderen Seite das Gerede vom Ende der Familie nicht ganz. Ich kann mir schon vorstellen, worauf die hinauswollen: Die Familie habe keine Aufgabe mehr, sie sei nur noch eine Konsumgesellschaft und ähnliches. Da ist ja auch eine Menge dran. Ich weiß, es ist ein reaktionäres Argument, wenn man mit erhobenem Zeigefinger sagt: ‹Zeig doch mal eine Alternative zur Familie!› So kann man Kritiker nicht widerlegen. Ich will einfach nur sagen, daß all das Negative, was über die Familie gesagt wird, nicht meinen Erfahrungen entspricht. Das stimmt natürlich so auch wieder nicht. Heute habe ich Distanz und kann sogar manchmal lachen, wenn ich über mich und meinen Bruder nachdenke. Früher hat mich aber manchmal die kalte Wut gepackt. Es ist schon komisch, wie in meinem Bruder und mir all die Macken wieder erscheinen, mit denen mein Vater und meine Mutter uns immer genervt haben. Man lebt so eng aufeinander, daß alles abfärbt, das Gute wie das Schlechte. Von den Macken abgesehen, bei uns war es auch nie so harmonisch, wie es angeblich in der idealen Familie zugehen soll. Besonders als mein Vater so wenig verdiente, daß Mutter arbeiten gehen mußte, und wir noch Kinder waren. Da haben wir uns manchmal ganz schön verlassen gefühlt. Aber soll ich das meinen Eltern vorwerfen? Meine Mutter hat schließlich nicht für einen Nerzmantel oder einen Wagen der gehobenen Mittelklasse gearbeitet. Da ging's ums Essen und um die Miete und um unsere Ausbildung. Für mich hat's nicht gereicht, aber mein Bruder kann wenigstens weiter auf die Schule gehen. Unsere Eltern waren so ideal, wie es die Verhältnisse zuließen.*»

Das Verhältnis der meisten Jugendlichen zu ihrer Familie ist zwiespältig. Oft fühlen sie sich eingeengt durch häusliche Vorschriften und Bevormundungen, deren Sinn nicht einsehbar ist. Und auch wenn man einsieht, daß die Eltern es gut meinen mit ihrer Fürsorge, so ist man doch auch überzeugt davon, daß sie oft übertreiben und die Selbständigkeit ihrer Söhne und Töchter unterschätzen.

**Der Geschmack von Freiheit und Abenteuer.**

ZWEI DINGE BRAUCHT DER MANN: SEINE FREIHEIT...

...UND EINE FRAU, DER ER DAS TÄGLICH ERZÄHLEN KANN!

**Ulrike:** «*Ich seh das ganz deutlich bei meinem Bruder. Der muß einfach weg von zu Hause. Aber meine Mutter krallt sich an ihn. Das würde sie nie zugeben, aber es ist so. Neulich hat sie zu mir gesagt, sie würde durchdrehen vor Langeweile, wenn der Kleine wegginge. Das ist auch typisch: Mein Bruder ist immer noch der ‹Kleine›, obwohl er fast neunzehn ist. Das sagt die Frau, obwohl sie einen Mann hat, mit dem sie sich versteht. Die sollen sich, verdammt noch einmal, ein schönes Leben machen. Die haben lange genug geschuftet für uns.*»

Die Jüngsten in einer Familie haben oft die größten Schwierigkeiten, sich von zu Hause abzuseilen. Einige aus Angst, ihre Eltern zu verletzen, andere, weil sie die Bequemlichkeit und die Vorteile nicht missen wollen, die mit der Rolle, der oder die Jüngste zu sein, verbunden sind. Bei den meisten kommen wohl beide Gründe zusammen.

**Ulrike:** «*Ich kenn das von mir. Einerseits möchte man raus, andererseits möchte man nicht rausgetrieben werden. Davor hat man nämlich Angst. Ich war jedenfalls ganz schön unsicher, als ich meinen Eltern eröffnete, daß ich ausziehe. Am wenigsten Angst hatte ich davor, etwa alleine nicht zurechtzukommen – kohlemäßig. Da war ich selbstsicher. Du kannst es Gewohnheit nennen, was mich wie ein Magnet zu meiner Familie zog. Ich kann es aber auch positiv sagen: Ich wußte, daß jetzt wirklich der berühmte Schritt ins Leben angesagt war und daß ich was hinter mir ließ, das ich alles in allem als schön empfunden habe. Je älter ich werde, desto sicherer werde ich, daß es tatsächlich schön war, meine Kindheit und all das.*

*Die Beziehung zu meinen Eltern hat sich seitdem verändert. Sie ist erwachsen geworden. Das sagt auch meine Mutter, und sie findet es gut so. Wenn ich früher von der Arbeit zurückkam, bin ich hoch in meine Dachkammer. Wenn ich runterkam zum Essen, dann habe ich rumgemuffelt. Danach bin ich abgedüst. Ich wohnte zwar zu Hause, aber meine Eltern hatten nicht viel von mir. Wenn ich jetzt nach Hause komme – und wir gehen oft zu meinen Eltern –, dann reden wir miteinander. Ich erzähle, was ich mache, mein Freund erzählt, was er macht, meine Mutter erzählt, was sie macht, und Vater gibt Ratschläge. Er tut zwar immer ziemlich spöttisch, aber er meint es schon ernst, wenn er uns erzählt, wie sie es damals als junge Kerle gemacht haben im Betrieb und was wir heute falsch machen. Aber er sagt auch, wo sie Scheiße gebaut haben und wo wir nach seiner Meinung besser und erfolgreicher sind. Und natürlich erzählen wir uns auch private Sachen. In bestimmten Fragen haben beide absolut kein Verständnis für uns. Meine Eltern halten zum Beispiel nichts von der Musik, die wir hören und die ihnen mein Bruder von morgens bis abends reindrückt. Und meine Mutter meint auch manchmal, ob ich nicht etwas vorsichtiger sein könnte mit meiner Arbeit in der Gewerkschaft, es herrsche Arbeitslosigkeit, und die würden doch bestimmt nach einem Grund suchen, mich rauszuwerfen.»*

**Lebenslauf 1:** «Der Angeklagte wurde kurz nach seiner Geburt von der Mutter getrennt und in ein Pflegeheim eingewiesen. Die Herkunft des Vaters ist unbekannt. Später wurde der Angeklagte in ein Jugendheim überführt. Im Alter von zehn Jahren entzog er sich der Heimerziehung durch Entweichen. Nachdem er von der örtlichen Polizei aufgegriffen worden war, überstellte man ihn in das halboffene Jugendheim von Soundso. Auch von dort entwich er. Bis zum Zeitpunkt seiner nächsten Aufgreifung beging er verschiedene kriminelle Delikte, die ihm eine Jugendstrafe von soundsoviel Jahren einbrachten. Der gefängnispsychologische Dienst stellte alle Zeichen einer extremen Bindungsunfähigkeit und eine auffallende Gefühlskälte fest. Zu einer geregelten Arbeit sei der Jugendliche nicht bereit oder in der Lage. Die Anklage fordert deshalb… usw.»

Täglich werden vor Gerichten «Fälle» behandelt und abgeurteilt, auf die dieser Lebenslauf wie eine Abziehfolie paßt. Doch auch der folgende Lebenslauf ist typisch:

**Lebenslauf 2:** «Der Angeklagte stammt aus einer gutbürgerlichen Familie. Die Lebensverhältnisse sind geordnet. Als einzigem Sohn widmeten ihm die Eltern alle Aufmerksamkeit. Die Mutter sagte in der Verhandlung aus, sie habe ihrem Sohn alle Wünsche von den Augen abgelesen. Obwohl der Angeklagte bereits in der Grundschule Lernschwierigkeiten zeigte, wurde er im Alter von soundsoviel Jahren auf das Gymnasium von Soundso umgeschult. Während der gesamten Dauer seiner Schulzeit bis zu dem Tag, an dem er straffällig wurde, förderte ihn der Vater durch zusätzlichen Nachhilfeunterricht. Der Psychiater beschreibt den Angeklagten als ein übersensibles, verträumtes Kind, das auch heute noch gefühlsmäßig auf seine Eltern fixiert sei.
Der Vater erklärte sich unabhängig von der Höhe der zu erwartenden Strafe bereit, den Sohn nach Verbüßung einer möglichen Haftstrafe wieder im Elternhaus aufzunehmen. Die Anklage fordert deshalb… usw.»

Was ist denn nun los? Für was sollen diese Familiengeschichten beispielhaft sein? Oder soll das heißen, egal wie man seine Kinder erzieht, es kommt doch nur Zerstörung und Kaputtheit raus?
Wer in Kinder- oder Jugendheimen – so wie sie heute sind – groß wird, wächst unter extrem ungünstigen Bedingungen auf. Allerdings ist es umstritten, ob Fürsorge und Zuneigung unbedingt und ausschließlich von den leiblichen Eltern kommen sollten. Andere Bezugspersonen sind denkbar. Doch die Diskussion, wer an die Stelle von Vater und Mutter treten sollte, ist heute ebenso müßig wie folgenlos. Nur Mutter und Vater sind bereit, dem Kleinkind die für seine Entwicklung notwendige gleichbleibende Zuwendung zu geben. Heimerziehung unter den gegebenen gesellschaftlichen Umständen hat andere Ziele und Aufgaben, als emotionale Geborgenheit, Selbständigkeit und Selbstbewußtsein zu vermitteln. Ihre Erziehungsaufgabe ist Anpassung und Unterordnung.
Doch oft ist die elterliche Liebesmühe nicht selbstlos. Bewußt oder un-

bewußt erwarten die Eltern, daß ihr Kind sich nach ihren Vorstellungen entwickelt und die Pläne annimmt, die die Eltern entworfen haben. Sie nennen diese Erwartung *Dankbarkeit*. Besitzdenken verlagert sich allzuleicht auf die Beziehung zu den Kindern. Mütter, aber auch Väter setzen alles daran, die Lösung des Kindes zu behindern oder zumindest hinauszuzögern.

Erziehung, die Kindern keine Chance gibt, erwachsen zu werden, ist egoistisch. Eine Gesellschaft, die Erwachsenen alles Kindliche austreiben will, ist unmenschlich.

Ohne vorhersagen zu können, in welchen Formen die Menschen der Zukunft ihre Beziehungen organisieren und die Erziehung der Kinder betreiben werden, läßt sich schon heute sagen: Die isolierte Kleinfamilie wird es nicht sein. Eine Lebensgemeinschaft, die Kinder verschlingt und Alte ausspuckt, kann nicht die Form des Zusammenlebens einer wirklich menschlichen Gesellschaft sein.

Versuche, schon heute die Gemeinschaftsformen von morgen zu entwickeln – etwa in Wohngemeinschaften –, können das Alltagsleben erleichtern, wirtschaftliche Vorteile bringen und den hergebrachten Familienegoismus durchbrechen. Sie sind aber individuelle Lösungen, die nicht auf einer Veränderung der gesellschaftlichen Bedingungen beruhen. Der Masse der arbeitenden Menschen sind sie heute nicht zugänglich. Gleichwohl sind sie von Bedeutung für den Fortgang der Diskussion um andere, menschlichere Beziehungsformen. Sie haben neue Erziehungsvorstellungen eingebracht, die Kindern und Eltern Möglichkeiten der Entfaltung zeigen. Die Bereitschaft, sich bewußt durch andere Erwachsene kontrollieren und kritisieren zu lassen, die Bereitschaft, Kinder in größeren Spiel- und Lerngemeinschaften aufwachsen zu lassen, die Umverteilung der Hausarbeit auf Frauen und Männer ist beispielhaft auch für die Menschen, die im Augenblick keine andere Lebensform kennen als die isolierte Kleinfamilie. Aber auch in Wohngemeinschaften bilden Paare die Stammbeziehung. Es ist offensichtlich: Eine Alternative zur Paarbeziehung gibt es nicht.

# Dr. G. Amendt
# SEX-SÜNDIKAT
## Institut für Körperkontakte

### nicht alle Klassen

AUS DER SPRECHSTUNDE...

EXKLUSIV FÜR DIE LESER
VON «DAS SEX BUCH» GIBT DIE FIRMA
DASEBU-SEXUALBEDARF IN ZUSAMMENARBEIT
MIT DEM «SEX-SÜNDIKAT» TIPS, HINWEISE
UND RATSCHLÄGE FÜR DEN SEXUALLTAG

**Ihre Frage:** *Woran erkennt man einen Homosexuellen?*

**Unsere Antwort:** *In früheren Sexualaufklärungsbüchern wurde u. a. behauptet, man erkenne einen Homosexuellen an der Schuhgröße. Diese Behauptung ist durch neuere Forschungsergebnisse widerlegt. Nach dem neuesten Stand der Wissenschaft erkennt man einen homosexuellen Mann ebenso wie eine homosexuelle Frau daran, ob sie pfeifen können.*

*Machen Sie die Pfeifprobe in Ihrem Freundes- und Bekanntenkreis.*

**Ihre Frage:** *Soll man die Stellung halten oder öfters wechseln? Ändert die Stellung die Einstellung, und beeinflußt sie die Vorstellung? Oder umgekehrt? Oder was?*

**Unsere Antwort:** *Eine, zugegeben, schwierige Problemstellung. Nicht nur in der Bundesliga gibt es wöchentliche Positionskämpfe. Auch viele Paare sorgen sich um eine gute Position, weil sie glauben, die Schönheit des Geschlechtsverkehrs hänge von seiner Kompliziertheit ab.*

*Es muß deshalb mit allem Nachdruck gesagt werden, daß es beim Geschlechtsverkehr keine Positionsvorschriften gibt. Sie oben, er unten; sie unten, er oben; von hinten oder vorne; bäuchlings oder rücklings – alles ist erlaubt, alles ist möglich, wenn es beiden gefällt.*

*Das Interesse an ausgefallenen Stellungen kommt meist auf, wenn das Interesse am Partner oder der Partnerin nachläßt. Wer sich von Stellungen eine Steigerung der Lust erwartet, fällt leicht auf den Bauch.*

*Wollen Sie auf keinen Fall auf komplizierte Stellungen verzichten, sollten Sie die nebenabgebildeten Grundstellungen probieren. Es ist nicht einfach, und Sie werden mindestens eine Woche trainieren müssen. Danach können Sie einen Stellungsplan aufstellen. (Muskelzerrungen fallen nicht unter den Versicherungsschutz.)*

Dr. G. Amendt
**SEX-SÜNDIKAT**
Institut für Körperkontakte
nicht alle Klassen

Lustbrücke

**Doppeldecker**

**Känguruh-Stellung**

**Mofa-Stellung**

**Ihre Frage:** *Welche Bedeutung hat die Größe des Penis a) für den Mann, b) für die Frau?*

**Unsere Antwort:** *Viele Männer haben Probleme mit dem Längenvergleich. Gegen Aberglauben ist schwer zu argumentieren. Der Schwanzkult, den viele Männer betreiben, beruht auf Aberglauben und ist deshalb kaum zu erschüttern. Der Schwanz ist keine Wunderwaffe. Es geht nicht darum, mit dem schwersten Geschütz aufzufahren, um eine Frau beeindrucken zu können. Weder Länge noch Umfang noch Neigungswinkel sind entscheidend für den Geschlechtsverkehr. Es gibt unterschiedlich große Schwänze. Ob ein großer Schwanz schöner ist als ein kleiner, hängt vom Geschmack der Betrachterin bzw. des Betrachters ab. Es soll Frauen geben, die Angst haben vor einem Polizeiknüppel. Aber die meisten Frauen interessiert nicht, was sowieso nur ein Männerproblem ist.*

*Sollten Sie trotzdem auf einen Vergleich nicht verzichten wollen, dann machen Sie den nebenstehenden Querschnittest.*

KIM

LORD EXTRA

OVERSTOLZ

ECKSTEIN

Haben nicht irgendwelche Wissenschaftler behauptet, Menschen seien auch im Alter zur Sexualität fähig? Ist doch toll! Mit dem Seniorenpaß zum Seniorenspaß.

Menschen sind in jeder Phase ihres Lebens, wenn man Krankheiten und Verletzungen ausklammert, zur Sexualität fähig. Das stimmt! Daß sie *fähig* sind, ist unumstritten, ob sie *wollen*, ist die Frage. Die Lebensgeschichte eines Menschen läßt sich nicht einfach im Alter «vergessen». Sexualität im Alter kann lustvoll erlebt werden, sie kann aber auch als qualvoll und lästig empfunden werden.

Alterssexualität gibt es nicht, es gibt nur die Sexualität eines ganzen Lebens. Die Einstellungen, die wir als Kinder, Jugendliche und Erwachsene zum Sexualleben gewonnen, und die Erfahrungen, die wir gemacht haben, bestimmen unsere Einstellung zur Sexualität auch im Alter.

**Ulrike:** «In meiner Familie kann man über drei Generationen verfolgen, wie sich sexuelle Hemmungen und Verklemmungen sozusagen vererben und wie lange es dauert, bis sie abgebaut sind. Meine Großeltern lebten auf dem Dorf. Meine Oma soll bereits im Alter von 45 Jahren, wenn man sie nach ihrem Alter fragte, gesagt haben: ‹Zu alt für eine Frau, zu jung für ein Museum.› Als mein Opa starb, war sie um die Fünfzig. Seit dem Tage zog sie schwarze Kleider an und war nur noch in Schwarz zu sehen.*

*Das war vor etwas mehr als vierzig Jahren. Man muß sich das mal vorstellen. Zwei Generationen vorher war das sogar noch allgemein üblich. Später hat sie dann mal meiner Mutter gestanden, daß sie sich sehr alleine fühlte nach dem Tod von Großvater, aber sie müsse auch zugeben, daß sie froh sei, daß sie jetzt in Ruhe gelassen werde. Dabei soll sie verächtlich und leicht angeekelt das Gesicht verzogen haben, woraus meine Mutter schloß, daß Opa ab und zu ganz gerne eine Nummer geschoben hat mit Oma.*

*Bei meiner Mutter ist es schon anders. Sie macht es und findet es in Ordnung. Nur hat sie oft Hemmungen, darüber zu reden. Von mir hoffe ich, daß ich in Mutters heutigem Alter Sex mache, an Sex Spaß habe und mit meinen Kindern über ihre und meine Sexualität reden kann.»*

Besonders wer selbst Sexualität als etwas Positives erlebt, neigt dazu, anderen ähnliche Erfahrungen und Einstellungen zu unterstellen. Dabei verkennt der- oder diejenige die Unlust, die Sexualität auch zu verbreiten vermag, und die Last, die sie als eheliche Pflicht für viele Menschen bedeutet. Wer das Sexuelle immer nur als Belastung erlebte, giert nach dem Tag, wo mit Zustimmung der Umwelt Sexualität nicht mehr «nötig» ist, wo man sich verweigern kann, ohne deswegen zur Rechenschaft gezogen zu werden.

Da kommen nun plötzlich die Verkaufsstrategen der Altersindustrie und preisen «Sex im Alter» als besonderen Knüller an. Ein Kreis schließt sich. Ist es schon schlimm genug, als Junge oder Mädchen allein rumzuhängen, so ist es fast noch schlimmer, dauernd von irgend jemandem angemacht zu werden, ob man denn befreundet sei und warum nicht, und das werde sich schon bald ändern. Du mußt schon Teil eines Paares sein, wenn du was gelten willst. Und nun im Alter, wo der Tod Paare trennt, unterschiedslos diejenigen, die sich geliebt haben, wie diejenigen, die sich gleichgültig waren oder haßten, wird eine neue Altersnorm ausgeschrieben: *Es wäre besser, man paarte sich wieder.* Am meisten terrorisiert durch solche Aufforderungen werden die Frauen, denn von ihnen leben zwei Drittel im Alter von 65 Jahren alleine, weil sie verwitwet sind, weil sie geschieden sind oder weil sie schon immer «ledig» waren. Von den Männern leben immerhin noch drei Viertel im Alter von 65 Jahren in einer Paarbeziehung.

Auch im Alter noch gibt es sexuelle Erfahrungen, von denen man in jungen Jahren nur träumte. Es bleiben nicht nur die «sexuellen Fähigkeiten», es bleibt auch das Bedürfnis nach Zärtlichkeit und die Bereitschaft, sich neu zu verlieben. Es ist eines Alten oder einer Alten nicht unwürdig, sexuelle Bedürfnisse zu empfinden und sie zu befriedigen – zu zweit oder alleine. Aber es ist unmenschlich, alten Menschen einzureden, das sei es, was man von ihnen *erwartet.*

Ein Mädchen kennenzulernen, ist nicht so einfach. Es ist auch nicht so einfach, einen Jungen kennenzulernen.

Vielleicht warten einige von euch noch immer darauf, daß hier irgendwo eine Trickkiste aufgemacht wird oder wenigstens ein paar hilfreiche Hinweise gegeben werden, wie man das macht: jemanden kennenlernen.

Wie schaffen das die anderen? Was unternehmen die? Haben die ein Rezept?

Der einzige Trick, den ich kenne, ist keiner: ehrlich sein. Zuallererst sich selbst gegenüber ehrlich sein. Sich eingestehen, was man will, und nicht so tun, als wolle man was ganz anderes.

Und sich nicht beeindrucken lassen von anderen, die scheinbar erfolgreicher sind. Meist sind die nur erfolgreicher, weil sie verlogen sind, weil sie mit raffinierten Tricks arbeiten. Gerade von den «Erfolgreichen» kann man am wenigsten lernen, weil sie sich nicht in ihre Trickkiste schauen lassen, weil sie sich oft selbst nicht eingestehen, daß sie mit Tricks arbeiten.

Die Gespräche unter Freunden kennt man: «Gestern war ich mal wieder in…» (Es folgt der Name einer Kneipe, einer Diskothek oder eines Jugendklubs.) «Da habe ich die oder den kennengelernt.» (Es folgt ein Name.) «Wir sind nach Hause gegangen. Und dann…» (Es folgen die Einzelheiten, wenn man sie hören will.)

Macht folgendes Experiment, wenn euch ein «Erfolgreicher» oder eine «Erfolgreiche» mal wieder erzählen will, wie toll er oder sie es getrieben hat.

«Wie war das? Du bist da und da hingegangen? Bist du alleine hingegangen? Dann hast du sie oder ihn gesehen? Oder hat er oder sie dich zuerst gesehen? Wo saß sie oder er? Wo hast du gesessen? Kam sie oder er zu dir? Bist du zu ihm oder ihr gegangen? Was hast du gemacht? Hast du sie oder ihn angesprochen? Hat er oder sie dich angesprochen? Hast du einen ausgegeben? Hast du ihm oder ihr was erzählt? Was hat sie oder er dir erzählt? Wann hast du gemerkt, daß er oder sie mit dir gehen würde? Hast du ihn oder sie gefragt? Oder hat sie oder er dich gefragt?»

So könnte man stundenlang weitermachen, wenn einer oder eine einem eine Geschichte reindrücken will. Ihr werdet mit euren Fragen, die sich nicht für sexuelle Einzelheiten, sondern für das «Vorspiel» interessieren, auf Erstaunen und Verwunderung stoßen.

Was wird man euch antworten? «Das hat sich alles so ergeben.»

Nichts ergibt sich!

Bumsen macht Spaß und staubt nicht. Staub wird im Vorfeld aufgewirbelt, wenn die Anmache läuft. In der Anmachphase will sich aber keiner beobachten lassen, denn in ihr wimmelt es von kleinen Lügen und großen Angebereien. Jeder versucht, seine A-Seite zu zeigen und die B-Seite zu verbergen. Alle bluffen, alle versuchen, sich in ein günstiges Licht zu setzen. Man sollte sich nichts vormachen über seine kleinen und großen Tricks. Vielleicht kommt man so drauf, daß es einfacher und vorteilhafter wäre, wenn man sich einfach so gibt, wie man ist. Und wenn man klar sagt, was man will. Doch wo kann man sich geben, wie man ist? Am wenigsten dort, wo die große Anmache läuft. Denn da gelten strenge Regeln, die man beherrschen muß. Sonst wird man zum Außenseiter und Eckensteher. Man muß *was* darstellen. Wer *sich* darstellen will, hat kaum eine Chance.

Und was muß man darstellen?

Jemanden, der die Regeln beherrscht. Die entsprechenden Klamotten gehören dazu. Ein lockerer Gang, eine lässige Haltung und ein gewisses Lächeln. Auch ein neuer Tanzschritt oder eine komplizierte Drehung kommen gut an. Und so weiter bis zur Polizeistunde. Nach Hause gehen die meisten alleine.

Am «freien» Liebesmarkt der Diskotheken, Kneipen und Klubs finden die wenigsten eine Freundin oder einen Freund. Wenn man Glück hat, läuft eine Bettgeschichte. Wer mehr will, betrügt sich selbst, wenn er in der Anmachzone «sein Glück» sucht.

Der Selbstbetrug, dem man da aufsitzt, ist Folge eines organisierten Betrugs. Denn selbstverständlich versucht die Werbung der Freizeitindustrie euch weiszumachen, daß euer Glück dort liegt, wo sie ihre Umsätze macht.

Der Betrug setzt sich fort in Schlagertexten und vielen deutschsprachigen Rock-Texten. Man trifft sich beim «griechischen Wein», beim «Bier auf Hawaii» oder der «Fiesta Mexikana». Man trifft sich als «Fremde in der Nacht» in der Disko, hinter der Bühne, in einem Hotelzimmer oder der «kleinen Kneipe nebenan». Oder: Man «saß im

Café und wollt 'nen Text schreiben». «Und dann kamst du, und mit dir kam die Liebe.»

Wo lernen sich die meisten wirklich kennen? Bei Tageslicht in einer alltäglichen Situation: in der Clique, am Arbeitsplatz, auf Kursen und Schulungen, bei einer Wochenendfahrt oder einer Klassenreise. Überall, wo man mehr vom andern mitbekommt als im roten Schummerlicht einer Disko oder der Hektik einer Coke-Party.

Hört euch um bei Leuten, die mit jemandem zusammenleben, Leute, von denen ihr denkt, so eine Beziehung möchte ich haben.

Fragt sie, wie sie sich kennengelernt und wo sie sich kennengelernt haben. Aus ihren Erfahrungen lernt ihr mehr als aus Werbespots und Freizeitmagazinen.

**Ulrike:** «*Ich habe eine Menge über meine sexuellen Erfahrungen gesagt. Es kann sein, daß sich dabei meine Vorstellungen, wie es sein sollte, etwas vermischt haben mit dem, wie es tatsächlich war oder ist. Ausgelassen habe ich auch einiges. Damit will ich nicht sagen, daß ich unbegrenzt Liebesgeschichten auf Lager hätte. Aber ich habe fast nur von Erfahrungen erzählt, die für mich Bedeutung über den Tag hinaus gehabt haben. Von Beziehungen, in denen was gelaufen ist. Eine wichtige Sache habe ich dabei ausgelassen: Sex für eine Nacht. Da kann man natürlich sofort abwinken oder mit dem Zeigefinger drohen: ‹So etwas gehört sich nicht!› Ich brauch keinen mahnenden Zeigefinger, weil ich selbst weiß, was gegen solche Erfahrungen sprechen kann. Die Wenn und die Aber sind mir bekannt. Und ich weiß auch, daß viele Mädchen mit falschen Hoffnungen oder unausgesprochenen Versprechungen ins Bett gelockt werden. Und ich kann mir auch vorstellen, vielen Jungen geht es nicht anders. Sie machen sich Hoffnungen auf mehr als eine Nacht und werden dann sitzengelassen. Nur haben Männer einfach mehr Möglichkeiten, mit solchen Situationen fertig zu werden. Sie buchen das einfach unter ‹Abenteuer› ab, auch wenn sie was ganz anderes wollten. So paßt es in das Bild, das viele Männer von sich haben. Abenteuer gehören nun mal zu den typisch männlichen Erfahrungen. Selbst Enttäuschungen kann man so noch was abgewinnen.*

*Aber ich will von was ganz anderem reden. Ein Freund hat das mal*

‹Ficken ohne Zicken› genannt. Man lernt sich kennen, es knallt, man geht ins Bett und dann wieder auseinander. Ohne Traurigkeit, ohne Nachgeschmack und ohne Kater. Wer so etwas noch nicht erlebt hat, wird sagen, das geht nicht und das gibt's nicht. Man kenne sich überhaupt nicht, man habe ja nicht einmal Zeit gehabt, miteinander zu sprechen. Das ist genau der Punkt. Es ist wichtig, miteinander zu sprechen. Leute, die sich nichts zu sagen haben, werden auf Dauer auch sexuell nicht viel voneinander haben. Man muß doch aber auch sehen, daß man mit Sprechen wahnsinnig viel kaputtmachen kann. Es gibt zum Beispiel Paare, die haben sich geschworen, sich alles zu erzählen. Das ist ja ein ganz guter Vorsatz. Wenn man aber einmal beobachtet hat, wie sich Leute mit Enthüllungsgeschichten über Seitensprünge und die Phantasien, die sie im Kopf haben, gegenseitig quälen und anmachen, fragt man sich, ob es nicht besser wäre, sie würden schweigen. Es ist nicht schwer, jemanden mit Worten zur Strecke zu bringen. Es gibt Leute, die sind darin Meister. Ich geniere mich zum Beispiel manchmal, meinem Freund zu sagen, daß ich ihn liebe. Solche Worte wie Liebe nutzen sich schnell ab. Besser, ich zeige ihm, daß ich ihn liebe. Auf jeden Fall ist es mir lieber, wenn einer, anstatt ‹ich liebe dich› zu sagen, meinetwegen sagt: ‹Deine Lippen schmecken wie Weinbergschnecken.› Am schlimmsten aber finde ich die Vorbereitungsgespräche. Du spürst ganz genau, der will nur auf das eine raus. Was er redet und was ich antworte, interessiert ihn gar nicht. Innerlich denkt er, wann ist sie denn endlich bereit, und nach außen erzählt er irgendwelche Geschichten. Du kriegst mit, daß er seine Geschichte nicht das erste Mal erzählt. Die Ansprache hat er schon öfter gehalten. Er interessiert sich überhaupt nicht für mich, er hat nur das Bett im Kopf. Deshalb kann ich auch so gut mit meinem schwulen Freund und dessen Freunden reden. Wenn die mit einer Frau reden, dann wollen sie mit ihr reden und sonst nichts. Sie interessieren sich für mich.

Gut, ich will mich da nicht weiter reinreiten. Es muß ja auch so nicht sein. Einer, der nicht viel Worte macht, kann jedenfalls mehr sagen und vor allem ehrlicher sein als einer, der seine Formeln runterbetet. Es ist in meinen Augen eine Überbetonung des Sex, wenn man ihn wie eine Belohnung verteilt. Wenn du schön mit mir redest, dann be-

*kommst du auch Sex. Nach dem Motto etwa. Das kann man nämlich auch umgekehrt machen. Wenn wir uns sexuell verstehen, dann können wir auch miteinander reden.*

*Ich will einfach nicht einsehen, warum man sich nur kennenlernen kann, wenn man miteinander redet. Wenn man mit einem Mann sexuelle Beziehungen hat, dann lernt man ihn auch sehr gut kennen. So gut oft, daß man hinterher keine Lust mehr hat, mit ihm zu reden. Hat man sich aber danach trotzdem oder gerade deswegen noch was zu sagen, dann ist das Gespräch viel mehr wert.»*

**Kai-Uwe:** *«Ich stell mir vor, daß Typen in meinem Alter und in meiner Lage das lesen, was ich hier sage. Ich glaube, die lesen das mit ganz schön gemischten Gefühlen. Da wird dauernd über Sexualität gesprochen. Wie man es macht, wann man es macht und worauf man zu achten hat, wenn man es macht. Das liest dann ein Typ oder ein Mädchen, aber anfangen können sie damit absolut nichts. Und weißt du warum? Weil sie alleine sind, weil sie niemanden haben, mit dem sie all die schönen Sachen ausprobieren können. Da wird man heiß gemacht und hat nichts davon.*

*Ich bin fast siebzehn, und ich habe noch nie mit einer Frau geschlafen. Da kann man ruhig darüber reden. Mir hilft es überhaupt nichts, wenn mir jemand erzählt, daß soundsoviel Prozent aller Jungen in meinem Alter noch nie mit einem Mädchen geschlafen haben. Ich frage mich nur, warum zähle ich nicht zu denen, die bereits Erfahrungen haben. Mach ich was falsch, oder sehe ich so beknackt aus, daß Frauen nichts von mir wissen wollen? Das glaube ich nicht. Ich weiß es einfach nicht. Ich komme mir manchmal reichlich alt vor. Einerseits möchte ich eine Freundin haben, und gleichzeitig stinkt mir der Aufwand, den man bringen muß, um jemanden kennenzulernen. Das geht so weit, daß ich tagelang zu Hause hocke und denke, draußen ist die Kacke am Dampfen, und du sitzt hier und tust nichts. Dann kommen wieder Tage, wo ich jeden Abend losziehe, einfach um das Gefühl zu haben, ich unternehme wenigstens etwas.*

*Wenn ich erst meine Lehre begonnen habe, hört das von selbst auf. Dann werde ich wie die meisten meiner Freunde auf das Wochenende warten. Am ‹Saturdaynightfever› ist ja was dran. Man lebt aufs Wochenende, wenn man alleine ist und auf der Suche nach einem*

*Mädchen. Ich werde sauer, wenn ich mir klarmache, daß all die Tage zwischen Sonntag und Freitag nichts zählen sollen. Ich meine, es muß ja nicht jeden Abend was los sein. Aber es ist ein Unterschied, ob nichts ist, weil man von sich aus darauf verzichtet, sich zu sehen oder was zu unternehmen, obwohl ein Mädchen da ist, mit dem man einen losmachen könnte.*

*Also gut! Man zieht los. Auf Partys gehe ich selten. Als ich noch in der Schule war, hat es an jedem Wochenende reihum irgendwo ein Fest gegeben. Ich war ein paarmal dort. Dann bin ich aber nicht mehr hingegangen, weil ich nicht mithalten konnte. Unsere Wohnung ist zu klein, um Partys zu geben. Einen Partykeller haben wir auch nicht. Irgendwie haben meine Klassenkameraden aber darauf gewartet, daß ich auch mal die ganze Clique einlade. Soweit wollte ich es nicht kommen lassen. Also bin ich auch nicht auf ihre Feste gegangen.*

*Was bleibt? Diskotheken und Veranstaltungen im Jugendklub. Solange es einen Jugendklub gibt. Unseren haben sie vor einem Jahr zugemacht. Man muß also in eine Diskothek gehen. Dafür braucht man Asche. Mein Bruder gibt mir manchmal was, wenn er zu Hause ist.*

*Und wie läuft das dann ab in der Disko? Ein Freund hat das mal gut beschrieben. Erst sieht man zu, wie man hinkommt. Dann fragt man sich, wie man ankommt. Später, ob man drankommt. Und danach, was dann kommt. Genauso läuft es. Man ist immer in einer irrsinnigen Anspannung. Man muß sich dauernd selbst beobachten und aufpassen, daß man nichts falsch macht. Man muß immer was bringen als Typ. Und das macht mich fertig. Ich glaube nicht mal, daß Mädchen das wirklich wollen, daß der Typ immer die Aktion bringt. Wenn man mit einem Mädchen alleine ist, dann läuft es ja oft auch andersrum. Aber solange einen die Freunde beobachten oder man das Gefühl hat, die Freunde beobachten einen, spielt man sich immer als Eroberer auf. Bei den Mädchen ist es genauso, nur umgekehrt. Die treten ja meistens in Gruppen auf. Und solange die Freundinnen zuschauen, geht kaum eine los und sagt, ich mach jetzt den oder den Typen an. Warum ist so was eigentlich nicht möglich? Mich jedenfalls macht das fertig. Das sage ich ganz ehrlich.*

*Dann hast du mal ein Mädchen kennengelernt. Da weißt du nicht, wo du hingehen sollst. Und oft setzen einen die Freunde noch unter*

*Druck: ‹Na, hast du deine Erstbesteigung schon hinter dir?› So oder ähnlich. Sogar mein Bruder bringt solche blöden Sprüche. Als unsere Mutter im Urlaub war, hatte ich mal ein Mädchen zu Hause. Am nächsten Morgen hat dann mein Bruder Anspielungen losgelassen. Er sagte nichts, hat aber einen Blick drauf gehabt, der alles sagt. Ich habe fast geheult vor Wut. Und dann habe ich auch noch gesagt, ich wollte gar nicht mit ihr schlafen. Da hat er mich ausgelacht. Mit Recht! Und das hat mich noch wütender gemacht. Denn natürlich hätte ich gerne mit ihr geschlafen. Aber wir waren einfach noch nicht soweit. Ich hatte genug damit zu tun, mit meiner Enttäuschung fertig zu werden. Wenn dann einer mit seinen verständnisvollen Blicken oder sogar mit anerkennenden Blicken zu verstehen geben will, daß es die selbstverständlichste Sache der Welt sei, mit einem Mädchen zu schlafen, kommt man sich besonders klein vor, weil in Wirklichkeit nichts gelaufen ist.*

*Mir ist es schon so gegangen, daß ich an nichts anderes gedacht hab als an meine Freunde oder meine Schulkameraden, wenn eine Sache mit einem Mädchen nicht richtig gelaufen ist. Eigentlich hätte ich dar-über nachdenken sollen, warum es nichts geworden ist und was ich tun muß, damit es das nächste Mal anders läuft. Und was denke ich? Ich denke, was erzählst du morgen in der Klasse, wie verhältst du dich gegenüber deinen Freunden? Das ist doch kaputt. Das muß anders werden, das ist klar.»*

**Kai-Uwe:** *«Aber jetzt muß ich gehen. Ich habe eine Verabredung.»*